中国胸痛中心执行委员会组织编写

胸痛中心护理岗位职责与管理

主　编　向定成　唐柚青

副主编　易绍东　唐绍辉

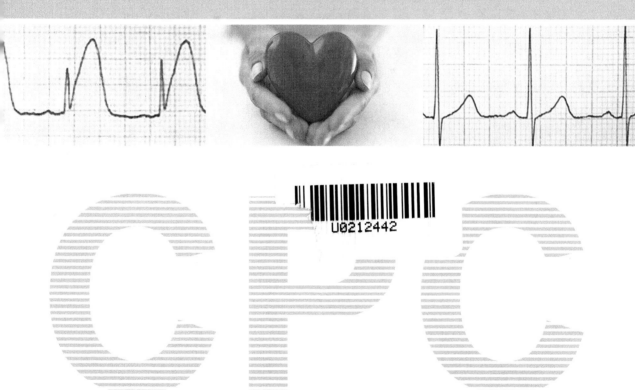

人民卫生出版社
·北京·

图书在版编目（CIP）数据

胸痛中心护理岗位职责与管理 / 中国胸痛中心执行
委员会组织编写；向定成，唐柚青主编. —北京：人
民卫生出版社，2020.8（2023.1重印）
ISBN 978-7-117-30365-1

Ⅰ. ①胸… Ⅱ. ①中… ②向… ③唐… Ⅲ. ①胸痛—
护理 Ⅳ. ①R473

中国版本图书馆 CIP 数据核字（2020）第 153550 号

| 人卫智网 | www.ipmph.com | 医学教育、学术、考试、健康，购书智慧智能综合服务平台 |
| 人卫官网 | www.pmph.com | 人卫官方资讯发布平台 |

胸痛中心护理岗位职责与管理
Xiongtong Zhongxin Huli Gangwei Zhize yu Guanli

组　织　编　写：中国胸痛中心执行委员会
主　　　编：向定成　唐柚青
出 版 发 行：人民卫生出版社（中继线 010-59780011）
地　　　址：北京市朝阳区潘家园南里 19 号
邮　　　编：100021
E - mail：pmph @ pmph.com
购书热线：010-59787592　010-59787584　010-65264830
印　　　刷：北京九州迅驰传媒文化有限公司
经　　　销：新华书店
开　　　本：787×1092　1/16　　印张：16
字　　　数：389 千字
版　　　次：2020 年 8 月第 1 版
印　　　次：2023 年 1 月第 2 次印刷
标准书号：ISBN 978-7-117-30365-1
定　　　价：55.00 元

打击盗版举报电话：010-59787491　E-mail：WQ @ pmph.com
质量问题联系电话：010-59787234　E-mail：zhiliang @ pmph.com

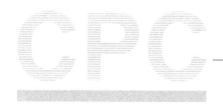

编者（按姓氏汉语拼音排序）

党维娜（中国人民解放军南部战区总医院）

邓　豫（中国人民解放军南部战区总医院）

邓杰超（中国人民解放军南部战区总医院）

段　艳（中国人民解放军南部战区总医院）

付　吉（中国人民解放军南部战区总医院）

龚志华（中国人民解放军南部战区总医院）

顾晓龙（中国人民解放军南部战区总医院）

管小玉（胸痛中心总部）

胡园芳（中国人民解放军南部战区总医院）

黄秋琴（中国人民解放军南部战区总医院）

黄荣芝（广州市白云区石井人民医院）

孔冉冉（中国人民解放军南部战区总医院）

黎蔚华（中国人民解放军南部战区总医院）

黎雪燕（中国人民解放军南部战区总医院）

李　琴（中国人民解放军南部战区总医院）

龙　锋（中国人民解放军南部战区总医院）

倪若辞（胸痛中心总部）

庞志丽（广州市白云区第三人民医院）

孙大虎（中国人民解放军南部战区总医院）

唐绍辉（中国人民解放军南部战区总医院）

唐柚青（中国人民解放军南部战区总医院）

夏　斌（中国人民解放军南部战区总医院）

夏莉莎（中国人民解放军南部战区总医院）

向定成（中国人民解放军南部战区总医院）

谢红珍（中国人民解放军南部战区总医院）

杨长娟（胸痛中心总部）

易　婷（中国人民解放军南部战区总医院）

易绍东（中国人民解放军南部战区总医院）

曾凡杰（中国人民解放军南部战区总医院）

张　琰（中国人民解放军南部战区总医院）

张　艳（中国人民解放军南部战区总医院）

张国兴（广州市白云区石井人民医院）

张金霞（中国人民解放军南部战区总医院）

赵彭涛（胸痛中心总部）

编写秘书：易绍东（兼）

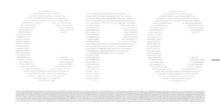

前言

　　2011 年 3 月 27 日，广州军区广州总医院（现为中国人民解放军南部战区总医院）成立了我国首家以区域协同救治体系建设为核心理念的胸痛中心，当年的星星之火，现在已经燃遍祖国的大江南北。目前全国已有 4 600 多家医院建立了胸痛中心，涵盖了除台湾、香港和澳门之外的所有省（自治区、直辖市），其中 1 372 家通过了国家认证。国家卫生健康委员会对胸痛中心的建设给予了充分肯定和大力支持，发布了《胸痛中心建设与管理指导原则（试行）》（国卫办医函〔2017〕1026 号），并授权中国胸痛中心联盟负责全国的胸痛中心建设工作。胸痛中心的快速发展推动了我国以区域协同救治为核心理念的新的急救体系建设，也显著提高了急性 ST 段抬高心肌梗死（STEMI）救治效率并降低了死亡率。胸痛中心推广之前的中国急性冠脉综合征临床路径研究（CPACS）、冠心病医疗结果评价和临床转化研究（China-PEACE）等注册研究结果显示，21 世纪的头十年，我国具有介入治疗能力的医院，其 STEMI 患者的早期直接介入治疗的比例不到 30%，入门 - 导丝通过时间在 138 分钟以上，急性心肌梗死患者的院内死亡率高达 10.4%～12.4%。而《中国胸痛中心质控报告 2019》显示，在再灌注时间窗内到达医院的 STEMI 患者接受再灌注治疗的比例已经升至 77%，全国已经通过认证的标准版胸痛中心直接经皮冠状动脉（本文简称冠脉）介入治疗患者的平均入门 - 导丝通过时间已经降低至 71 分钟，基层版胸痛中心为 76 分钟，接受溶栓治疗的患者入门 - 溶栓时间降低至 35 分钟，标准版和基层版胸痛中心收治的 STEMI 患者院内死亡率已经分别降至 3.3% 和 3.9%。

　　护理团队是胸痛中心建设的核心力量，在我们过去出版的胸痛中心建设专著中，虽然很重视护理工作，但主要是以目标管理为主，未强化护理岗位职责，导致许多由护理岗位人员承担的胸痛中心工作职责不明确、流程不清晰，工作质量的好坏完全依赖团队成员的悟性和自觉性，这也是我们在过去几年的胸痛中心建设和认证过程中逐步发现和认识到的问题。护理团队的工作质量对胸痛中心的建设水平影响巨大。鉴于此，中国人民解放军南部战区总医院受广东省胸痛中心协会委托，从 2018 年开始分期举办胸痛中心护理岗位能力强化培训班，摸索总结出了一套针对各个护理岗位的人员职责、工作内容和工作流程，通过理论授课和跟班作业的培训形式，为全国培训了一大批的胸痛中心建设护理人员，这些人员回到医院后带动了所在医院的胸痛中心规范化建设水平的快速提升，这是对上述工作的回报,也激励着我们继续坚持这项工作。为了让更多医院获益,中国胸痛中心执行委员会拟在全国开展护理岗位能力培训,同时为使培训活动更加规范而组织培训班授课老师们共同编写了此专著,以供胸痛中心建设医院的护理团队参考。

由于编者多数是在胸痛中心一线工作的医护人员,尽管在各自岗位上的实操经验很丰富,但团队相对年轻,加上写作能力有限,书中可能存在瑕疵甚至错误,恳请读者批评指正。

向定成　唐柚青
2020 年 7 月

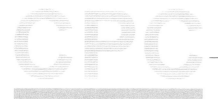

目录

第一章

中国胸痛中心建设与认证体系

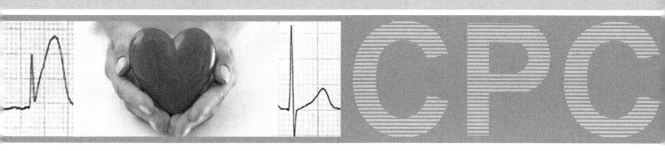

第一节　中国胸痛中心发展历程

一、艰难的起步及试点阶段

美国在 20 世纪 80 年代开始为急性心肌梗死患者建立了以院内绿色通道为主要形式的胸痛中心，90 年代后期我国部分医院也开始了急性心肌梗死的院内绿色通道建设，这是我国最早的胸痛中心雏形。我国胸痛中心建设的真正起步应从 2010 年发表的《"胸痛中心"建设中国专家共识》开始，这是我国第一份关于胸痛中心建设的共识性文件，由中华医学会心血管病学分会牵头，联合中华医学会放射学分会等多个学会的专家共同讨论多次修订而成。在专家共识起草过程中和发表后，多家医院开始尝试开展胸痛中心的建设工作，但由于当时尚无可供借鉴的国内参考模式，参与起草《"胸痛中心"建设中国专家共识》的专家均无胸痛中心建设的实际经验，共识中只提出了胸痛中心建设要达到的基本目标，并未给出如何实现目标的具体措施，同时也没有制定胸痛中心建设的远期目标。各家医院在开展胸痛中心建设的早期缺乏具有实际意义的具体指引，导致各医院在宣布成立胸痛中心之后几乎都未能开展胸痛中心的实质性建设工作。

2011 年 3 月 27 日，广州军区广州总医院（现为中国人民解放军南部战区总医院）宣布正式成立了以建立区域协同救治体系为目标的胸痛中心，这是我国胸痛中心建设和发展历史上的一个重要标志，因为该院创立了我国第一个区域协同救治型胸痛中心，并与上海市胸科医院一起首批于 2012 年 8 月通过了美国胸痛中心协会（Society of Chest Pain Center，SCPC，现已更名为 Society of Cardiovascular Patient Care 并与美国心脏病学院合并）的认证，标志这两家胸痛中心已经达到国际先进水平。其中广州军区广州总医院所建立的区域协同救治型胸痛中心后来成为我国规范化胸痛中心建设的标准模式，也是我国胸痛中心认证标准制订的主要参考依据。

为什么要以区域协同救治体系建设代替单纯的院内绿色通道呢？广州军区广州总医院在筹备胸痛中心建设之初进行的基线调查发现，仅有 1/4 的急性心肌梗死患者是自行就诊或被"120"救护车直接送至具有急诊介入治疗［即实施经皮冠脉介入术（percutaneous coronary intervention，PCI）］能力的医院，而绝大多数患者发病后首诊于不具备 PCI 救治能力的医院，而这部分需要经过二次转诊的患者从首次医疗接触（first medical contact，FMC）到实施再灌注（FMC-to-W）的时间存在严重的延误，这与中国急性冠脉综合征临床路径研究（CPACS）、北京胸痛注册等研究的结果基本相同。因此，广州军区广州总医院根据美国 SCPC 认证标准的要求，结合本地区和医院的特点探索性地提出了建立区域协同救治体系的基本理念。该模式是以具有急诊 PCI 能力医院的心血管内科和急诊科为核心组建的一支胸痛急救快速反应团队，依托 12 导联心电图远程实时传输监护系统为支撑，在此基础上开发出以急性胸痛诊疗过程的时间节点管理为核心的急性胸痛数据库，建立了远程胸痛急救平台。中心为救护车和急救网点医院装备了该远程传输系统，当患者到达急救网点医院或救护车后，该系统可以将患者的 12 导联心电图、血压、血氧饱和度等生命监测信息实时传输到胸痛中心和冠心病监护室（coronary care unit，CCU）、值班医师和胸痛中心总监的手机或掌上电脑，做到了"患者未到，信息先到"，值班医师或总监可以随时提供远程诊断和救治的会诊意见,指导救护车或急救网点医院的现场抢救和分诊。若患者需要进行急诊介入(PCI)治疗——如在时间窗内的急性 ST 段抬高心肌梗死(ST segment elevation myocardial infarction,STEMI)或极高危非 ST 段抬高急性冠脉综合征(non-ST segment elevation acute coronary syndrome,NSTE-ACS)患者,则在患者达到医院前启动导管室,并将双联抗血小板治疗、知情同意等术前准备工作提前到救护车上进行,当患者进入医院后绕过急诊科和 CCU 直接进入导管室进行急诊介入治疗,从而大大缩短了患者 FMC-to-W 的时间。若高度怀疑急性主动脉夹层或肺动脉栓塞,则在患者到达医院前即已启动 CT 室,当患者到达医院时,将绕过急诊科由救护车直接送到 CT 室进行 CT 检查,从而大大节省了从患者呼救 - 转运 - 急诊科初步检查 - 会诊 - 确诊 - 救治的传统环节,赢得了急性心肌梗死、主动脉夹层和急性肺动脉栓塞等患者发病后早期的宝贵救治时间。

广州军区广州总医院胸痛中心利用上述远程监护系统创立了"远程 ICU"(ICU 即重症监护病房)和"移动 ICU"的新型医疗模式,并据此与周边地区多家基层医院建立了胸痛急救网络。对于基层医院急危重症患者,胸痛中心专家可以实现与现场医师共同监护,进行远程诊断和指导抢救,并把这种远程救治模式称为"远程 ICU",大大提高了基层医院的急危重症救治水平。对于必须转移到大医院救治的急危重症患者,该胸痛中心按照 ICU 标准配备了救护车,各种生命支持系统如呼吸机、临时心脏起搏器、主动脉内球囊反搏仪等均可根据需要装备在救护车上,高危患者在转运途中由医院专家通过远程实时传输监护系统进行全程跟踪监护或按需监护,必要时通过电话指挥救护车人员进行紧急抢救,使得患者进入救护车就相当于进入了 ICU,因此,将这种救护车称为"移动 ICU"。"远程 ICU"和"移动 ICU"模式的实践,使大医院的优势技术力量在不离开工作岗位的情况下就可以随时为基层医院和转运救护车提供远程支持,并彻底改变了急危重症患者必须就地抢救的传统观念,可以将生命垂危的急性心肌梗死合并心源性休克患者转移到具备急诊 PCI 能力的中心接受紧急 PCI 治疗,从而彻底改变了现行的急救和医疗模式,并显著提高了急危重症患者的救治成功率。经过早期一年半的正式运行,该院的年平均进门 - 导丝通过(D-to-W)时间从胸痛中心成立前一年度的平均 127 分钟缩短到胸痛中心成立后第一年平均 71 分钟,最短月平均 D-to-W 达到 46 分钟,最短纪录 21 分钟的国际先进水平。在完成院内规范化流程建设之后,广州军区广州总医院胸痛中心便开始致力于对基层或社区医院的培训以及社区人群教育,以进一步缩短 FMC-to-W 甚至从发病(symptom-onset)到再灌注(S-to-W)的时间。随着院内流程的持续改进,从 2015 年 7 月开始,该院胸痛中心已经将平均 D-to-W 时间标准下调至 60 分钟,2016 年全年月平均 D-to-W 时间已经降至 50～60 分钟,为此,2016 年 10 月胸痛中心再次下调 D-to-W 标准至 55 分钟,一年之后再次下调至 50 分钟。与此相适应的,将 FMC 至首份心电图时间等各主要诊疗环节的时间节点标准进一步下调,体现出持续改进的理念。

广州军区广州总医院胸痛中心模式取得的显著成效对全国胸痛中心的建设起到了积极的推动和示范作用,在中华医学会心血管病学分会大力支持下,广州军区广州总医院于 2011 年 10 月 22 日举办了首届中国胸痛中心高峰论坛,并于 2012 年 9 月 9 日召开了全国规范化胸痛中心建设及 STEMI 区域协同救治现场示范及经验交流会,两次会议均以规范化胸痛中心的基本理念普及和胸痛中心建设的基本要求为主题,结合本院和全国其他胸痛中心的建设经验进行了充分交流和讨论。上述两次会议的召开为中国胸痛中心的建设和发展起到了积极的推动作用,全国多家医院正式开始尝试院前救治与院内绿色通道相结合的胸痛中心建设。因此,可以把这两次会议看成是推动中国胸痛中心起步的重要会议,重点是在推广和普及胸痛中心建设和区域协同救治的理念,但这个阶段遇到的困难和阻力是巨大的。第一,在专业层面,并非所有心血管专业和急诊医学专业专家们均认可区域协同救治体系的基本理念,认为这项工作超越了作为临床医师、科室主任甚至院长的工作职责和范围;第二,在实际工作中整合心血管内科与急诊科,尤其是与院前急救系统的合作非常困难;第三,对胸痛中心要求优化流程建立先救治后收费机制缺乏信心,担心增加医疗欠费,一旦发生医疗纠纷科室将非常被动;第四,缺乏行政力量的有力支持,许多医院提出希望能有政府的红头文件要求医院建立胸痛中心,尽管从广州军区广州总医院成立胸痛中心之时开始,几次重要会议当时的国家卫生部(现为国家卫生健康委)均派出了不同级别领导出席会议,也在会议上表达了全力支持胸痛中心建设的积极态度,但在这种新型医疗模式未被广泛成功复制之前,政府未曾出台正式文件。因此,从2011年到2013年应该是我国胸痛中心建设起步最艰难的时期。尽管困难重重,但早期的胸痛中心建设专家们坚信,胸痛中心医疗模式是解决中国急性心肌梗死救治问题的最有效手段,仍坚持利用各种不同学术平台进行胸痛中心理念的推广宣传,此阶段先后建立了十余家胸痛中心。尤其是2012年8月广州军区广州总医院和上海市胸科医院作为国内首批申请SCPC认证的胸痛中心通过了认证,为全国胸痛中心建设注入了一剂重要的强心剂,大大坚定了许多医院对胸痛中心建设的信心。同年8月底,在中华医学会心血管病学分会的推荐下,向定成教授应邀到在德国慕尼黑召开的欧洲心脏病协会(ESC)年会上介绍了中国胸痛中心建设的进展,这是中国胸痛中心首次在国际学术舞台上亮相,区域协同救治体系建设的理念得到参会的欧洲国家及美国同行的高度评价和广泛赞誉。同月中华医学会心血管病学分会指定广州军区广州总医院为全国胸痛中心建设的示范基地,2012年9月,国内第一个胸痛中心的专门学术组织——广东省胸痛中心协会正式成立,为推动全国胸痛中心的发展奠定了重要的基础。

二、制定认证标准,引导规范建设

鉴于美国SCPC的认证标准是基于美国的国情而设置,而中美两国在院前急救、医院内部诊疗流程、医疗管理体系以及医疗支付体系等方面均存在较大的差异,导致SCPC的认证标准中许多条款并不能完全适应中国国情。在2012年9月9日召开的全国规范化胸痛中心建设和STEMI区域协同救治现场示范及经验交流会上,胡大一教授及霍勇教授先后敦促大会执行主席向定成教授,应尽早考虑建立中国胸痛中心自主认证标准的可能性,以规范全国胸痛中心建设,防止出现一哄而上,再因乱而治或一哄而散的局面。在2013年霍勇教授接任中华医学会心血管病学分会主任委员之后,正式开始建立自主认证体系的准备工作。成立了由向定成、曲新凯和刘健教授组成的认证标准起草小组,起草小组在参阅美国SCPC和德国心脏病学会胸痛单元认证标准的基础上,结合我国实际情况及前期胸痛中心建设的经验,围绕着建立急性心肌梗死区域协同救治体系的基本要求制订了我国胸痛中心认证标准的草案,经过由霍勇、方唯一、向定成、陈纪言、王伟民、王乐丰、颜红兵、曲新凯、刘健、张岩教授组成的专家组的两次会议和多次邮件讨论、修订后正式定稿。在国家卫生和计划生育委员会医政医管局的大力支持下,于2013年9月14日在广州召开的第三届中国胸痛中心高峰论坛上正式发布了中国胸痛中心认证体系(图1-1-1),该体系由认证组织机构和认证标准组成。由中华医学会心血管病学分会具体负责胸痛中心认证的组织工作,成立了中国胸痛中心认证指导委员会、认证工作委员会,并委托广东省胸痛中心协会和广州军区广州总医院共同组建中国胸痛中心认证办公室,从而开启了中国胸痛中心自主认证的历程。

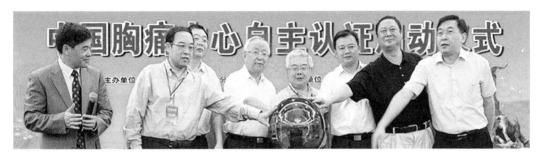

图 1-1-1　中国胸痛中心认证体系正式发布

在《中国胸痛中心认证标准》发布之后,认证工作委员会于 2013 年 11 月 11 日在广州召开了第一次全体委员会议,共有 19 名认证工作委员会专家出席此次会议并接受了认证办公室组织的认证专家培训,同时进行模拟现场核查,标志着认证工作的正式启动。2014 年 1月完成第一批共 5 家医院的正式认证。认证工作也显著提高了全国范围内接受直接 PCI 治疗的 STEMI 患者的比例,从 2012 年的不到 5% 增加到 2019 年的 16%,在已经通过认证的胸痛中心,直接 PCI 患者的平均 D-to-W 时间、STEMI 患者的平均住院时间均显著缩短,住院费用显著降低,平均院内死亡率降至 2%～3%,显著改变了我国急性心肌梗死救治水平长期在低水平徘徊、死亡率居高不下的局面。但中国胸痛中心认证数据管理云平台的数据亦显示,首诊于基层医院的 STEMI 患者在基层医院存在严重延误,为此,认证工作委员会制定并于 2015 年 11 月 13 日正式发布了《中国基层胸痛中心认证标准》,旨在通过在基层医院建立胸痛中心并与具有急诊 PCI 能力的胸痛中心实现对接,以提高对 STEMI 患者的整体救治能力,完善区域协同救治体系的全面建设。同时,为促进已经通过认证的胸痛中心的持续质量改进,认证工作委员会于 2015 年成立了质量控制办公室,制订了质控计划和指标,2016 年初正式开始发布月度质控报告,以推动各胸痛中心的持续质量改进。

胸痛中心建设和认证所取得的成绩受到了国家卫生和计划生育委员会的充分肯定和高度赞誉,并于 2015 年 3 月 17 日发布了《国家卫生计生委办公厅关于提升急性心脑血管疾病医疗救治能力的通知》(国卫办医函〔2015〕189 号,简称 189 号文件),189 号文件的核心内容是要求各地卫生行政主管部门和医疗机构要结合当地实际情况,尽快完善急性心脑血管疾病急救体系的建设,医院内要尽快建立胸痛中心和卒中中心的诊疗模式,院前急救体系要改变单纯急诊就近的原则,要兼顾就近及送达目标医院的救治能力,以实现在最短的时间内将患者送至具有救治能力的医院接受最佳治疗的目标。189 号文件标志着胸痛中心建设所倡导的区域协同急救模式正式得到国家卫生行政主管部门的肯定并在全国范围内进行推广。

三、整合资源,加速推进

随着胸痛中心建设的影响力日盛,越来越多的社会力量开始加入到胸痛中心建设之中。

为进一步加快推动胸痛中心建设速度,2016年7月16日,在中华医学会心血管病学分会支持下,中国心血管健康联盟在苏州成立了胸痛中心总部,拟通过汇集和整合社会资源共同促进胸痛中心的快速发展,同时发起了中国胸痛中心加速计划,该计划预期目标是在严格坚持认证标准的前提下,三年内推动全国1 000家胸痛中心通过认证。为适应加速计划的需要,2016年9月正式在武汉亚洲心脏病医院、厦门大学附属心血管病医院和哈尔滨医科大学附属第二医院设立区域认证办公室,三家医院办公室人员在中国人民解放军南部战区总医院接受统一的认证组织工作培训后于2017年正式独立开展工作,加上原有的中国人民解放军南部战区总医院认证办公室,全国已经拥有4个认证办公室。2016年8月认证工作委员会在已经通过认证的胸痛中心中遴选出22家胸痛中心示范基地,从而使示范基地从原来的中国人民解放军南部战区总医院一家增加到22家。2016年9月底完成了对新增认证专家和培训专家的培训,使认证专家从原来的39名增加到110多名,并新增了100多名培训专家,为实现胸痛中心加速发展计划做好了培训和认证专家队伍准备。随着通过认证的胸痛中心数量的增加,2017年经过遴选后再次增加27家胸痛中心示范基地,使全国胸痛中心示范基地总数达到49家。

2017年10月22日,国家卫生和计划生育委员会办公厅正式下发了《胸痛中心建设与管理指导原则(试行)》,要求二级以上医院均应建设胸痛中心,由院长或分管医疗工作的副院长担任胸痛中心委员会主任委员,负责胸痛中心建设和管理工作,并且要有负责胸痛中心管理的常设办公室。这意味着国家卫生行政主管部门充分肯定了过去几年胸痛中心建设所取得的成绩,同时也加大了对胸痛中心建设的重视程度和支持力度。《胸痛中心建设与管理指导原则(试行)》发布后,各省(自治区、直辖市)更加重视胸痛中心建设工作,先后有31个省(自治区、直辖市)制定了落实指导原则的具体措施或者文件,为推动胸痛中心的快速、健康发展发挥了重要的作用。截至本书成稿时,全国已有4 600多家医院建立了胸痛中心,其中1 372家医院通过了认证,通过认证的胸痛中心急性心肌梗死患者的救治效率已经显著提高,2019年全国平均D-to-W时间已经从2012年112分钟缩短至71分钟,急性心肌梗死患者院内死亡率已经降低至3.2%,部分持续改进机制健全的医院月平均D-to-W时间已经缩短至60分钟以内,急性心肌梗死院内死亡率已经降至3%以内,接近甚至超越了欧美发达国家的平均水平。

四、强根固本抓质控,完善体系筑基层

2019年底,新型冠状病毒肺炎(corona virus disease 2019,COVID-19,简称新冠肺炎)突如其来,社会进入为时2个多月的停摆状态,但胸痛中心事业没有停止前进的脚步。在2020年2~3月,以中国胸痛中心联盟、中国医师协会胸痛专业委员会等为主的多个学术组织制定并发布了《新型冠状病毒肺炎疫情防控期间胸痛中心常态化运行流程专家共识》,以指导在新冠肺炎流行期间各医院胸痛中心如何在强化感染控制的同时做好急性胸痛患者的管理、如何选择和实施急性心肌梗死的再灌注治疗策略等。在此基础上,还发布了《中国胸痛中心认证标准(第六版)》《中国胸痛中心质量控制方案》及《胸痛救治单元建设实施方案》等重要文件,并召开了多场视频会议解读上述文件。其中《中国胸痛中心质量控制方案》和《胸痛救治单元建设实施方案》都是针对当前胸痛中心建设形势提出的,是指导未来胸痛中心发展的最重要的两份文件,常态化质控和胸痛救治单元建设也将是未来胸痛中心

的两项最重要的工作,前者是为了确保已经通过认证的胸痛中心能够坚持持续改进,逐步提高救治效率,降低急性胸痛疾病的死亡率;而胸痛救治单元则是为了推动最基层医疗机构做好首诊急救和大众教育工作,打好胸痛急救体系的真正基础,跑好急性胸痛患者急救的起跑第一棒。未来几年内,在继续推动标准版和基层版胸痛中心认证和质控的基础上,带动胸痛救治单元的建设将是一项艰巨而重要的任务,只有建好了最基层的胸痛救治单元,才能使整个急救体系真正快起来,有效缩短急性心肌梗死患者总缺血时间,挽救更多的生命。

中国胸痛中心的发展历程刚刚走完十个年头,其中的每一步都值得永远铭记,因为其中凝集了太多的期待、艰辛甚至磨难,也饱含了许多专家的探索、努力和无私奉献。我们欣喜地看到,越来越多的医护人员、越来越多的医院、越来越多的地方政府尤其是卫生行政主管部门、越来越多的企业和新闻媒体加入到胸痛中心的建设大军之中,我们深信,这支大军将会共同书写胸痛中心建设未来更加华丽的篇章。

(向定成)

第二节　中国胸痛中心建设与认证体系的组织架构

2011年3月27日,广州军区广州总医院正式成立了区域协同型胸痛中心之后,引起了时任中华医学会心血管病学分会主任委员胡大一教授的高度重视,在当年4月初召开的第13届中国南方国际心血管病学术会议期间,胡大一教授建议全体分会常务委员抽空到会场对面的广州军区广州总医院胸痛中心参观,不少专家后来利用各种机会到广州军区广州总医院参观指导,这可以算得上是最早的组织行为。在胡大一教授的推动下,由广州军区广州总医院于2011年10月22日召开了首届中国胸痛中心高峰论坛。但当时并未组建推动胸痛中心建设的组织架构。在广州军区广州总医院建立的国内首个区域协调型胸痛中心的带动下,国内多家医院开始了胸痛中心建设工作,也引起了当时广东省卫生厅和国家卫生部的高度重视。在广东省卫生厅的支持下,国内首个专注胸痛中心建设的学术组织——广东省胸痛中心协会于2012年9月正式成立,为推动全国胸痛中心的培训和发展提供了依托平台。早期的胸痛中心建设培训活动都是依托该协会举办的。

全国层面的胸痛中心组织架构建设始于2013年,在国家卫生和计划生育委员会医政医管局的建议下,由时任中华医学会心血管病学分会主任委员的霍勇教授主导,联合国内胸痛中心建设领域里的主要专家,于2013年9月成立了中国胸痛中心认证工作委员会,同时委托广东省胸痛中心协会和广州军区广州总医院联合组建了中国胸痛中心认证办公室,负责全国胸痛中心的培训和认证组织工作。经过短暂的准备,中国胸痛中心认证工作委员会第一次全体会议于2013年11月11日在广州召开(图1-2-1),同期对认证工作委员会专家进行了认证培训及模拟现场核查,从而开启了中国胸痛中心自主认证工作的征程(图1-2-2)。2013年11月至2016年12月的三年中,中国胸痛中心认证办公室组织了第一到第九批的胸痛中心认证,直到2017年的第十批开始,由胸痛中心总部接管全国胸痛中心的培训、认证组织工作,同时在武汉、哈尔滨、厦门分设了三个区域认证办公室,加上原有的广州办公室,组成了一个总部、四个分区办公室的认证组织架构,在胸痛中心认证工作委员会的领导下开展工作。

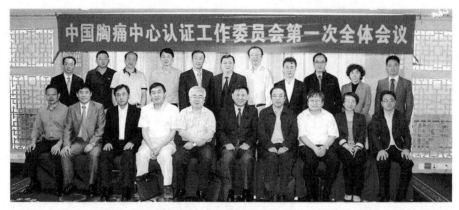

图 1-2-1 中国胸痛中心认证工作委员会第一次全体会议

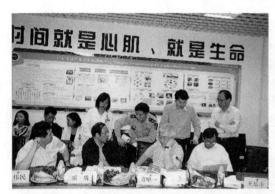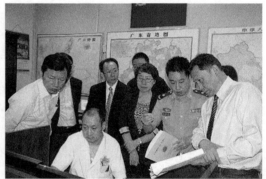

图 1-2-2 中国胸痛中心认证工作委员会在广州军区广州总医院试认证并进行现场核查培训

  2015 年 2 月，在胸痛中心认证工作进行了一年之后，根据当时形势的需要，为避免认证过程中滋生不正之风，专门成立了中国胸痛中心认证监督委员会，由葛均波院士担任主任委员，成员包括汪道文教授和秦永文教授。

  为了做好胸痛中心持续改进工作，2016 年成立了由方唯一教授领导的胸痛中心质量控制办公室，开始发布中国胸痛中心质控报告，分为月度报告、季度报告和年度报告。2018 年成立了中国胸痛中心再认证办公室，分别设在上海市第十人民医院和天津市胸科医院，负责再认证工作的组织实施。至此，中国胸痛中心建设的组织架构已经基本完成，形成了从培训到认证、质控和再认证的完整体系。

  2019 年 10 月 22 日，根据国家卫生健康委医政医管局的指示要求，中国胸痛中心联盟在北京正式成立，10 月 30 日，国家卫生健康委医政医管局正式授权中国胸痛中心联盟开展胸痛中心建设工作，要求建立相关数据平台，促进胸痛中心规范建设与发展，确保医疗质量和医疗安全。并要求定期向医政医管局报送胸痛中心建设的进展。国家卫生健康委的授权既为胸痛中心的未来发展提供了强有力的行政支持，同时也是开创了政府委托学术组织推动全国学科建设的先例，必将对未来向"小政府、大社会"的模式转变提供可资借鉴的经验。

  中国胸痛中心联盟正式成立之后，调整了全国胸痛中心的组织架构，在中国胸痛中心联盟框架下，成立了中国胸痛中心专家委员会、监督委员会和执行委员会，专家委员会由霍勇教授担任主任委员、方唯一教授担任执行主任委员，主要负责协调政府和社会资源、确定胸痛中心的发展方向、审议执行委员会和总部制订的发展规划。监督委员会由葛均波院士担任主任委员，负责监督、处理胸痛中心认证、质控等工作中的相关组织及人员行为的合规合法性。执行委员会由向定成教授担任主任委员，负责全国胸痛中心建设的具体推动工作，下设标准与认证组、质控管理组、再认证组、信息化与科研组以及培训管理组。常设机构包括：胸痛中心总部作为协调机构，四个区域办公室、两个再认证办公室作为执行机构。除了全国性组织架构外，地方组织架构包括省级胸痛中心联盟和地市级胸痛中心联盟，负责推动各省市的胸痛中心的培训、预检、质控及胸痛救治单元建设等工作。中国心血管健康联盟作为中国胸痛中心联盟的协同机构，共同参与全国胸痛中心的推动和管理工作。

（向定成）

第三节 中国胸痛中心认证标准的设计理念

一、胸痛中心建立之前我国急性心肌梗死救治面临的主要问题

自从进入再灌注［静脉溶栓及直接经皮冠脉介入治疗（primary percutaneous oronary intervention，PPCI）］时代之后，发达国家急性 ST 段抬高心肌梗死（STEMI）患者的死亡率显著降低，在多数欧美发达国家院内死亡率已经降低至 3% 左右。但冠心病医疗结果评价和临床转化研究（China-PEACE）和 CPACS 研究结果表明，直至 21 世纪初头十年，我国急性心肌梗死患者的院内死亡率仍居高不下，维持在 10% 以上，院内心力衰竭发生率约为 18%，与发达国家形成了鲜明的对照。其原因是多方面的，主要包括：①患者延误非常严重，急性胸痛发病后迟迟不就医，CPACS 研究显示，急性心肌梗死患者发病后平均 5 小时到达二级医院，8 小时到达三级医院，而 STEMI 患者的救治黄金时间窗是发病后的 2 小时，因此，患者就医不及时错过了早期宝贵的救治黄金窗。②院前急救体系不能满足急危重症患者救治的需要，主要表现为一是院前救护车秉承单纯急诊就近原则转运，没有考虑送达医院的救治能力，导致许多患者被送至不具备救治能力的医院，需要实施二次转诊才能到达具有救治能力的医院而延误救治；二是院前救治与院内救治完全脱节，院前救护车通常仅仅是一个转运工具，并不开展除心肺复苏之外的其他救治措施，所有诊疗工作都是等到患者被送到急诊室后才开始启动，未能充分利用院前转运过程中这段宝贵时间启动真正的救治过程。③大量 STEMI 患者首诊于不具备 PPCI 能力的基层医院，基层医院诊疗能力不足导致确诊延迟，患者在基层医院滞留而错过了黄金救治时间窗。④具有 PPCI 能力的医院没有建立 STEMI 患者的快速绿色通道，患者到达医院后需要经过繁杂的流程，先交押金后办理住院手续，待患者收进监护室后才启动手术团队，院内延误也非常严重。2012 年全国 52 家三级甲等医院参与的急性心肌梗死规范化救治项目第一期结果显示，接受 PPCI 治疗的 STEMI 患者平均进门 - 球囊扩张（door-to-balloon，D-to-B）时间为 112 分钟，与中国 STEMI 诊治指南要求的 90 分钟相差很大，而当时欧美指南已经将该指标调整到 60 分钟。

上述多方面共存的问题显示，在胸痛中心建设之前，我国医疗体系的工作流程不适应急性心肌梗死患者救治的需要，大众教育严重缺失，导致急性心肌梗死患者不能在发病早

期得到指南推荐的规范化治疗尤其是最关键的再灌注治疗，因此，患者的总体预后差，院内死亡率和心力衰竭发生率居高不下。

二、美国走过的道路及启示

美国最早于 1981 年在巴尔的摩成立了全球首家胸痛中心，早期的胸痛中心概念主要是建立医院内 STEMI 快速诊疗通道，但这种基于院内绿色通道的胸痛中心并未显著缩短 STEMI 患者的再灌注时间，2000 年前后，美国统计的 D-to-B 时间低于 90 分钟的达标率很低，之后美国开始以州或跨州的区域为单位、依托具有 PPCI 能力的医院建立区域协同救治方案，使再灌注时间大大缩短；加上美国 SCPC 通过对胸痛中心的认证大大推进了区域协同救治方案的实施，至 2010 年全国 D-to-B 联盟的多数医院平均 D-to-B 时间已经降至 60 分钟左右。2011 年，在美国心脏病学会等学术组织的推动下，美国启动了全国性的 STEMI 区域协同救治工程，以期进一步缩短再灌注时间。同时，美国心脏病学院和美国心脏病学会以及欧洲心脏病协会也将指南中将过去要求的 D-to-B 时间改为 FMC-to-W 时间，意在强调将整个医疗体系作为整体进行规划和要求。

三、中国胸痛中心认证标准的设计理念

2010 年 3 月，广州军区广州总医院在尝试建立胸痛中心试点时，首先对当时的 STEMI 救治现状进行了基线调查，发现只有 25% 的 STEMI 患者是自行来到本院看急诊的，另外将近 75% 的患者是由其他医院转诊来院的，而这类患者中绝大多数到达时均已错过了再灌注时间窗，其中将近 90% 的患者是在当地首诊医院停留超过 24 小时后才转诊。与前述我国急性心肌梗死救治存在的普遍性问题完全一致。针对这一现状，向定成、秦伟毅、周民伟等早期胸痛中心建设者们认为，如果我们再重复美国走过的老路，从院内绿色通道开始就不可能解决绝大多数 STEMI 患者在基层医院耽误的问题，而且我国从 20 世纪 90 年代开始已有不少医院尝试了院内绿色通道建设，显然并未有效解决 STEMI 患者的救治时间延误问题。因此，提出了通过整合区域医疗资源，将与本院有转诊关系的医院和院前救护车等区域医疗资源作为一个整体进行规划，通过建立以信息技术为支撑的心电图远程共享平台和快速响应机制而提高首诊时的诊断正确率，并建立快速转诊机制，使 STEMI 患者能够在首次医疗接触后及时确诊，并能够尽快转送到总医院接受急诊介入治疗，对于不能在指南规定的时间内完成转运 PCI 的患者，就在当地溶栓治疗后再转运。这正是基于当时中国的现实状况、结合美国走过的道路和启示而提出的中国人民解放军南部战区总医院胸痛中心建设的设计理念，后来也成为中国胸痛中心认证标准的设计理念。

因此，现代胸痛中心的基本理念是将当地的医疗资源包括院前急救系统（"120"），具备 PCI、主动脉夹层以及肺动脉栓塞等急性胸痛救治能力的医院和不具备上述能力的基层医院作为一个整体进行规划和协调，通过实施统一的诊疗流程使急性胸痛患者能在尽可能短的时间内得到最有效的关键性治疗，也就是通过建立区域协同救治体系以最大限度地缩短救治时间。因此，现代胸痛中心的概念不再是单纯的院内绿色通道。此外，胸痛中心还应关注就诊前的延误，因为就诊前的延误往往是导致救治延迟的重要原因，我国 STEMI 患者的就诊前延误尤其严重。所以，胸痛中心尚须兼备社区教育职能，才能缩短从发病至就诊的时间，从而缩短急性胸痛的总救治时间。

　　基于上述理念，胸痛中心的建设目标就是要依托具有急诊 PCI 以及主动脉夹层、肺动脉栓塞救治能力的医院（本文简称为 PCI 医院）建立起基于院前传输心电图甚至 CT 等图像资料的急性胸痛患者的区域协同救治网络，院前传输心电图的目的在于实现院前诊断和现场分诊，为绕行急诊和非 PCI 医院提供基础，这既是国外的经验所得，也是我国胸痛中心认证标准制定的基本依据。该标准在院内绿色通道基础上，强调了具有急性胸痛救治能力的医院与"120"和基层医院的合作以及社区人群教育职能。因此，具有急性胸痛救治能力的医院不能仅仅满足于院内绿色通道而坐等患者的到来，必须主动参与院前急救和决策，还要积极带动和指导社区健康教育，提高人群包括心肺复苏在内的胸痛急救技能和基本健康意识，缩短患者从发病到首次医疗接触时间，提高院外心脏骤停患者的抢救成功率。更重要的是要建立健康的生活方式，降低心脑血管疾病的发病率。

　　《中国胸痛中心认证标准》和《中国基层胸痛中心认证标准》都是由五大要素组成，五大要素都是围绕着上述区域协同救治基本理念设计的。其中第一要素是强调医院的基本条件要能满足急性心肌梗死救治的专业要求，包括硬件（人员及设备）和软件（组织架构及管理制度）方面的要求。其中组织架构建设和管理制度是决定胸痛中心能否良好运行的关键因素，必须由既能充分理解胸痛中心建设理念，又具有较强专业救治能力的人员担任胸痛中心的医疗总监，医院主要领导必须担任胸痛中心委员会主任委员，以增强整合社会资源的能力。第二要素是对专业救治能力的要求，强调要将专业学术组织制定的指南在临床实践中落地，遵循指南进行诊疗活动。主要手段就是要通过制订诊疗流程图来实现。制订流程图时必须以指南为依据，结合本院和本地区医疗结构的实际情况，既不能偏离指南精神，也不能脱离医院实际制订难以落地的流程图。上述第一、二要素共同构成了胸痛中心的院内绿色通道建设内容，也就是说，只要做好了第一、二要素工作，患者一旦到达医院就能得到快速而规范的诊疗。在此基础上，第三要素是强调院内绿色通道必须与院前急救体系（"120"）对接，实现院前救治与院内救治的无缝衔接，要求与急救中心签署联合救治协议、制订绕行急诊方案和流程图，并要对急救中心人员进行培训后使之遵循上述流程图进行院前急救资源的调配，落实流程图要求。第四要素是培训与教育，既包括了胸痛中心所在医院的全员培训与教育，也包括了针对周边基层医疗机构人员和社区大众的培训与教育，希望能让所有与急性胸痛救治有关的各部门人员均能理解胸痛中心的理念和各自职责、学会相关技能和工作流程，自觉执行胸痛中心的相关流程。第五要素是持续改进，要求所有胸痛中心必须建立持续改进机制，并要求各项主要质控指标能够呈现出持续改进的趋势。上述五大要素共同构成了胸痛中心所要实现的区域协同救治体系建设的全部内容，既是评价胸痛中心是否达到认证标准的标尺，也是胸痛中心建设过程中应遵循的基本要求。

　　胸痛中心的理念并非一成不变，也随着全国胸痛中心建设形势的发展在与时俱进。随着胸痛中心规模的扩大，要求也在逐步提高。2017 年之后，霍勇教授提出了在胸痛中心建设中要注重对急性冠脉综合征的救治实施全域覆盖、全程管理、全民参与的"三全模式"，也就是要求胸痛中心建设不留死角、救与防治兼顾、全员动员、齐抓共管。2017 年 10 月 22 日，国家卫生计生委办公厅发布了《胸痛中心建设与管理指导原则（试行）》，该原则也正是基于胸痛中心的认证标准而制定的，并且涵盖了疾病全程管理和全域覆盖的理念。

（向定成）

第四节　中国胸痛中心认证标准（第六版）

中国胸痛中心联盟　中国胸痛中心执行委员会，2020 年 3 月修订

胸痛中心的建设目标是要建立"在最短的时间内将急性胸痛患者送至具有救治能力的医院接受最佳治疗"的机制。国家卫生健康委员会医政医管局于 2019 年 10 月 30 日授权中国胸痛中心联盟负责组织全国胸痛中心的建设与认证，通过对我国急性心肌梗死救治现状的分析，中国胸痛中心联盟、中国医师协会胸痛专业委员会、中国胸痛中心执行委员会、胸痛中心总部所确立的我国胸痛中心建设的基本理念是：以具备直接经皮冠脉介入治疗（PPCI）能力的医院为核心，通过对医疗资源的整合建立起区域协同快速救治体系，以提高急性胸痛患者的整体救治水平。为实现此目标，中国胸痛中心认证标准共包含五大要素，分别是：基本条件与资质、对急性胸痛患者的评估和救治、院前急救系统与院内绿色通道的整合、培训与教育、持续改进。

要素一　基本条件与资质

胸痛中心申请认证之前必须满足此要素的全部条件。

一、胸痛中心的组织机构（资料 3.5 分）

由于胸痛中心是通过整合院内外相关优势技术和力量为急性胸痛患者提供快速诊疗通道的机构，既可以是在不改变现有结构基础之上实体运作的虚拟机构，也可以是重新组建的实体机构。但不论何种方式，胸痛中心的建设均涉及医院内外许多部门，必须有一套相应的组织机构进行协调和管理。组织机构的形式可以因不同医院的实际情况而定，但基本要求和任务是相同的。

1. 医院发布正式文件成立胸痛中心及胸痛中心委员会，要求：（资料 2 分）（1.10）

1）由医院院长或分管医疗的副院长担任胸痛中心委员会主任委员，主持胸痛中心委员会的工作和重大决策。

2）书面文件明确胸痛中心委员会的工作职责。

3）明确胸痛中心委员会具有调动医院所有资源为胸痛中心建设和运行提供保障的权力。

4）胸痛中心成立并实际运作至少 6 个月以上才能申请认证。

> 说明：1.10 需上传医院正式文件的扫描件。

2. 任命胸痛中心医疗总监和行政总监，要求：（资料 0.5 分）（1.11）

1）医院正式任命一名具有心血管内科专业背景的高级职称医师担任胸痛中心医疗总监，且该医师应具备较强的组织协调能力，专业技能必须具备对急性冠脉综合征（ACS）、急性主动脉夹层、肺动脉栓塞等急性胸痛患者进行诊断、鉴别诊断及紧急救治的能力；同时任命一名具有行政协调能力的人员担任行政总监。

2）正式文件明确胸痛中心医疗总监和行政总监的职责。

> 说明：1.11需上传以下资料
> 1．医疗总监、行政总监任命文件的扫描件。
> 2．明确医疗总监、行政总监职责的正式文件。
> 3．医疗总监、行政总监的专业资质文件：资格证书和职称证书。

3．任命胸痛中心协调员，要求：（资料0.5分）（1.12）

1）指定一名具有急诊或心血管内科专业背景的医师担任胸痛中心协调员，必须具备正确处理ACS及其他急性胸痛的能力。

2）书面文件明确协调员的具体工作职责。

3）协调员每年至少参加ACS和胸痛中心相关的培训不少于10学时。

> 说明：1.12需上传以下资料
> 1．协调员的任命文件的扫描件，需包含工作职责。
> 2．专业资格证书及职称证书及资质介绍的扫描件。
> 3．近1年的培训或继续教育证书的扫描件。

4．明确胸痛中心质量控制机制及责任人，根据医院实际情况可以由医院质量管理部门承担或者由胸痛中心协调员、二级以上数据审核员兼任。（资料0.5分）（1.13）

> 说明：1.13需上传本院胸痛中心质量控制管理制度及责任人工作职责。

二、医院对胸痛中心的支持与承诺（资料1分）

胸痛中心建设需要医院的大力支持，医院在成立胸痛中心时应发布正式文件作出全力支持胸痛中心建设的承诺，该文件必须包括以下内容：（资料1分）（1.14）

1．全力支持胸痛中心的建设与认证，承诺分配相应人力、设备和财政资源，并做好监察、考核、质量控制等工作，确保胸痛中心规范化运行。

2．对胸痛中心在优化诊疗流程过程中所涉及的院内外标识与指引、急诊及抢救区域的布局等进行改造，对医院各部门的工作流程、管理制度进行相应的调整以适应胸痛中心流程优化需求，承诺在分诊、就诊、检验、检查、收费、发药等环节实行急性胸痛优先原则；在急性胸痛患者就诊时首份心电图、肌钙蛋白等辅助检查，ACS的抗血小板药物，STEMI患者的抗凝、溶栓、介入治疗环节等实行先救治后收费的原则，以适应优化诊疗流程、最大限度缩短救治时间的需要。

3．承诺与院前急救系统签署联合救治协议，以实现院前救治与院内救治的无缝衔接。

4．承诺从医院层面积极拓展区域协同救治体系，与周边基层转诊医院、社区医疗机构等签署联合救治ACS患者的协议。

5．承诺支持并协助胸痛中心实施各类培训计划。

6．承诺不能因无床位、人力紧张、患者无力支付医疗费用等原因将ACS患者转诊到其他医院，以防延误救治。

7. 若救护车归属医院管理，承诺对救护车救治能力进行改造，包括人员培训及设备更新，以满足转运急性胸痛患者的需求。

> 说明：1.14 请上传包含以上全部内容的医院正式承诺函的扫描件，请用一份加盖医院公章的正式下发文件来体现相关内容。（注：此承诺函与在网上注册时提交的承诺函不同）

三、胸痛急救的配套功能区域设置及标识（资料 1.5 分，现场 11 分，暗访 42 分）

（一）急诊科、胸痛中心的标识与指引

1. 在医院周边地区的主要交通要道、医院门诊、急诊的入口处设置醒目的胸痛中心或急诊的指引和标识，旨在为不熟悉医院环境的急性胸痛患者能顺利找到急诊科或胸痛中心。（资料 0.5 分，现场 1 分，暗访 5 分）（1.15）

2. 在门诊大厅、医院内流动人群集中的地方均应有指引通往急诊科 / 胸痛中心的醒目标识，指引需要急救的患者快速进入急诊科 / 胸痛中心。（资料 0.5 分，现场 1 分，暗访 5 分）（1.16）

3. 急诊科分诊、挂号、诊室、收费、抽血、检验、检查、药房等均应有急性胸痛优先标识。（资料 0.5 分，现场 1 分，暗访 5 分）（1.17）

（二）胸痛急救的功能分区

胸痛中心的大部分初步诊疗工作在急诊科完成，急诊科应建立如下功能区：

1. 急诊分诊台。急诊科应建立分诊机制，所有进入急诊科就诊患者均需经分诊后就诊，急诊分诊台应易于识别且靠近抢救区，方便步行患者进入时发现，并有醒目的标识指引急性胸痛患者得到优先分诊；对于夜间急诊量较小、不具备设置夜间急诊分诊条件的医院，必须建立替代机制以确保急性胸痛患者得到快速诊疗。（现场 1 分，暗访 3 分）（1.18）

2. 急诊分诊台或功能替代区应配置电话及急救相关的联络系统，以便进行院内、外的沟通协调，其中应包括与院前救护车、向本院转诊的基层医院的联络机制。（现场 1 分，暗访 3 分）（1.19）

3. 急诊分诊台应常备急性胸痛患者时间管理节点记录表，以及伴随时钟（如果需要），以便在首次医疗接触时开始进行前瞻性时间节点记录，或者能在分诊台开始启动填报胸痛中心云平台数据库。（现场 1 分，暗访 5 分）（1.20）

4. 分诊区有标准的胸痛分诊流程图，指引分诊护士在初步评估后将患者分流到胸痛诊室、急诊抢救室、胸痛留观室或直接送入导管室。（现场 1 分，暗访 5 分）（1.21）

5. 急诊科入口处应根据急诊流量配备足够的轮椅和担架车，方便多个患者同时就诊时使用。（现场 1 分，暗访 2 分）（1.22）

6. 急诊科应具备床旁心电图检查条件，确保在首次医疗接触后 10 分钟内完成首份 12/18 导联（怀疑下壁和正后壁心肌梗死者 18 导联）心电图检查，并不受是否为正班时间的限制，对于急性胸痛患者首份心电图应实行先救治后收费原则。（现场 1 分，暗访 3 分）（1.23）

7. 急诊科应具备床旁快速检测肌钙蛋白及 D- 二聚体的设备，确保抽血后 20 分钟获取检测结果。（现场 1 分，暗访 3 分）（1.24）

8. 应建立胸痛诊室(专用或兼用)、急诊抢救室(或急诊监护室)、胸痛留观室(供暂时诊断不明确,需要留观的中、低危胸痛患者使用)等功能区域,上述功能区应配备急性胸痛诊疗和抢救所需要的相应设施(例如心电图机、供氧系统、监护仪、除颤器、呼吸机等急救器材和急救药品),上述抢救设备、面积、床位等配置应以能满足医院所承担的急诊任务为原则。(现场1分,暗访3分)(1.25)

> 说明:1.18~1.25均在现场核查及暗访时进行打分,不需要上传资料。

四、人员资质及专科救治条件(资料 5.5 分,现场 7 分)

(一)人员资质

1. 至少有 2 名接受过规范培训、具备急诊 PCI 能力的心血管专科医师,且每人年 PCI 手术量不低于 75 例。(资料 1 分,现场 1 分)(1.26)

> 说明:1.26 需上传以下资料(至少上传 2 名术者的资料)
> 1. 个人介入准入治疗资质文件或介入培训证书的扫描件。
> 2. 国家卫生健康委介入直报系统个人统计量截图。
> 3. 职称证书的扫描件。
> 4. 专业资格证书的扫描件。

2. 至少具有 3 名经过专门介入辅助技术培训、熟悉导管室工作流程的导管室专职护士,且每年至少接受一次 4 学时以上的介入诊疗和 ACS 的新知识培训,并获得证书。(资料 0.5 分,现场 0.5 分)(1.27)

> 说明:1.27 需上传以下资料
> 1. 3 名导管室护士的执业资格证书。
> 2. 近 1 年的 ACS 或相关介入辅助技术的培训证书的扫描件。

3. 具有经过专门培训且获得大型放射设备上岗证书的放射技术人员。(资料 0.5 分,现场 0.5 分)(1.28)

> 说明:1.28 需上传放射技术人员大型设备上岗证书的扫描件。

(二)心血管专科条件

1. 心血管内科在当地具有相对的区域优势,能为本地区其他医疗机构提供心血管急危重症抢救、复杂疑难病例诊治以及继续教育等服务和支持。(资料 0.5 分,现场 0.5 分)(1.29)

> 说明:1.29 需上传区域性技术优势的说明资料(学科介绍、开展项目、技术水平、区域内的学术地位、对带动区域性专科技术发展做出的贡献等)。

2. 配备有不少于 6 张床位的冠心病监护室(CCU)。(现场 1 分)(1.30)

3. 具备急诊 PCI 能力,导管室基本设备(状态良好的数字血管影像设备、监护设备——

含无创和有创性血流动力学监护设备、呼吸机、除颤器、心脏临时起搏器、主动脉内球囊反搏仪等生命支持系统）能满足急诊 PCI 的需要，并常备急诊 PCI 所需的各类耗材。（现场 1 分）(1.31)

> 说明：1.30、1.31 均在现场核查时打分，不需要上传资料。

4. 导管室上一自然年度或每批次报名申请截止日之前连续 12 个月的 PCI 手术总量不少于 200 台，急诊 PCI[包括 STEMI 患者的 PPCI、溶栓后补救性 PCI 及极高危 NSTEMI（非 ST 段抬高心肌梗死）/UA（不稳定型心绞痛）的紧急 PCI]不低于 50 例。（资料 1 分）(1.32)

> 说明：1.32 需上传国家卫生健康委冠脉介入直报系统最近 1 年病例数的截图，并根据不同诊断和策略给予文字说明，以便核查。现场核查时确认。若个别单位无介入直报系统数据，应提交其他可用的证明资料。

5. 导管室 365 天 /24 小时全天候开放。（现场 1 分）(1.33)

> 说明：1.33 在现场核查时打分，不需要上传资料。

6. 导管室从启动到激活（最后一名介入人员到达导管室且导管室可用）时间≤30 分钟，如果当前不能达到，应有切实可行的改进措施，确保在通过认证后半年内达到。（资料 1 分，现场 0.5 分）(1.34)

> 说明：1.34 需上传以下资料
> 1. 导管室激活流程图，包括备用导管室启动机制。
> 2. 值班人员无法及时到达时应急方案。
> 3. 缩短导管室启动时间的改进措施。

7. 如果心导管室暂时不可用（设备故障、维护或有占台），应有预先制订的备用方案，确保高危患者得到及时治疗。（资料 0.5 分，现场 0.5 分）(1.35)

> 说明：1.35 需上传心导管室备用方案及流程图。

8. 有指引针对 STEMI 患者实施先救治、后收费（先手术、后补办住院手续）的专用流程图。（资料 0.5 分，现场 0.5 分）(1.36)

> 说明：1.36 需上传先救治后收费的专用流程图。

五、胸痛诊断及鉴别诊断的基本支持条件（资料 3 分，现场 3.5 分，暗访 5 分）

1. 急诊科医师应具备对急性胸痛的鉴别诊断能力，能够独立阅读心电图、诊断 ACS，若当前不具备，应建立基于传输心电图的远程会诊或现场会诊机制，确保心血管内科医师能在 10 分钟内参与会诊、协助诊断。（资料 1 分，现场 2 分，暗访 5 分）(1.37)

> 说明：1.37 需上传基于心电图无线传输的远程会诊、现场会诊的制度或流程图。现场核查及暗访时评分。

2. 在对急性胸痛进行鉴别诊断时，能得到其他相关学科的支持，例如呼吸科、胸外科、消化科、皮肤科等。（资料 0.5 分，现场 0.5 分）（1.38）

> 说明：1.38 需上传能体现胸痛鉴别诊断会诊和协作机制的流程图及会诊制度。现场核查时检验是否能在规定的时间内完成会诊。

3. 具备随时进行超声诊断的能力，包括心脏超声及主动脉超声，从启动超声到实施检查的时间在 30 分钟以内，如果当前无法达到，则应有具体的改进措施确保在通过认证后 1 年内达到。（资料 0.5 分）（1.39）

> 说明：1.39 需上传以下资料
> 1. 与急性胸痛诊疗相关的超声室管理制度。
> 2. 目前无法满足要求时的改进措施。

4. 具备多排螺旋 CT 增强扫描的条件，并能开展急诊主动脉、肺动脉 CT 血管成像（CTA）检查，从启动 CT 室到接受患者进行检查的时间在 30 分钟以内，如果目前无法达到，则应有具体的改进措施确保在通过认证后 1 年内达到。（资料 0.5 分）（1.40）

> 说明：1.40 需上传以下资料
> 1. 与急性胸痛诊疗相关的 CT 室管理制度。
> 2. 目前无法满足要求时的改进措施。

5. 运动负荷心电图应在正常工作时间内随时可用于对低危胸痛患者的评估。（资料 0.5 分，现场 1 分）（1.41）

> 说明：1.41 需上传与急性胸痛诊疗相关的运动负荷心电图管理制度。

六、时钟统一方案及管理（资料 1.5 分，现场 1 分，暗访 2 分）

1. 已建立时钟统一方案，以确保各关键诊疗环节的时间节点记录的准确性。（资料 0.5 分，暗访 2 分）（1.42）

> 说明：1.42 需上传目前所采取的时钟统一的标准、基本原理、科室与岗位管理要求，纳入时钟统一的设备、校对的方法与记录方式的具体说明。

2. 已制订时钟统一管理制度，确保关键时间节点所涉及的各类时钟、诊疗设备内置系统时间、各类医疗文书记录时间的高度统一。（资料 0.5 分）（1.43）

> 说明：1.43 需上传时钟统一管理条例，包括医疗文书记录的要求。

3. 能提供落实时钟统一管理制度的客观记录,如时钟校对记录等。(资料 0.5 分,现场 1 分)(1.44)

> 说明:1.44 需上传"120"救护车、急诊科、CCU、导管室的时钟校对记录表。

七、数据库的填报与管理(资料 8 分,现场 19.5 分,暗访 5 分)

1. 已开始启用中国胸痛中心认证云平台数据库,并至少提供 6 个月的有效数据供认证时评估。(资料 3 分)(1.45)

> 说明:1.45 需上传本单位云平台首页的截图以及概要信息中从启用云平台到当前时间的胸痛病例统计饼图。

2. 制定了数据库的管理制度和使用细则,并有数据的审核制度,确保数据库的真实、客观、准确,并能够与建立了转诊关系的基层胸痛中心医院实现数据共享。(资料 1 分)(1.46)

> 说明:1.46 需上传数据管理制度,其中应包含三级审核的条款的扫描件。

3. 应有专职或兼职的数据管理员。(资料 0.5 分)(1.47)

> 说明:1.47 需上传数据管理员的相关资料,包括医学相关教育背景、接受 ACS 培训的证书。

4. 对相关人员进行数据库使用方法和相关制度的培训。(资料 0.5 分)(1.48)

> 说明:1.48 需上传资料合集,包含培训课件、培训记录、签到表、带时间显示的照片。

5. 急性胸痛患者的首次医疗接触人员应及时在数据库中建档,若不能及时进行在线填报,应有纸质版的时间记录表格从首次医疗接触时间开始伴随急性胸痛患者诊疗的全过程,以进行时间节点的前瞻性记录,尽可能避免回顾性记录,以提高记录的准确性。(资料 0.5 分,现场 0.5 分,暗访 5 分)(1.49)

> 说明:1.49 需上传纸质版的时间记录表格。若能及时在 PC 端或平板电脑端建档的,请上传具体的相关说明(包括设备配置、建档方式、审核方法等)。

6. 数据库的完整性,应满足以下全部条件。

1) 所有急性胸痛患者均应从首次医疗接触开始启动时间节点记录。急诊分诊台应建立分诊登记制度,确保所有急诊就诊患者(包括但不限于急性胸痛患者)均能在同一入口登记,可以使用电子分诊系统或纸质记录本进行登记,并能对其中的急性胸痛病例进行检索或标记。(资料 1 分,现场 2 分)(1.50)。

> 说明:1.50 需上传急诊分诊台分诊登记本的扫描件或电子分诊系统截图。

2) 所有进入医院(包括就诊于门诊、急诊或绕行急诊直接入院患者)的高危急性胸痛

（ACS、主动脉夹层、肺动脉栓塞及其他重要急性胸痛疾病，明确的创伤性胸痛除外）病例均应上报至胸痛中心数据填报平台。（现场 5 分）（1.51）

> 说明：1.51 数据库实时查看及现场抽查胸痛病例的登记及时间节点填报情况。

3）STEMI 患者的录入必须达到 100%，且各项关键时间节点的填报应齐全。（现场 4 分）（1.52）

4）NSTEMI/UA 患者院内、出院等关键时间节点的记录完整性应达到 100%，初步诊断为 NSTEMI/UA 均需进行缺血风险及出血风险评估，以便能够及时根据患者的评估情况合理救治。（资料 1 分，现场 4 分）（1.53）

> 说明：1.53 需上传使用的危险评估表或其他评估方式证明。

7. 数据资料的溯源性　确保 STEMI 患者的上述关键时间节点可以溯源，其中发病时间、呼叫"120"、到达医院等时间应能从急诊病历（电子病历或复印件）、入院病历、首次病程记录、心电图纸、检验报告、病情告知或知情同意书等原始记录中溯源，并要求尽可能精确到分钟。（资料 0.5 分，现场 4 分）（1.54）

> 说明：1.54 为云平台实时查看及现场核查，根据条款要求上传资料。

八、胸痛中心协同救治信息化建设（资料 2 分，现场 1.5 分，暗访 2 分；非必须满足条款 10 分，为单独加分项）

胸痛中心信息化建设是未来胸痛中心高质量运行的基础，也是胸痛中心质控工作开展的重要支撑，建设行之有效、功能完备的胸痛中心协同救治信息化系统平台，对于降低数据采集难度、减轻数据填报人员的工作负荷以及规范数据填报质量都有重要意义，也是胸痛中心可持续发展的重要保障。

1. 建立了包含远程实时传输心电图为基础功能的包括胸痛中心信息系统、微信群、手机短信等形式的信息共享平台或专业的胸痛中心协同救治信息系统，以支持具有确诊能力的上级医师能及时为急诊一线提供全天候支持，确保心血管内科医师能在 10 分钟内参与会诊、协助诊断。（资料 1 分，现场 0.5 分，暗访 2 分）（1.55）

> 说明：1.55 需上传院前心电图传输方式的说明及响应机制。

2. 上述信息共享平台或专业的胸痛中心协同救治信息系统至少要与周边 5 家非 PCI 网络医院或胸痛救治单元实现信息共享并签署联合救治协议，以便及时为非 PCI 医院的急性胸痛患者提供诊断支持，同时为实施转运 PCI 的 STEMI 患者绕行急诊科和 CCU 直达导管室提供条件（资料 1 分，现场 1 分）（1.56）

> 说明：1.56 需上传以下资料
> 1. 与 5 家网络医院或胸痛救治单元签署的联合救治协议（分别上传）。
> 2. 基于此种传输方式的胸痛诊疗响应机制。

3. 有条件的医院尽可能采用时间节点及诊疗信息自动获取的信息管理系统，以提高数据管理的自动化水平和可靠性。（资料 5 分，现场 5 分，加分项）（1.57）（非必须满足条款）

> 说明：1.57 需上传软件功能截图或拍摄照片等证明资料。

要素二　对急性胸痛患者的评估和救治

胸痛中心的最终目标是提高早期诊断和治疗 ACS、主动脉夹层、肺动脉栓塞等致死性疾病的能力，减少误诊、漏诊，防止过度检查和治疗以便最终改善临床预后。要素二主要包括对急性胸痛患者进行快速临床甄别、STEMI 患者的早期再灌注治疗、NSTEMI/UA 的危险分层及治疗、低危胸痛患者的评估以及院内发生 ACS 的救治流程等，要求将当前专业学术组织制定的指南流程化，通过大量的标准流程图来规范和指引一线医护人员的诊疗过程，以最大限度地减少诊疗过程中的延误和误诊、漏诊，改善患者预后，并避免医疗资源的浪费。

为了体现持续改进的过程，此部分要求提交的所有流程图均应包括胸痛中心成立后原始流程图及改进后的流程图。

一、急性胸痛患者的早期快速甄别（资料 3 分，现场 9 分，暗访 23 分）

此部分的重点是在急性胸痛患者就诊后早期进行病因的初步判断以及对生命体征不稳定的高危胸痛患者的识别，必须满足以下全部条件。

1. 制订急性胸痛分诊流程图，该流程图必须包括详细的分诊细节，指引分诊护士或承担类似分诊任务的首次医疗接触医护人员在进行分诊和初步评估时将生命体征不稳定的患者快速识别出来并尽快送进急诊抢救室，生命体征稳定的急性胸痛患者尽快完成首份心电图并由接诊医师进行初步评估。（资料 1 分，暗访 2 分）（2.10）

> 说明：2.10 需上传分诊流程图。

2. 所有负责分诊的人员及其他首次接诊急性胸痛患者的医护人员均熟悉上述分诊流程图。（现场 2 分，暗访 4 分）（2.11）

> 说明：2.11 现场核查时打分，不需要上传资料。

3. 制订急性胸痛鉴别诊断流程图，指引首诊医师对胸痛的原因做出快速甄别，该流程图中必须包括 ACS、急性主动脉夹层、肺动脉栓塞、急性心包炎、气胸等以急性胸痛为主要表现的常见疾病，流程图应能指引一线医师选择最有价值且本院具备的辅助检查方法以快速完成上述疾病的诊断和鉴别诊断。（资料 1 分）（2.12）

> 说明：2.12 需上传急性胸痛鉴别诊断流程图，能体现首次医疗接触后各时间节点要求。现场抽查非 ACS 患者的就诊记录是否符合标准规范。

4. 所有负责急性胸痛患者接诊的急诊医师应熟悉上述诊疗流程图。（现场 2 分，暗访 3 分）（2.13）

说明：2.13 现场核查时打分，不需要上传资料。

5．确保在首份心电图完成后 10 分钟内由具备诊断能力的医师解读，若急诊医师不具备心电图诊断能力，心血管内科医师或心电图专职人员应在 10 分钟内到达现场进行确认，或通过远程 12 导联心电图监护系统或微信传输等方式远程确认心电图诊断。（现场 2 分，暗访 4 分）(2.14)

说明：2.14 现场核查和暗访时打分，不需要上传资料。

6．所有高危急性胸痛患者应在首次医疗接触（分诊台或挂号）后 10 分钟内由首诊医师接诊。（暗访 4 分）(2.15)

说明：2.15 现场核查和暗访时打分，不需要上传资料。

7．急诊科护士或医师或其他急诊检验人员应熟练掌握床旁快速检测肌钙蛋白的方法，确保能在抽血后 20 分钟内获得检测结果。（现场 2 分，暗访 3 分）(2.16)

说明：2.16 现场核查和暗访时打分，不需要上传资料。

8．制订 ACS 诊治总流程图，当心电图提示为 ACS 时，该流程图能指引一线医师进行后续的诊疗过程。（资料 1 分，现场 1 分，暗访 3 分）(2.17)

说明：2.17 需上传 ACS 诊治总流程图，请注意要包含不同的来院方式。

二、对明确诊断为 STEMI 患者的再灌注流程（资料 9 分，现场 10 分，暗访 2 分）

要求具有 PPCI 能力的医院应以 PPCI 为主要再灌注策略，以下第 1～10 项及第 16 项为必须全部满足的条件，若本院开展了溶栓治疗，则 11～16 项亦为必须满足条件。

1．以最新的 STEMI 诊治指南为依据，结合本院实际情况制订 STEMI 再灌注治疗策略的总流程图，该流程图应包括各种不同来院途径（自行来院、经救护车入院、转院及院内发生）的 STEMI 患者，应以 PPCI 为首选治疗策略，并且要有明确的实施再灌注的目标时间（比如首次医疗接触到再灌注时间等），只有在特殊情况（比如导管室不可用等）导致不能在 90 分钟内完成 PPCI，或者患者拒绝接受 PPCI 治疗时方可选择溶栓治疗。（资料 1 分）(2.18)

说明：2.18 需上传 STEMI 再灌注治疗策略总流程图，流程图应包含不同的来院方式。

2．制订本院 STEMI 患者的药物治疗方案，包括发病后早期用药及长期二级预防方案（资料 0.5 分）。(2.19)

说明：2.19 需上传本院 STEMI 药物治疗常规方案（不需要上传医嘱记录）。

3．制订明确的 PPCI 治疗的适应证和禁忌证。（资料 0.5 分，现场 1 分）(2.20)

> 说明：2.20 需上传 PPCI 治疗的适应证和禁忌证列表或说明。

4. 制订相应的流程，使经本地"120"救护车入院的 STEMI 患者绕行急诊和 CCU 直达导管室。（资料 0.5 分，现场 1 分）（2.21）

> 说明：2.21 需上传经本地"120"救护车入院的 STEMI 患者绕行急诊和 CCU 的流程图。

5. 制订相应流程，使自行来院 STEMI 患者绕行 CCU 从急诊科直达导管室，急诊科及心内科相关人员必须熟悉流程和联络机制。（资料 0.5 分，现场 1 分）（2.22）

> 说明：2.22 需上传自行来院 STEMI 患者绕行 CCU 方案流程图。

6. 制订相应的流程，使从非 PCI 医院首诊、实施转运 PCI（包括直接转运 PPCI 和补救性 PCI）的 STEMI 患者能在到达医院前确认诊断、启动导管室，并实施绕行急诊和 CCU 方案直达导管室。并至少与 5 家非 PCI 医院实施了上述流程。（资料 1 分，现场 0.5 分）（2.23）

> 说明：2.23 需上传以下资料
> 1. 转诊 STEMI 患者绕行急诊和 CCU 方案流程图。
> 2. 5 家医院实施上述流程的实例（每家医院举一例即可，分开上传）。

7. 建立并落实 PPCI 手术的先救治后收费机制。（资料 1 分，暗访 2 分）（2.24）

> 说明：2.24 需上传先救治后收费的流程图。

8. 有标准版本的急诊 PCI 知情同意书，其中签字时间应精确到分钟。（资料 0.5 分，现场 0.5 分）（2.25）

> 说明：2.25 需上传本院急诊 PCI 知情同意书（真实病历的扫描件 1 份）。

9. 建立旨在缩短知情同意时间的有效方法。（资料 0.5 分，现场 0.5 分）（2.26）

> 说明：2.26 需上传缩短知情同意时间的具体方法（例如采用挂图、培训快速进行知情同意方法、急诊医师预谈话等方式，或其他创新方式）。

10. 制订将 STEMI 患者从急诊科转移到导管室的转送流程图，在确保患者安全的前提下尽快到达导管室，此流程图应明确负责转运的人员、设备、联络机制、途中安全措施、交接对象及内容等。（资料 0.5 分，现场 0.5 分）（2.27）

> 说明：2.27 需上传转送流程图（从急诊科转送至导管室）。

11. 有规范的溶栓筛查表，其中包括 STEMI 的确诊条件、溶栓适应证和禁忌证。（资料 0.5 分）（2.28）

> 说明：2.28 需上传溶栓筛查表。

12．有规范、制式的溶栓治疗知情同意书，医患双方签字时间应精确到分钟。（资料 0.5 分）(2.29)

> 说明：2.29 需上传溶栓知情同意书（真实病历的扫描件 1 份）。

13．制订溶栓治疗方案，包括溶栓前准备、溶栓药物选择及剂量、用法、监测指标及时机、结果判断、并发症处理预案、溶栓后抗凝治疗方案等。（资料 0.5 分）(2.30)

> 说明：2.30 需上传本院制订的溶栓方案。

14．制订溶栓治疗标准操作流程图，指引一线医师进行溶栓治疗。（资料 0.5 分）(2.31)

> 说明：2.31 需上传本院的溶栓操作流程图。

15．建立流程优化机制，确保自行来院或经"120"入院的 STEMI 患者能在首次医疗接触到开始溶栓（FMC-to-N）时间≤30 分钟。（资料 0.5 分）(2.32)

> 说明：2.32 需上传确保溶栓时间≤30 分钟的具体方法或机制。

16．急诊科、心内科、导管室以及具有转诊关系的基层医院等相关人员熟悉上述 STEMI 再灌注治疗的流程及联络机制。（现场 5 分）(2.33)

三、对初步诊断为 NSTEMI/UA 患者的危险分层及治疗（资料 2.5 分，现场 3 分，暗访 4 分）

由于 NSTEMI/UA 患者的病情严重程度差异很大，需要根据危险程度分层施治，因此，胸痛中心应根据专业指南要求建立基于危险分层的治疗策略。以下条件必须全部满足：

1．制订对 NSTEMI/UA 患者进行初步评估及再次评估的流程图，其中必须明确评估内容、危险分层工具及再次评估时间。（资料 1 分）(2.34)

（1）NSTEMI/UA 初始评估和再次评估流程图必须符合当前指南精神。

（2）流程图应有首次、再次评估的具体内容。

（3）应有公认的危险分层工具，包括缺血和出血评分工具。

（4）流程图中应明确根据情况确定心电图和肌钙蛋白复查的时间和再次评估的间隔时间，以便根据临床情况的变化调整相应的再灌注治疗策略，必须满足以下三项：

1）初始心电图和 / 或持续 ST 段监护结果为阴性时，按规定的时间定期复查心电图，确保症状复发或恶化时，应在 15～30 分钟的间隔内重新采集心电图；无持续或复发性症状且临床情况稳定的患者应在不超过 4 小时内复查心电图。

2）确定心肌生化标志物诊断 NSTEMI 的标准界值，生化标志物中必须包含肌钙蛋白，有条件时可开展超敏肌钙蛋白检测，以满足快速评估和早期诊断的需要，应确保能在抽血后 20 分钟获得肌钙蛋白检测结果。

3）若首次肌钙蛋白为阴性，则应在入院后 6 小时内复查，若采用高敏肌钙蛋白，则应根据当前指南确定复查时间。

（5）流程图中应明确首次或再次评估为极高危、高危和中危的患者能在指南规定的时间内实施 PCI 治疗,低危患者应在进行运动负荷试验等进一步评估后确定后续治疗策略。

> 说明:2.34 需上传 NSTEMI/UA 患者进行初步评估及再次评估的流程图(请注意须包括以上全部元素,否则不得分)。

2. 各类相关人员熟悉 NSTEMI/UA 的初始及再次评估、危险分层及再灌注治疗原则。(现场 1 分)(2.35)

> 说明:2.35 不需要上传资料,现场核查时打分。

3. 上述评估过程和临床实际工作中应尽可能避免医疗资源的浪费,防止过度检查和治疗。(现场 1 分,暗访 2 分)(2.36)

> 说明:2.36 为暗访及现场核查评分,不需要上传资料。

4. 依据指南制订 NSTEMI/UA 患者的药物治疗规范,包括早期药物治疗及长期二级预防方案。(资料 0.5 分)(2.37)

> 说明:2.37 需上传本院 NSTEMI/UA 患者药物治疗常规方案(不需要上传医嘱记录)。

5. 对 ACS 患者进行详细的出院指导。出院指导中应明确说明诊断、预后、随访检查时间和注意事项等,并向患者说明 ACS 体征和症状以及一旦发生紧急情况时呼叫急救系统或到急诊科就诊的重要性。(资料 0.5 分,现场 1 分)(2.38)

> 说明:2.38 需上传出院记录或者门诊病历上有关注意事项的扫描件(真实病历的扫描件 1 份)。

6. 为患者提供冠心病急救、预防的知识性宣教小册。(资料 0.5 分,暗访 2 分)(2.39)

> 说明:2.39 需上传本院胸痛中心制作的胸痛知识宣传小册子扫描件(扫描封面和第一页内容即可)。

四、对低危胸痛患者的评估及处理(资料 3 分,现场 4 分,暗访 15 分)

对于基本排除急性心肌梗死、主动脉夹层、肺动脉栓塞、气胸、急性心包炎等中高危急性胸痛,且诊断不明确的患者,应归入低危胸痛范畴,应对此类患者给出具体的评估方法,确保既不浪费医疗资源又不漏诊。可采用的方法包括:急诊短期留观、重复心电图检查、心脏生化标志物、心脏负荷试验、影像学检查等。对于明确排除了 ACS 的低危胸痛患者,离院时应告知随访时机。

1. 在胸痛鉴别诊断的流程图中应尽可能全面考虑其他非心源性疾病。(资料 0.5 分,现场 1 分,暗访 3 分)(2.40)

> 说明:2.40 需上传非 ACS 胸痛鉴别流程图。

2. 对于初步诊断考虑 ACS 但诊断不明确、暂时无急性心肌缺血证据的急性胸痛患者，应制订根据不同临床症状复查心电图、肌钙蛋白的时间间隔，确保病情变化或加重时能被及时评估，又避免医疗资源的浪费。(现场 1 分，暗访 3 分)(2.41)

> 说明：2.41 不需要上传资料，现场核查及暗访时评分。

3. 对于症状提示为非心源性胸痛可能性大的患者，急性胸痛鉴别诊断流程图应能指引一线医师根据临床判断进行相应的辅助检查，以便尽快明确或排除可能的诊断，同时尽可能避免医疗资源浪费。(资料 0.5 分，现场 1 分，暗访 3 分)(2.42)

> 说明：2.42 需上传非心源性胸痛患者后续处理流程图。

4. 低危胸痛的评估流程中应包含心电图运动试验作为首选的心脏负荷试验，并满足以下要求：(资料 0.5 分，现场 1 分)(2.43)

(1) 应制订运动心电图的适应证、禁忌证、标准操作规程、结果判断标准、并发症的处理措施。

(2) 规范运动负荷试验，包括检查时间、人员配备、设备要求，必须配备除颤仪以及常用急救药品。

(3) 建立运动试验中突发紧急事件的应急处理流程，确保在运动心电图试验中发生急性心肌梗死或心脏骤停等急性事件时能得到及时正确的处理。

(4) 建立对负荷试验异常患者进行后续评估和处理的流程。

(5) 确保正班时间能够随时接受胸痛患者进行心电图运动试验。

> 说明：2.43 需上传以下资料
> 1. 运动负荷心电图适应证、禁忌证、标准操作规程(standard operating procedure, SOP)、诊断标准。
> 2. 运动负荷心电图的管理制度。
> 3. 运动负荷心电图执行流程图(其中要包括突发紧急事件应急处理流程和根据试验结果所采取的不同处理策略)。

5. 除开展运动心电图试验外，尚应具备冠脉和主动脉、肺动脉 CTA 检查条件，以便对不能进行运动试验的中低危患者及病因不明的急性胸痛患者进行冠脉影像学评估。应明确冠脉 CTA 的基本要求，包括但不限于适应证、禁忌证、申请及检查流程、发生紧急事件或不良反应的处理流程等。(资料 0.5 分)(2.44)

> 说明：2.44 需上传以下资料
> 1. CTA 的适应证、禁忌证、SOP、发生不良反应时的应急处理预案。
> 2. CTA 的管理制度。

6. 对于完成基本评估从急诊直接出院的低危胸痛患者，医师应根据病情制订后续诊疗和随访计划，并进行冠心病的知识宣传教育。(资料 0.5 分，暗访 2 分)(2.45)

> 说明：2.45 需上传门诊病历上后续诊疗计划及有关注意事项的扫描件（真实病历的扫描件 1 份）。

7. 对于未完成全部评估流程而提前离院的急性胸痛患者，急诊医师应告知潜在的风险、再次症状复发时的紧急处理、预防措施等注意事项，签署并保存相关的知情文件。（资料 0.5 分，暗访 4 分）（2.46）

> 说明：2.46 需上传本院制订的胸痛患者终止治疗、离院知情同意书（真实病历的扫描件 1 份）。

五、院内发生 ACS 的救治（资料 0.5 分，现场 3 分）

院内发生的 ACS 包括因非心血管病住院期间新发生的 ACS 及因误诊收入其他科室的 ACS，针对此类患者，胸痛中心应满足以下全部条件。

1. 制订院内发生 ACS 时的救治流程图，该流程图应包括从明确诊断到实施关键救治的全部过程，明确患者所在科室的现场处理要点、会诊机制及紧急求助电话。（资料 0.5 分，现场 1 分）（2.47）

> 说明：2.47 需上传院内其他科室或其他地域发生 ACS 的救治流程图。

2. 通过培训、教育、演练、发放口袋卡片、墙上流程图等形式使全院各科室人员均能熟悉 ACS 现场救治的基本流程和会诊机制，熟练掌握心肺复苏的基本技能，熟悉紧急联系电话。（现场 2 分）（2.48）

> 说明：2.48 现场核查时打分，不需要上传资料。

六、对急性主动脉夹层及急性肺动脉栓塞的诊断及处理（资料 3.5 分，现场 2.5 分）

1. 经临床初步评估高度怀疑主动脉夹层或急性肺动脉栓塞的患者，能在 30 分钟内（从通知到患者开始扫描）进行增强 CT 扫描。（资料 0.5 分）（2.49）

> 说明：2.49 提供一份具体的胸痛患者病历及增强 CT 扫描的图片。

2. 怀疑 A 型主动脉夹层、急性心包炎者能在 30 分钟内开始心脏超声检查。（资料 0.5 分）（2.50）

> 说明：2.50 提供一份具体的胸痛患者病历及心脏超声结果的图片。

3. 制订主动脉夹层的早期紧急治疗方案，若无禁忌证，在明确诊断后能尽快实施以 β 受体阻滞剂和静脉药物为主的降压和镇痛治疗方案，以降低主动脉夹层破裂的风险，为后续治疗赢得时间。（资料 0.5 分）（2.51）

> 说明：2.51需上传本院制订的主动脉夹层治疗方案。

4. 制订针对不同类型主动脉夹层的诊治流程图，如果本院具备急诊主动脉腔内隔绝术和外科手术能力，应制订多学科合作机制，使不同类型主动脉夹层患者能在专业指南规定的时间内得到合理的治疗；若本院不具备急诊主动脉腔内隔绝术及外科手术条件，应与具备诊疗能力的医院建立转诊关系，并制订明确的转诊适应证和转运途中病情变化时的应急措施，以尽快将不稳定的患者及时转运至具备救治能力的医院接受最佳治疗。（资料0.5分）（2.52）

> 说明：2.52需上传本院制订的主动脉夹层诊治流程图。

5. 制订急性肺动脉栓塞的诊断筛查流程图。（资料0.5分）（2.53）

> 说明：2.53需上传本院制订的急性肺动脉栓塞筛查流程图。

6. 制订急性肺动脉栓塞的标准治疗方案，对于诊断明确的患者能根据危险分层及时开始相应的治疗措施，对于排除了禁忌证的患者；应能在诊断明确后尽快开始抗凝治疗，对于具备溶栓适应证且排除了禁忌证的患者能在诊断明确后及时开始溶栓治疗。（资料0.5分）（2.54）

> 说明：2.54需上传本院制订的急性肺动脉栓塞的治疗策略及方案。

7. 急诊接诊医师熟悉急性主动脉夹层及肺动脉栓塞的临床表现、诊断方法和治疗手段。（现场2分）（2.55）

> 说明：2.55现场考核时打分，不需要上传资料。

8. 建立了ACS患者随访制度，以便对出院后ACS患者进行长期管理，提高患者康复质量，降低风险，原则上所有ACS患者均应建立随访档案，并在数据填报平台及时填报。（资料0.5分，现场0.5分）（2.56）

> 说明：2.56需上传ACS患者随访管理制度及流程图。

要素三　院前急救系统与院内绿色通道的整合

院前急救系统（以下简称"120"）在急性胸痛的救治过程中承担着现场急救及将患者从发病现场转运至医院的任务，基于区域协同救治理念的胸痛中心建设要求救护车不再仅仅是一个运输患者的工具，应承担起首次医疗接触后早期救治并与院内绿色通道无缝衔接的任务。因此，胸痛中心必须与"120"进行全面合作。由于我国不同地区"120"的模式不同，分为独立型、指挥型、依托型等不同类型，医院与"120"的合作方式不可能完全一致。因此，本标准采用目标管理为主，各医院应根据本地区"120"的特点制订相应的合作方式和内容，以实现本标准所制订的目标。

一、胸痛中心与"120"建立紧密合作机制，必须满足以下内容（资料5分，现场1分）

1. 医院应围绕急性胸痛救治与本地区"120"签署正式的合作协议，共同为提高急性胸痛患者的救治效率提供服务。该协议必须包括针对急性胸痛患者的联合救治计划、培训机制、共同制订改进质量的机制；申请认证时应提交双方盖章的正式协议，此协议必须在正式申请认证之前至少6个月签署生效。申请时须提供正式协议的扫描件。（资料1分）（3.10）

> 说明：3.10需上传与"120"签署的正式协议扫描件。

2. 胸痛中心制订针对急性胸痛的急救常识、高危患者的识别、ACS及心肺复苏指南等对"120"相关人员进行培训的计划，并有实施记录。（资料1分）（3.11）

> 说明：3.11需上传原始文件的扫描件合集，包含培训计划、讲稿、签到表、带时间显示的培训照片。

3. 胸痛中心与"120"共同制订从胸痛呼救到从发病现场将急性胸痛患者转送至胸痛中心的急救预案、流程图以及联络机制，并进行联合演练。申请认证时应提交：
(1) 演练方案。（资料0.5分）（3.12）
(2) 演练现场照片或视频资料。（资料1分）（3.13）

> 说明：3.12、3.13需上传原始文件的电子版或扫描件。

4. 院前急救人员参与胸痛中心的联合例会和典型病例讨论会，至少每半年参加一次上述会议，共同分析实际工作中存在的问题、制订改进措施。申请认证时应提交：
(1) 会议记录。（资料0.5分）（3.14）
(2) 签到表。（资料0.5分）（3.15）
(3) 现场照片或视频资料（显示时间、地点、人员身份等内容）。（资料0.5分）（3.16）

> 说明：3.14～3.16需上传原始文件的扫描件。

5. 转运急性胸痛患者的院前救护车应具备基本的监护和抢救条件，必备设备包括心电图机、多功能（心电、血压、血氧饱和度等）监护仪、便携式除颤器、移动式供氧装置、人工气道建立设备和各类急救药品等，有条件时尽可能配备便携式呼吸机、吸引器、具有远程实时传输功能的监护设备、心脏临时起搏器、心肺复苏机。（现场1分）（3.17）

> 说明：3.17现场考核时打分，不需要上传资料。

二、胸痛中心与"120"的合作提高了急性胸痛的院前救治能力，必须满足以下全部条件（现场8分）

1. 本地"120"急救系统管理人员及调度人员熟悉区域协同救治的理念，理解"根据救治能力优先"的含义，并能在力所能及的范围内合理统筹调配本地院前急救医疗资源。（现场

1 分)(3.18)

2. "120"调度人员能够熟练掌握胸痛急救常识,能优先调度急性胸痛救护并指导呼救者进行正确的现场自救。(现场 0.5 分)(3.19)

3. 从接受"120"指令到出车时间不超过 3 分钟。(现场 0.5 分)(3.20)

4. 院前急救人员能在首次医疗接触后 10 分钟内完成 12 导联(怀疑右室、后壁心肌梗死者 18 导联)心电图记录。(现场 1 分)(3.21)

5. 院前急救人员能识别 ST 段抬高心肌梗死的典型心电图表现。(现场 0.5 分)(3.22)

6. 院前急救人员熟悉胸痛中心院内绿色通道及一键启动电话,能在完成首份心电图后 10 分钟内将心电图传输到胸痛中心信息共享平台(远程实施传输系统或微信平台),并通知具有决策能力的值班医师;对于从首次医疗接触到进入医院大门时间大于 15 分钟的急性胸痛患者,传输院前心电图的比例不低于 50%。(现场 0.5 分)(3.23)

7. 院前急救人员熟练掌握高危急性胸痛患者的识别要点。(现场 1 分)(3.24)

8. 院前急救人员熟练掌握初级心肺复苏技能。(现场 1 分)(3.25)

9. 对于急性胸痛的救治,"120"与胸痛中心采用相同的时间节点定义,院前急救人员熟悉各个时间节点定义。(现场 0.5 分)(3.26)

10. 对于急性胸痛患者,实现了从救护车首次医疗接触时开始记录时间管理表或开始填报云平台数据库。(现场 1 分)(3.27)

11. 对于首份心电图诊断为 STEMI 的患者,院前急救系统能实施绕行急诊将患者直接送到导管室,且绕行急诊的比例不低于 30%,如果当前无法达到,则应制订确实可行的措施确保在通过认证后 6 个月内达到。(现场 0.5 分)(3.28)

> 说明:3.18~3.28 现场考核时打分,不需要上传资料。

要素四　培训与教育

培训与教育工作是胸痛中心建设的重要工作内容和职责,因为胸痛中心的最终目标是建立"在最短的时间内将急性胸痛患者送至具有救治能力的医院接受最佳治疗"的机制,可以简单地理解为,胸痛中心的终极目标就是要建立针对急性心肌梗死等急性胸痛患者的区域协同快速救治体系,以提高急性胸痛患者的整体救治水平。由于胸痛中心建设所涉及的部门较多,例如在医院内部,除了以心血管内科和急诊科为核心外,心脏外科、胸外科、呼吸科、皮肤科等相关临床学科、放射科(含 CT 室)、超声科、检验科等辅助检查科室以及医务管理等部门均与胸痛中心的规范化建设及日常运作具有密切的关系;此外,胸痛中心必须与当地的院前急救系统和周边的基层医院或社区医疗机构等进行紧密的合作才能充分发挥其技术和社会效益。因此,规范化胸痛中心建设是一个系统工程,必须建立整体救治原则、快速反应体系、协同和管理机制以及制订相应的实施细则,但上述内容通常是由心血管内科和急诊科负责制订,其他相关部门对胸痛中心的运作机制、要求、体系和各项流程并不了解,必须经过反复教育、培训和演练,使胸痛中心所涉及的各有关部门、人员在全面了解胸痛中心的主要目标和运作机制的基础上,明确自身的职责和任务,才能使整个胸痛中心系统正常运行,并发挥各部门和人员的主观能动性,推动胸痛中心工作质量的持续改进,最终达到提高区域协同救治水平的目的。同时,在医院外部,还要针对各级基层医疗机构及普通民众进行培训,普及胸痛相关知识,提高急救及自救意识,缩短从发病到呼救的时间。

胸痛中心的培训和教育包括以下几个方面:

一、胸痛中心所在医院的全院培训分为几个不同的层次(资料 4.5 分,现场 8 分)

1. 针对医院领导、医疗管理、行政管理人员的培训,应在本院胸痛中心成立之前或最晚成立之后 1 个月以内至少进行 1 次。培训内容应包括:区域协同救治体系胸痛中心的基本概念、在胸痛中心建设和流程优化过程中需要医院解决的主要问题等。

申请认证时提交:培训计划及实际完成情况(包括预计培训时间、授课人、参加培训对象、培训时长、会议实际召开时间),每次培训会议签到表,讲稿,培训记录和现场照片(能显示授课时间、包括授课人及第一张幻灯片在内的照片,以及包括听众在内的授课场景的照片至少各 1 张)。(资料 1 分,现场 0.5 分)(4.10)

> 说明:4.10 需将关于此培训对象的所有内容制作到一份文件内(PDF 格式)上传至网站对应条款处。

2. 针对胸痛中心核心科室急诊科、心血管内科、ICU 等直接参与急性心肌梗死等急性胸痛救治工作的各专科医师和护士的培训计划,在正式成立胸痛中心后 1 个月内完成全面培训,以后每年进行一轮以确保新增人员得到及时培训。培训内容包括:

(1)基于区域协同救治体系胸痛中心的基本概念。

(2)胸痛中心的时钟统一、时间节点的定义及时间节点管理要求。

(3)胸痛中心各项管理制度。

(4)ACS 发病机制、临床表现,最新的 STEMI、NSTEMI/UA 诊治指南;急性主动脉夹层、肺动脉栓塞的诊断及治疗指南。

(5)本院胸痛中心的救治流程图,其中分诊流程、急性胸痛的诊断与鉴别诊断流程、STEMI 从首次医疗接触至球囊扩张 / 溶栓、NSTEMI/UA 的危险分层及治疗流程图是重点。

(6)若本院的再灌注流程图中包括了溶栓治疗,则培训计划中必须包括溶栓治疗的标准操作规程(筛查表、溶栓流程图、结果判断、并发症处理)及转运至 PCI 医院的联络机制。

(7)急性心肌梗死、常见心律失常的心电图诊断。

(8)心肺复苏技能,此项培训应包括讲课、演示及模拟操作。

(9)胸痛诊疗过程中的数据采集及胸痛中心认证云平台数据库填报。

申请认证时提交:培训计划及实际完成情况(包括预计培训时间、授课人、参加培训对象、培训时长、会议实际召开时间),每次培训会议签到表,讲稿,培训记录和现场照片(能显示授课时间、包括授课人及第一张幻灯片在内的照片,以及包括听众在内的授课场景的照片至少各 1 张)。(资料 1.5 分,现场 0.5 分)(4.11)

> 说明:4.11 需将关于此培训对象的所有内容制作到一份文件内(PDF 格式)上传至网站对应条款处。

3. 针对全院（除外上述胸痛中心核心科室）医师、护士、药师和技术人员的培训计划，在成立胸痛中心后 1 个月内完成培训，以后每年进行一轮以确保新增人员得到及时培训。培训内容包括：

（1）基于区域协同救治体系胸痛中心的基本概念。

（2）胸痛中心的时间节点管理要求。

（3）院内发生 ACS 或心脏骤停的处理流程。

（4）初级心肺复苏技能，此项培训应包括讲课、演示及模拟操作。

申请认证时提交：培训计划及实际完成情况（包括预计培训时间、授课人、参加培训对象、培训时长、会议实际召开时间），每次培训会议签到表，讲稿，培训记录和现场照片（能显示授课时间、包括授课人及第一张幻灯片在内的照片，以及包括听众在内的授课场景的照片至少各 1 张）。（资料 1 分，现场 0.5 分）（4.12）

> 说明：4.12 需将关于此培训对象的所有内容制作到一份文件内（PDF 格式）上传至网站对应条款处。

4. 针对医疗辅助人员和后勤管理人员的培训计划，在成立胸痛中心后 1 个月内完成培训，以后每年进行一轮以确保新增人员得到及时培训。培训内容包括：胸痛中心的基本概念、院内紧急呼救电话、心脏按压的基本要领等。

申请认证时提交：培训计划及实际完成情况（包括预计培训时间、授课人、参加培训对象、培训时长、会议实际召开时间），每次培训会议签到表，讲稿，培训记录和现场照片（能显示授课时间、包括授课人及第一张幻灯片在内的照片，以及包括听众在内的授课场景的照片至少各 1 张）。（资料 1 分，现场 0.5 分）（4.13）

> 说明：4.13 需将关于此培训对象的所有内容制作到一份文件内（PDF 格式）上传至网站对应条款处。

5. 全员培训效果检验现场核查时专家进行岗位检验及随机访谈。

（1）急诊及心血管专业人员访谈。（现场 2 分）（4.14）

（2）非急诊及心血管专业的医护人员访谈。（现场 2 分）（4.15）

（3）医疗辅助人员访谈。（现场 2 分）（4.16）

> 说明：4.14～4.16 现场考核时打分，不需要上传资料。

二、对本地区其他基层医疗机构的培训（资料 2 分，现场 2 分）

对本地区其他基层医疗机构的培训是胸痛中心的重要职责之一，扩大胸痛中心救治覆盖，应推动本地区胸痛救治单元的建设。申请认证时必须满足以下全部条件：

1. 已制订针对其他基层医疗机构的培训计划，该计划必须包括以下内容：基于区域协同救治体系胸痛中心的基本概念、急性胸痛快速转诊机制及联络方式、高危急性胸痛及 ACS 早期症状识别、急性心肌梗死和常见心律失常的心电图诊断、初级心肺复苏技能。应在成立胸痛中心后 2 个月内完成上述全部培训计划，以后每年进行一轮。申请时应提交：

（1）培训计划，包括预计授课时间、内容、授课人、课时等。（资料 0.5 分）（4.17）

（2）讲稿。（资料 0.5 分）（4.18）

2. 已经在至少 5 家本地区其他基层医疗机构实施上述培训计划，申请认证时应提交实施上述培训计划的客观依据，培训可单独进行，也可集中培训，但胸痛中心建设需重视培训效果及执行。资料包括但不限于：培训记录、签到表、能显示时间和内容的培训现场照片。（资料 1 分）（4.19）

（1）培训记录合辑。

（2）签到表合辑。

（3）能显示授课时间、包括授课人及第一张幻灯片在内的照片，以及包括听众在内的授课场景的照片或视频资料合辑。

3. 基层医疗机构熟悉区域协同救治体系的概念及与胸痛中心的联络机制。（现场 2 分）（4.20）

> 说明：4.20 现场考核时提问打分，不需要上传资料。

三、社区教育（资料 1.5 分，现场 1 分）

社区人群教育是指胸痛中心积极参与对社区人群进行有关早期心脏病发作的症状和体征的识别以及紧急自救的培训，这是胸痛中心的重要职责之一，胸痛中心必须承担公众健康教育义务并积极致力于通过对公众教育来降低心脏病发作及死亡率，提高公众对急性胸痛危险性的认识以及在胸痛发作时呼叫"120"的比例，这是缩短从发病到就诊时间的最有效手段。

1. 为社区人群提供 ACS 症状和体征以及心脏病早期诊断的培训计划，至少包括下列项目中的 5 项，且要求每年至少进行 1 次。申请时需提交培训计划和讲稿。（资料 0.5 分）（4.21）

（1）通过定期举办讲座或健康咨询活动，为社区人群提供有关心脏病症状、体征、早期诊断以及急救处理方法的培训。

（2）向社区发放有关心脏病症状和体征以及早期诊断的科普性书面资料。

（3）胸痛中心向社区提供健康体检、义诊等心血管健康筛查服务。

（4）通过各类媒体、网络、社区宣传栏等途径提供心脏病和急救常识的教育。

（5）向社区提供饮食健康及营养课程、戒烟、运动指导等健康生活的培训指导。

（6）向公众宣传拨打"120"急救电话的重要性。

> 说明：4.21 需上传为社区人群制订的培训计划和幻灯片（讲义形式、一页六个幻灯片、上传第一页）。

2. 已经在医院周边社区实施了上述培训计划，申请认证时应提交实施上述培训计划的客观依据，包括但不限于：培训记录、能显示时间和内容的培训现场照片或视频资料。（资料 0.5 分）（4.22）

> 说明：4.22 需上传培训记录＋照片合辑。

3. 缩短患者救治时间，应当重视院前急救，特别是患者自救等，胸痛中心单位应当积极进行大众教育，组织和开展大众心肺复苏培训。组建心肺复苏培训团队，建立规范的培训制度，有规范的培训教材，有统计的登记及考核管理。至少每季度举行一次心肺复苏培训和教育，每次培训参加人员不低于 20 人。应根据本区域社区分布情况，制订相应的培训计划，逐步覆盖本地区社区。（资料 0.5 分，现场 1 分）（4.23）

> 说明：4.23 需上传以下资料
> 1. 心肺复苏培训制度、培训教材。
> 2. 培训场所的证明资料。
> 3. 培训团队的基本资料及培训计划。
> 4. 已开展的培训记录，不少于 2 次（签到表、培训记录、照片）。

要素五　持 续 改 进

持续改进是胸痛中心认证的核心价值，要求胸痛中心制订各类督促流程改进的措施和方法，并通过数据显示持续改进的效果。

一、医院应制订促进流程改进和质量改进的计划和措施（资料 5.5 分，现场 5 分）

1. 胸痛中心应根据当前的实际情况确定本中心关键监控指标及质量改进计划，例如：首次医疗接触至首份心电图时间、首份心电图至确诊时间、首次医疗接触 - 球囊扩张时间、进门 - 球囊扩张时间、入门 - 出门（door-in and door-out）时间、ACS 院内死亡率等，并确立关键性效率指标和预后指标的近期奋斗目标值，原则上应每年修改一次奋斗目标值以体现持续改进的效果；申请认证时应提交所确立的监控指标及奋斗目标值。（资料 1 分，现场 1 分）（5.10）

> 说明：5.10 需上传关键监控指标及奋斗目标值及其调整记录（需附会议记录的原始扫描件）。

2. 胸痛中心建设重在持续改进与优化，应根据胸痛中心运行情况结合质量分析会，及时改进流程图。（资料 1 分，现场 1 分）（5.11）

> 说明：5.11 需合并上传三个改进前后的流程图。

3. 制订促进胸痛中心质量改进的重要管理制度并付诸实施，主要包括：

（1）联合例会制度：是胸痛中心为协调院内外各相关部门的立场和观念、共同促进胸痛中心建设和发展而设立的专门会议，要求在提交认证资料和现场核查时均要有胸痛中心与"120"以及其他具有转诊关系单位的联合例会制度以及实施记录，该制度应为联合例会制订规则，包括主持及参加人员、频度、时间、会议讨论的主要内容等，原则上联合例会的时间间隔不得超过 6 个月。（资料 1 分，现场 1 分）（5.12）

说明：5.12 需上传以下资料

1. 联合例会制度（要求是现用版本的 JPG 格式扫描件）。

2. 近半年的联合例会原始会议记录扫描件及 PPT 文件。

3. 联合例会的现场照片。

4. 联合例会的签到表。

（2）质量分析会制度：质量分析会的主要内容是通过对胸痛中心运行过程中的阶段性宏观数据分析，肯定工作成绩、发现存在问题并制订改进措施。除了胸痛中心的核心科室人员参加外，医院管理层及院前急救人员亦应参加。该制度必须为质量分析会制订标准的规则，包括主持及参加人员、频度、时间、参加人员、主要分析内容等，原则上质量分析会的时间间隔不得超过 3 个月。（资料 1 分，现场 1 分）(5.13)

说明：5.13 需上传以下资料

1. 质量分析会制度（要求是现用版本的 JPG 格式扫描件）。

2. 近半年的质量分析会原始会议记录扫描件及 PPT 文件。

3. 质量分析会的现场照片。

4. 质量分析会的签到表。

（3）典型病例讨论会制度：典型病例讨论会是改进胸痛中心工作质量最有效的工作形式之一，可与质量分析会同时举行，但主要是针对急诊科、心内科等胸痛中心的实际工作人员。一般是从质量分析会中发现宏观问题，再将存在救治延误或决策错误的典型病例挑选出来作为剖析的对象，将所有与执行流程相关的人员集中进行讨论和分析。典型病例讨论会制度就是为病例讨论会制定规则，主要内容包括会议主持人、参与讨论的人员范围、举行会议的频度、时间、会议流程等，原则上典型病例讨论会的时间间隔不得超过 3 个月。（资料 1 分，现场 1 分）(5.14)

说明：5.14 需上传以下资料

1. 典型病例讨论会制度（要求是现用版本的 JPG 格式扫描件）。

2. 近半年的典型病例讨论会原始会议记录扫描件及 PPT 文件。

3. 典型病例讨论会的现场照片。

4. 典型病例讨论会的签到表。

（4）其他制度：如与质量分析会制度配套的奖惩制度、各类人员值班制度等。（资料 0.5 分）(5.15)

说明：5.15 需上传其他相关制度的扫描件。

申请认证时应提交上述制度原件的扫描件，落实制度的客观证据（流程及制度的培训、联合例会、质量分析会、典型病例讨论会的会议记录、签到表、显示活动时间、内容和场所的现场照片、视频等资料）。

二、持续改进效果（资料34分）

胸痛中心在提交认证申请前应进行云平台数据库的自我检查及评估，当云平台数据库显示的数据趋势达到以下要求时方可正式提交认证申请。

胸痛中心通过流程改进已改善ACS患者救治的效率指标和预后指标，至少在近6个月内下列指标中15项以上显示出改进的趋势，其中1～11条是必须满足的条件。

1. 对于自行来院或拨打本地"120"经救护车入院的所有急性胸痛患者，缩短了从首次医疗接触到完成首份心电图时间，且要求月平均小于10分钟。（资料2分）（5.16）

2. 对于STEMI患者，缩短了从完成首份心电图至确诊的时间，且要求月平均小于10分钟。（资料2分）（5.17）

3. 经救护车（包括呼叫本地"120"入院及由非PCI医院转诊患者）入院的STEMI患者，从急救现场或救护车远程传输心电图至胸痛中心（实时传输或微信等形式传输，但必须在云平台有客观记录）的比例不低于30%且在过去6个月内呈现增加趋势。（资料2分）（5.18）

4. 建立了床旁快速检测肌钙蛋白方法，从抽血完成到获取报告时间不超过20分钟。（资料2分）（5.19）

5. 发病至首次医疗接触在12小时以内的STEMI患者实施再灌注救治的比例不低于75%。（资料3分）（5.20）

6. 对于接受PPCI治疗的STEMI患者，入门-导丝通过时间月平均不超过90分钟，且达标率不低于75%；若当前无法达到，则应呈现改进趋势，且应制订促进持续改进的措施，确保在通过认证后1年内逐步达到上述要求。（资料3分）（5.21）

7. 网络医院转至本院实施转运PCI的STEMI患者首次医疗接触到导丝通过时间应在120分钟以内，月平均达标率不低于50%。（资料2分）（5.22）

8. 导管室激活时间小于30分钟。（资料1分）（5.23）

9. 经救护车入院（包括呼叫本地"120"入院及由非PCI医院转诊患者）且接受PPCI治疗的STEMI患者，绕行急诊和CCU直达导管室的比例不低于50%，且呈现增高趋势。（资料2分）（5.24）

10. 自行来院且接受PPCI治疗的STEMI患者，绕行CCU从急诊科直接送入导管室的比例不低于75%，且呈现增高趋势。（资料2分）（5.25）

11. 溶栓后患者（包含网络医院、"120"及本院）24小时内早期造影的比例不低于75%。（资料2分）（5.26）

12. STEMI患者的死亡率已降低。（资料1分）（5.27）

13. 初步诊断为NSETMI/UA的患者实施危险分层评估的比例达到100%。（资料2分）（5.28）

14. 所有危险分层评估极高危的NSTEMI/UA患者，从入门后（首次评估为极高危者）或者病情变化后（再次评估为极高危者）2小时内实施紧急PCI的比例在增加，且不低于50%。（资料1分）（5.29）

15. 所有危险分层评估高危NSTEMI/UA患者，从入门后（首次评估为高危者）或者病情变化后（再次评估为高危者）24小时内实施早期介入治疗的比例在增加，且不低于50%。（资料1分）（5.30）

16. 全部ACS患者院内死亡率在降低。（资料1分）（5.31）

17. 全部 ACS 患者院内心力衰竭发生率在降低。（资料 0.5 分）（5.32）

18. 所有 ACS 患者从确诊到负荷量双抗给药时间在 10 分钟以内或有缩短趋势。（资料 0.5 分）（5.33）

19. 所有 STEMI 患者（除使用第一代溶栓药者外）从确诊到静脉肝素抗凝给药时间在 10 分钟以内或有缩短趋势。（资料 0.5 分）（5.34）

20. 对于溶栓（包括本院溶栓及转诊医院溶栓）治疗者，D-to-N 或 FMC-to-N 时间缩短。（资料 0.5 分）（5.35）

21. 对于网络医院实施转运 PCI 患者，在网络医院的入门到出门（door-in and door-out）的时间在 30 分钟以内，若当前达不到，应有缩短趋势。（资料 1 分）（5.36）

22. STEMI 患者中呼叫"120"入院的比例在增加。（资料 1 分）（5.37）

23. STEMI 患者发病后 2 小时内就诊的比例在增加。（资料 0.5 分）（5.38）

24. 主动脉或肺动脉 CTA 完成时间有缩短趋势（怀疑主动脉夹层或肺动脉栓塞的患者，计算从通知 CT 室到 CT 室完成准备的时间，要求小于 30 分钟）。（资料 0.5 分）（5.39）

25. ACS 患者出院后 1 个月、3 个月、6 个月、1 年的随访率不低于 50%。（参考指标）（5.40）

> 说明：5.16～5.40 将会链接到实时云平台进行查看，不需要上传资料。

（向定成　管小玉　赵彭涛　整理）

第五节　中国基层胸痛中心认证标准（第三版）

中国胸痛中心联盟　中国胸痛中心执行委员会,2020 年 5 月修订

中国基层胸痛中心是中国胸痛中心建设体系的重要部分，也是提高基层医疗机构心血管急危重症救治能力的有效手段，能够有效提升急性心肌梗死的救治能力和效率。但我国现阶段医疗资源分布不均，很多地区尚不具备开展直接经皮冠脉介入治疗（PPCI）的条件。对于不具备 PPCI 条件的基层医院[包括已经开展 PCI 技术但无法达到《中国胸痛中心认证标准》的医院]，建立规范化的胸痛中心对及时明确诊断、减少发病后早期延误、及时实施转运 PCI 或溶栓治疗具有重要的意义，这也是我国急性心肌梗死区域协同救治体系的重要组成部分。为更好地引导基层医院进行规范化胸痛中心建设，中国胸痛中心联盟、中国胸痛中心执行委员会根据目前中国胸痛中心的发展制定了中国基层胸痛中心认证标准。该标准包含五大要素，分别是：基本条件与资质、对急性胸痛患者的评估和救治、院前急救系统与院内绿色通道的整合、培训与教育、持续改进。

要素一　基本条件与资质

基层胸痛中心申请认证单位必须满足此要素的全部条件。

一、胸痛中心的组织机构（资料 3.5 分）

胸痛中心是通过整合院内外相关优势技术和力量为急性胸痛患者提供快速诊疗通道的

机构,既可以是在不改变现有组织架构基础之上实体运作的虚拟机构,也可以是重新组建的实体机构。但不论何种方式,胸痛中心的建设均涉及医院内外许多部门,必须有一套相应的组织机构进行协调和管理。组织机构的形式可以因不同医院的实际情况而定,但基本要求和任务是相同的。

1. 医院发布正式文件成立胸痛中心及胸痛中心委员会,要求:(资料2分)(1.10)

（1）由医院院长或分管医疗的副院长担任胸痛中心委员会主任委员,主持胸痛中心的工作和重大决策,成员应包括与急性胸痛诊疗相关的学科、医疗及行政管理等部门的负责人。

（2）医院发布正式文件明确胸痛中心委员会的工作职责。

（3）明确胸痛中心委员会具有调动医院所有资源为胸痛中心建设和运行提供保障的权力。

（4）胸痛中心成立并高质量运行至少6个月才能申请认证。

> 说明:1.10需上传医院发布的正式文件扫描件,其中文件日期应早于申请日期至少6个月。

2. 任命胸痛中心医疗总监和行政总监,要求:(资料0.5分)(1.11)

（1）医院正式任命一名具有心血管内科专业或急诊专业背景、中级以上职称的医师担任胸痛中心医疗总监,且该医师应具备较强的组织协调能力,专业技能必须具备对急性冠脉综合征(ACS)、急性主动脉夹层、肺动脉栓塞等急性胸痛患者进行诊断和早期急救的能力。

（2）医院应任命一名从事急诊或医疗行政管理工作,且能有效调动院内各部门资源的人员担任胸痛中心行政总监,负责胸痛中心的行政管理和资源协调工作。

（3）书面文件正式明确胸痛中心医疗总监和行政总监的职责。

> 说明:1.11需上传以下资料
> 1. 医疗总监、行政总监任命的盖医院公章的文件。
> 2. 明确医疗总监、行政总监职责的正式文件。
> 3. 医疗总监、行政总监的专业资质文件:资格证书和职称证书。

3. 任命胸痛中心协调员,要求:(资料0.5分)(1.12)

（1）指定一名具有急诊或心血管内科专业背景的医师担任胸痛中心协调员,协调员必须具备正确处理ACS及其他急性胸痛的能力。

（2）书面文件明确协调员的具体工作职责。

（3）协调员每年参加ACS和胸痛中心相关的培训≥10学时。

> 说明:1.12需上传以下资料
> 1. 协调员的任命文件的扫描件,其中包含协调员的工作职责。
> 2. 协调员的专业资格证书及职称证书的扫描件。
> 3. 协调员1年内参加培训或继续教育证书的扫描件。

4. 明确胸痛中心质量控制机制及负责人，根据医院实际情况可以由医院质量管理部门承担或者胸痛中心协调员、二级以上数据审核员兼任。（资料 0.5 分）（1.13）

> 说明：1.13 需上传本院胸痛中心质控管理制度及责任人工作职责。

二、医院对胸痛中心的支持与承诺（资料 1 分）（1.14）

胸痛中心建设需要医院的大力支持，医院在成立胸痛中心时应发布正式文件做出全力支持胸痛中心建设的承诺，该文件必须包括以下内容：

1. 全力支持胸痛中心的建设与认证，承诺分配相应人力、设备和财政资源，并做好监察、考核、质量控制等工作，确保胸痛中心规范化运行。

2. 对胸痛中心在优化诊疗流程过程中所涉及的院内外标识与指引、急诊及抢救区域的布局等进行改造，对医院各部门的工作流程、管理制度进行相应的调整以适应胸痛中心流程优化需求，承诺在分诊、就诊、检验、检查、收费、取药等环节实行急性胸痛优先原则；在急性胸痛患者就诊时首份心电图、肌钙蛋白等辅助检查，ACS 的抗血小板药物，STEMI 患者的抗凝、溶栓治疗环节等实行先救治后收费的原则，以适应优化诊疗流程、最大限度缩短救治时间的需要。

3. 承诺与院前急救系统及社区医院和乡镇卫生院签署联合救治协议，推动区域内胸痛救治单元的建设，以实现区域协同救治体系的建立。

4. 承诺支持并协助胸痛中心实施各类培训计划。

5. 若救护车归属医院管理，承诺对救护车救治能力进行改造，包括人员培训及设备更新，以满足转运急性胸痛患者的需求。

> 说明：1.14 请上传包含以上全部内容的医院正式承诺函的扫描件，用一份加盖医院公章的正式下发文件来体现相关内容。（注：此承诺书与在网上注册时提交的承诺书不同）

三、胸痛急救的配套功能区域设置及标识（资料 1.5 分，现场 11 分，暗访 44 分）

（一）急诊科、胸痛中心的标识与指引

1. 在医院周边地区的主要交通要道、医院门诊、急诊的入口处设置醒目的胸痛中心或急诊的指引和标志，旨在为不熟悉医院环境的急性胸痛患者顺利找到急诊科或胸痛中心。（资料 0.5 分，现场 1 分，暗访 5 分）（1.15）

> 说明：1.15 需上传医院周边交通要道及门急诊入口处急诊科或胸痛中心的标识和指引。

2. 在门诊大厅、医院内流动人群集中的地方均应有指引通往急诊科 / 胸痛中心的醒目标识，指引需要急救的患者快速进入急诊科 / 胸痛中心。（资料 0.5 分，现场 1 分，暗访 5 分）（1.16）

> 说明：1.16 需上传医院内部指引通往急诊科及胸痛中心的标识。

3．急诊科分诊、挂号、诊室、收费、抽血、检验、检查、药房等均应有急性胸痛优先标识。（资料 0.5 分，现场 1 分，暗访 5 分）(1.17)

> 说明：1.17 需上传急诊科或门诊的各功能区域内胸痛患者优先的标识。

（二）胸痛急救的功能分区

胸痛中心的大部分初步诊疗工作在急诊科完成，急诊科应建立如下功能区：

1．急诊分诊台应易于识别且靠近抢救区，方便步行患者进入时发现；所有进入急诊科就诊的患者均需经过分诊台分诊后才能就诊；对于急诊量较小、不具备设置急诊分诊条件的医院，必须建立替代机制以确保急性胸痛患者得到快速诊疗。（现场 1 分，暗访 3 分）(1.18)

2．急诊分诊台或功能替代区应配置电话及急救相关的联络系统，以便进行院内、外的沟通协调，其中应包括与院前救护车、向本院转诊的基层医院以及接受本院转诊的 PCI 医院的联络机制与方式。（现场 1 分，暗访 3 分）(1.19)

3．急诊分诊台应常备急性胸痛患者时间管理节点记录表，以及伴随时钟（如果需要），以便在首次医疗接触时开始进行前瞻性时间节点记录，或者能在分诊台开始启用胸痛中心云平台数据库实时网上填报。（现场 1 分，暗访 5 分）(1.20)

4．分诊区有标准的胸痛分诊流程图，指引分诊护士在初步评估后将患者分流到胸痛诊室、急诊抢救室、胸痛留观室或直接送入导管室。（现场 1 分，暗访 5 分）(1.21)

5．急诊科入口处应根据急诊流量配备足够的轮椅和担架车，方便多个患者同时就诊时使用。（现场 1 分，暗访 3 分）(1.22)

6．急诊科应具备床旁心电图检查条件，确保在首次医疗接触后 10 分钟内完成首份 12/18 导联（怀疑下壁和正后壁心肌梗死者 18 导联）心电图检查，并不受是否为正班时间的限制。对于急性胸痛患者首份心电图应实行先救治后收费原则。（现场 1 分，暗访 4 分）(1.23)

7．急诊科应具备床旁快速检测肌钙蛋白、D- 二聚体的设备，确保从抽血完成到获取结果不超过 20 分钟。（现场 1 分，暗访 3 分）(1.24)

8．应建立胸痛诊室（专用或兼用）、急诊抢救室（或急诊监护室）、胸痛留观室（供暂时诊断不明确，需要留观的中、低危胸痛患者使用）等功能区域，上述功能区应配备急性胸痛诊疗和抢救所需要的相应设施（例如心电图机、氧气、监护仪、除颤器、呼吸机等急救器材和急救药品），上述抢救设备、面积、床位等配置应以能满足医院所承担的急诊任务为原则。（现场 1 分，暗访 3 分）(1.25)

> 说明：1.18～1.25 均在现场核查及暗访时进行打分，不需要上传资料。

四、人员资质及专科救治条件（资料 3 分，现场 4 分）

1．至少有 2 名取得中级职称资格且从事心血管内科临床工作 3 年以上的心血管内科专业医师，专业资质的认定需满足以下两个条件：一是获得心血管内科专业硕士以上学位或在三级甲等医院进修心血管内科专业 6 个月以上，二是每年（认证时提交连续 2 年）参加

ACS 相关继续教育的证明。（资料 1 分，现场 1 分）(1.26)

> 说明：1.26 需上传以下资料（至少上传 2 名中级医师的资料）
> 1. 职称证书的扫描件。
> 2. 专业资格证书的扫描件。
> 3. 学位证书或三级甲等医院心血管内科进修证明的扫描件。
> 4. 近 2 年参加 ACS 继续教育证明的扫描件。

2. 应具备开展心血管内科常见疾病专科诊疗的基本条件，设有开放床位不少于 20 张的心脏专科病房或心脏病患者专用床位；应配有不少于 2 张的心脏重症监护室［CCU、ICU 或 EICU（急诊重症监护治疗病房）］或心脏重症专用床位。（现场 2 分）(1.27)

3. 每年接受或转诊的急性心肌梗死患者不少于 30 例。（资料 1 分）(1.28)

> 说明：1.28 需上传近一年本院救治急性心肌梗死患者病例系统统计的截图，并给予文字说明，现场核查时确认。（注意：不是数据库填报达到 30 例）

4. 已建立为诊断明确的 ACS 患者在 10 分钟以内开始双联抗血小板（本文简称"双抗"）和抗凝治疗的流程图，根据预计的再灌注策略使用指南推荐的双联抗血小板和抗凝药物剂量，首次负荷量的抗血小板和抗凝药物应实行先救治后收费原则。（资料 1 分，现场 1 分）(1.29)

> 说明：1.29 请上传 ACS 患者进行双联抗血小板和抗凝治疗的流程图，该流程图需体现出先救治后收费的原则。

请根据本单位实际情况在以下 5～7 三种再灌注策略中选择首选再灌注策略和次选再灌注策略，其中具备 PPCI 能力的医院（当前无法达到标准版胸痛中心认证要求）应以 PPCI 为首选再灌注策略。对于不具备 PPCI 能力的医院，若能在 120 分钟内完成转运 PCI，应选择转运 PCI 作为首选再灌注策略：若不能在 120 分钟内实施转运 PCI，应将溶栓作为首选再灌注策略，并要求接受溶栓治疗后 2～24 小时内转运至上级医院进一步治疗。（资料 3 分，现场 9 分，首选项目资料 2 分，现场 6 分，次选项目选一个时分值乘以 0.5，选 2 个时分值乘以 0.25）

贵院选择：首选再灌注策略（单选）：5 ○ 6 ○ 7 ○　　次选再灌注策略（可多选，不包含首选再灌注策略）5 □ 6 □ 7 □。

5. 若本院胸痛中心所制订的 STEMI 再灌注治疗方案中包含溶栓治疗，应具备以下基本条件：（资料 2 分，现场 6 分）

（1）溶栓场所：为达到在首次医疗接触后 30 分钟内实施溶栓治疗的目标，溶栓场所最好是方便患者快速到达的急诊科抢救室或 CCU，亦可在其他重症监护室，但均必须具备心电、血压、血氧饱和度等监护条件以及处理再灌注心律失常、心力衰竭、实行心肺复苏的相应条件，包括相应的抢救设备及人员配备。（现场 2 分）(1.30)

（2）常备溶栓药物：最好备用特异性纤溶酶原激活剂，溶栓药物的保存地点、领用机制等应能体现先救治后收费的原则，为实现在首次医疗接触后 30 分钟内开始溶栓治疗创造条

件。(资料 0.5 分,现场 1.5 分)(1.31)

> 说明:1.31 需上传本院常用溶栓药物的医嘱实例截图,以及有关溶栓药物使用制度(保存地点、领用方式、先救治后收费原则)。

(3) 溶栓团队:应由急诊和心血管内科/CCU 或 ICU 专业人员组成,能熟练掌握 STEMI 的诊断、溶栓适应证和禁忌证、溶栓药物使用方法、溶栓注意事项、溶栓结果判定标准、各种并发症的处理以及心肺复苏能力,如果值班一线医师不具备上述能力,要有相应的支援机制以确保全天候开展溶栓治疗,在满足进门-溶栓时间小于 30 分钟的基础上,逐步实现首次医疗接触后 30 分钟内开始溶栓治疗的目标。(资料 1 分,现场 1 分)(1.32)

> 说明:1.32 需上传本院溶栓团队的组成以及相应的人员备用方案。

(4) 溶栓后治疗方案:若在本院实施补救性 PCI 治疗方案的,导管室基本条件和介入人员资质应能够满足要求;若溶栓后实施转运 PCI,则必须依据就近原则与至少 1 家具备心血管救治能力(优先选择通过认证的胸痛中心)的上级医院建立双向转诊合作,具备全天候转运 STEMI 患者的救护车,包括车载设备和人员具备处理转运途中并发症的能力。(资料 0.5 分,现场 1.5 分)(1.33)

> 说明:1.33 需上传本院实施的补救性 PCI 治疗方案(若具备该能力)或转运 PCI 方案(向上级医院转诊)。

6. 若本院胸痛中心所制订的 STEMI 再灌注治疗方案中包含在本院实施急诊 PCI 治疗,应具备以下基本条件:(资料 2 分,现场 6 分)

(1) 导管室基本条件:具备能进行急诊经皮冠脉介入诊疗的导管室基本设备(状态良好的数字血管影像设备、监护设备——含无创和有创性血流动力学监护设备、呼吸机、除颤器、心脏临时起搏器、主动脉内球囊反搏仪等生命支持系统)。(现场 1 分)(1.34)

(2) 介入人员资质:至少 1 名具备急诊 PCI 能力的介入医师,要求接受过规范的介入诊疗技术培训、年手术量不低于 75 例。(资料 0.5 分,现场 1 分)(1.35)

> 说明:1.35 需上传以下资料
> 1. 个人介入准入治疗资质文件或证书的扫描件。
> 2. 国家卫生健康委介入直报系统过去一年个人统计量截图,在直报系统无用户名的单位及个人,应提交其他可证明其手术量的证据。

(3) 至少具有 2~3 名经过专门介入辅助技术培训、熟悉导管室工作流程的导管室专职护士,且每年至少接受一次 4 学时以上的介入诊疗和 ACS 的新知识培训,并获得证书。(资料 0.5 分,现场 1 分)(1.36)

> 说明:1.36 需上传以下资料
> 1. 2~3 名导管室护士的执业资格证书的扫描件。
> 2. 近一年的 ACS 或介入辅助技术的培训证书的扫描件。

（4）具有经过专门培训且获得大型放射设备上岗证书的放射技术人员。（资料 0.5 分，现场 1 分）(1.37)

> 说明：1.37 需上传放射技术人员大型设备上岗证书的扫描件。

（5）常备急诊 PCI 相关的各类消耗性器材。（现场 1 分）(1.38)

> 说明：1.38 现场核查时打分，不需要上传资料。

（6）若本院导管室及监护室均具备急诊 PCI 手术和监护条件，但急诊介入医师能力不足时，可实施转运介入医师方案，但应至少与 2 名外院介入医师签订合作协议，要求介入医师具备介入治疗能力，且能够确保 D-to-W 时间在 90 分钟内。（资料 0.5 分，现场 1 分）(1.39)

> 说明：1.39 需上传至少 2 份转运介入医师的具体方案和签订的协议。

7. 若本院胸痛中心所制订的 STEMI 再灌注治疗方案中包含转运 PCI 策略，则应满足以下全部条件：（资料 2 分，现场 6 分）

（1）与至少 1 家具有急诊 PCI 能力且导管室全天候开放的医院建立常规转诊机制，根据就近原则优选通过标准版胸痛中心认证的医院签订联合救治协议，共同制订 STEMI 再灌注流程图、一键启动机制、绕行急诊直达导管室的机制等，能确保所有 STEMI 患者在首次医疗接触后 120 分钟内完成转运 PCI（即导丝通过梗塞部位）。（资料 1 分，现场 3 分）(1.40)

> 说明：1.40 需上传与上级 PCI 医院签订的联合救治协议的扫描件。

（2）具备全天候转运 STEMI 患者的救护车，能够保证从患者入门到出门在 30 分钟以内，救护车需具备车载设备和人员具备处理转运途中并发症的能力。（资料 1 分，现场 3 分）(1.41)

> 说明：1.41 需上传本院转运相关保障措施的说明。

五、胸痛诊断及鉴别诊断的基本支持条件（资料 1.5 分，现场 0.5 分）

1. 具备随时进行超声诊断的能力，包括心脏超声及主动脉超声。（资料 0.5 分）(1.42)

> 说明：1.42 需上传与急性胸痛诊疗相关的超声室管理制度。

2. 具备多排螺旋 CT 增强扫描的条件，并能开展急诊主动脉、肺动脉 CTA 检查，从启动 CT 室到接受患者进行检查的时间在 30 分钟以内。（资料 0.5 分，非必须满足条件）(1.43)

> 说明：1.43 需上传以下资料
> 1. 与急性胸痛诊疗相关的 CT 室管理制度。
> 2. 若目前无法满足要求时的改进措施。

3．在对急性胸痛进行鉴别诊断时，能得到其他相关学科的支持，例如呼吸科、胸外科、消化科、皮肤科等。（资料 0.5，现场 0.5 分）（1.44）

> 说明：1.44 需上传能体现胸痛鉴别诊断会诊和协作机制的流程图及会诊制度。现场核查时检验是否能在规定的时间内完成会诊。

六、时钟统一方案及管理（资料 1.5 分，现场 1 分，暗访 3 分）

1．已建立时钟统一方案，以确保各关键诊疗环节的时间节点记录的准确性。（资料 0.5 分，暗访 3 分）（1.45）

> 说明：1.45 需上传目前所采取的时钟统一的标准、基本原理、科室与岗位管理要求，纳入时钟统一的设备、校对的方法与记录方式的具体说明。

2．已制订时钟统一管理制度，确保关键时间节点所涉及的各类时钟、诊疗设备内置系统时间、各类医疗文书记录时间的高度统一。（资料 0.5 分）（1.46）

> 说明：1.46 需上传时钟统一管理制度，包括医疗文书记录的要求。

3．能提供落实时钟统一管理制度的客观记录，如时钟校对记录等。（资料 0.5 分，现场 1 分）（1.47）

> 说明：1.47 需上传"120"救护车、急诊科、CCU、导管室的时钟校对记录表。

七、数据库的填报与管理（资料 7 分，现场 19.5 分，暗访 5 分）

1．已开始启用中国胸痛中心数据填报平台，并至少提供近 6 个月的数据供认证时评估。（资料 2 分）（1.48）

> 说明：1.48 将会链接到数据库实时进行查看，不需要上传资料。

2．制定数据库的管理规范、使用细则及监督管理制度，并有数据的审核制度，确保数据库的真实、客观、准确、及时；并能够与建立转诊关系的上级胸痛中心医院实现数据共享（资料 1 分）（1.49）

> 说明：1.49 需上传数据管理制度，其中包含三级审核条款的扫描件。

3．应有专职或兼职的数据管理员。（资料 0.5 分）（1.50）

> 说明：1.50 需上传数据管理员的相关资料，包括医学相关教育背景、接受 ACS 培训的证书。

4．对相关人员进行数据库使用方法和相关制度的培训。（资料 0.5 分）（1.51）

> 说明：1.51 需上传以下资料
> 1. 培训课件。
> 2. 培训记录。
> 3. 签到表的扫描件。
> 4. 显示授课时间、包括授课人及第一张幻灯片在内的照片，以及包括听众在内的授课场景的照片至少各 1 张。

5. 急性胸痛患者的首次医疗接触的人员应及时在数据库中建档，若不能及时进行在线填报，应有纸质版的时间记录表格伴随患者诊疗的全过程，进行时间节点的前瞻性记录，尽可能避免回顾性记录，以提高记录的准确性。（资料 0.5 分，现场 0.5 分，暗访 5 分）（1.52）

> 说明：1.52 需上传纸质版的时间记录表格。若能及时在 PC 端或平板电脑端建档的，请上传具体的相关说明（包括设备配置、建档方式、审核方法等）。

6. 数据库的完整性，应满足以下全部条件：
（1）所有急性胸痛患者均应从首次医疗接触开始启动时间节点记录。急诊分诊台应建立分诊登记制度，确保所有急诊就诊患者（包括但不限于急性胸痛患者）均能在同一入口登记，可以使用电子分诊系统或纸质记录本进行登记，并能对其中的急性胸痛病例进行检索或标记。（资料 1 分，现场 2 分）（1.53）

> 说明：1.53 需上传急诊分诊台分诊登记本的扫描件或电子分诊系统截图。

（2）所有进入医院（包括就诊于门诊、急诊或绕行急诊直接入院的患者）的高危急性胸痛（ACS、主动脉夹层、肺动脉栓塞及其他重要急性胸痛疾病，明确的创伤性胸痛除外）均应上报至胸痛中心数据填报平台。（现场 3 分）（1.54）

（3）ACS 患者的登记比例应达到 100%。（现场 2 分）（1.55）

（4）STEMI 患者的录入必须达到 100%，且各项关键时间节点的填报应齐全，关键时间节点的缺失率不能高于 10%，其中院内时间节点记录的有效率应达到 100%。（现场 4 分）（1.56）

> 说明：1.54～1.56 现场抽查胸痛病例的登记及时间节点填报情况。

（5）NSTEMI/UA 患者院内、出院等关键时间节点的记录完整性应达到 100%，初步诊断为 NSTEMI/UA 均需进行缺血风险评估，以便能够及时根据患者的评估情况进行合理救治。（资料 1 分，现场 4 分）（1.57）

> 说明：1.57 需上传使用的危险评估表或其他评估方式证明。

7. 数据资料的溯源性　应确保 STEMI 患者的上述关键时间节点可以溯源，其中发病时间、呼叫"120"、到达医院等时间应能从急诊病历（电子病历或复印件）、入院病历、首次病程记录、心电图纸、检验报告、病情告知或知情同意书等原始记录中溯源，并要求尽可能精确到分钟。（资料 0.5 分，现场 4 分）（1.58）

说明：1.58 现场抽查胸痛病例的登记及时间节点填报情况。

八、胸痛中心协同救治信息化建设（资料 2 分，现场 1.5 分，暗访 2 分；非必须满足条款 10 分，为单独加分项）

胸痛中心信息化建设是未来胸痛中心高质量运行的基础，也是胸痛中心质控工作开展的重要支撑，建设行之有效、功能完备的胸痛中心协同救治信息化系统平台，对于降低数据采集难度、减轻数据填报人员的工作负荷以及规范数据填报质量都有重要意义，也是胸痛中心可持续发展的重要保障。

1．建立了以远程实时传输心电图为基础功能的包括胸痛中心信息系统、微信群、手机短信等形式的信息共享平台或专业的胸痛中心协同救治信息系统，以支持具有确诊能力的上级医师能及时为急诊一线提供全天候支持，确保心血管内科医师能在 10 分钟内参与会诊、协助诊断。（资料 1 分，现场 0.5 分，暗访 2 分）（1.59）

说明：1.59 需上传院前心电图传输方式的说明及响应机制。

2．上述信息共享平台或专业的胸痛中心协同救治信息系统至少要与周边 5 家非 PCI 网络医院或胸痛救治单元实现信息共享并签署联合救治协议，以便及时为非 PCI 医院的急性胸痛患者提供诊断支持，同时为实施转运 PCI 的 STEMI 患者绕行急诊科和 CCU 直达导管室提供条件（资料 1 分，现场 1 分）（1.60）

说明：1.60 需上传以下资料
1．与 5 家网络医院或胸痛救治单元签署的联合救治协议（分别上传）。
2．基于此种传输方式的胸痛诊疗响应机制。

3．有条件的医院尽可能采用时间节点及诊疗信息自动获取的信息管理系统，以提高数据管理的自动化水平和可靠性。（资料 5 分，现场 5 分，加分项）（1.61）（非必须满足条款）

说明：1.52 需上传软件功能截图或拍摄照片等证明资料。

要素二　对急性胸痛患者的评估和救治

胸痛中心的最终目标是提高早期诊断和治疗 ACS、主动脉夹层、肺动脉栓塞等致死性疾病的能力，减少误诊、漏诊，防止过度检查和治疗，改善临床预后。要素二主要包括对急性胸痛患者进行快速临床甄别、STEMI 患者的早期再灌注治疗、NSTEMI/UA 的危险分层及治疗、低危胸痛患者的评估以及院内发生 ACS 的救治流程等，要求将当前专业学术组织制定的指南流程化，通过大量的标准流程图来规范和指引一线医护人员的诊疗过程，以最大限度地减少诊疗过程中的延误和误诊、漏诊，改善患者预后，并避免医疗资源的浪费。

一、急性胸痛患者的早期快速甄别（资料 3 分，现场 9 分，暗访 28 分）

此部分的重点是在急性胸痛患者就诊后早期进行病因的初步判断以及对生命体征不稳

定的高危胸痛患者的识别,必须满足以下全部条件。

1．制订急性胸痛分诊流程图,该流程图必须包括详细的分诊细节,指引分诊护士或承担类似分诊任务的首次医疗接触医护人员在进行分诊和初步评估时将生命体征不稳定的患者快速识别出来并尽快送进急诊抢救室,生命体征稳定的急性胸痛患者尽快完成首份心电图并由接诊医师进行初步评估。(资料1分,暗访3分)(2.10)

> 说明:2.10需上传急诊科急性胸痛分诊流程图。

2．所有负责分诊的人员及其他首次接诊急性胸痛患者的医护人员均熟悉上述分诊流程图。(现场2分,暗访4分)(2.11)

> 说明:2.11现场核查时打分,不需要上传资料。

3．制订急性胸痛鉴别诊断流程图,指引首诊医师对胸痛的原因做出快速甄别,该流程图中必须包括ACS、急性主动脉夹层、肺动脉栓塞、急性心包炎、气胸等以急性胸痛为主要表现的常见疾病,流程图应能指引一线医师选择最有价值且本院具备的辅助检查方法以快速完成上述疾病的诊断和鉴别诊断。(资料1分)(2.12)

> 说明:2.12需上传急性胸痛鉴别诊断流程图。

4．所有负责急性胸痛患者接诊的急诊医师熟悉上述诊疗流程图。(现场2分,暗访3分)(2.13)

> 说明:2.13现场核查时打分,不需要上传资料。

5．所有急性胸痛患者在首次医疗接触后10分钟内完成12/18导联心电图检查。(暗访4分)(2.14)

> 说明:2.14暗访时打分,不需要上传资料。

6．确保在首份心电图完成后10分钟内由具备诊断能力的医师解读,若急诊医师不具备心电图诊断能力,心血管内科医师或心电图专职人员应在10分钟内到达现场进行确认,或通过远程12导联心电图监护系统或微信传输等方式远程确认心电图诊断。(现场2分,暗访4分)(2.15)

> 说明:2.15现场核查和暗访时打分,不需要上传资料。

7．所有高危急性胸痛患者应在首次医疗接触(分诊台或挂号)后10分钟内由首诊医师接诊。(暗访4分)(2.16)

> 说明:2.16现场核查和暗访时打分,不需要上传资料。

8．急诊科护士或医师或其他急诊检验人员熟练掌握床旁快速检测肌钙蛋白的方法,确保能在从抽血结束到获得检测结果不超过20分钟。(现场2分,暗访3分)(2.17)

> 说明：2.17现场核查和暗访时打分，不需要上传资料。

9. 制订 ACS 诊治总流程图，当心电图提示为 ACS 时，该流程图能指引一线医师进行后续的诊疗过程。（资料1分，现场1分，暗访3分）（2.18）

> 说明：2.18需上传 ACS 诊治总流程图，请注意要包含不同的来院方式。

二、对明确诊断为 STEMI 患者的再灌注流程（资料 8.5 分，现场 9 分）（条款 3、4、5 根据首选次选计算分值，首选项目资料 3 分，现场 4 分，次选项目选一个分值乘以 0.5，选 2 个分值乘以 0.25）

1. 以最新的 STEMI 诊治指南为依据，结合本院实际情况制订 STEMI 再灌注治疗策略，该流程图应包括各种不同来院途径的 STEMI 患者；具备 PPCI 能力的医院（但当前无法达到 PCI 医院胸痛中心认证标准者）应以 PPCI 为首选治疗策略；对于不具备 PPCI 能力的医院，应根据是否能在 120 分钟内完成转运 PCI 确定本院 STEMI 优先选择的再灌注策略及不能实施首选策略时的次选策略，并明确首选及次选策略的选择条件，以指引一线医师选择。（资料1分）（2.19）

> 说明：2.19需上传 STEMI 再灌注治疗策略总流程图。

2. 根据最快到达的原则与附近至少 1 家已经建立胸痛中心的 PPCI 医院（优选通过标准版胸痛中心认证的单位）建立转诊关系，并需签署联合救治协议（加盖医院公章），原则上应建立双向转诊机制，该协议应明确双方的责任与义务，以便及时转运本院无法救治的危重心血管等疾病，包括 STEMI 患者；若与 2 家及以上接受转诊医院建立了转诊关系，应根据转运时间优先并结合导管室是否可用确定优选和次选转诊的医院，并制订流程图指导一线医护人员使用。（资料1分，现场1分）（2.20）

> 说明：2.20需上传以下资料
> 1. 本院 STEMI 患者与上级合作医院双向转诊策略的具体流程。
> 2. 本院与上级医院签订的双向转诊协议扫描件。

3. 若再灌注策略中包括了溶栓治疗，则必须满足以下全部条件。
（1）有规范的溶栓筛查表，其中包括 STEMI 的确诊条件、溶栓适应证和禁忌证。（资料 0.5 分，现场 1 分）（2.21）

> 说明：2.21需上传溶栓筛查表（真实病历的扫描件 1 份）。

（2）有规范、制式的溶栓治疗知情同意书，医患双方签字时间应精确到分钟。（资料 0.5 分，现场 1 分）（2.22）

> 说明：2.22需上传本院制订的溶栓知情同意书（真实病历的扫描件 1 份）。

（3）制订溶栓治疗方案，包括溶栓前准备、溶栓药物选择及剂量、用法、监测指标及时

机、结果判断、并发症处理预案、溶栓后抗凝治疗方案等。（资料 0.5 分）（2.23）

> 说明：2.23 需上传本院制订的溶栓方案的扫描件。

（4）制订溶栓治疗标准操作流程图，指引一线医师进行溶栓治疗。（资料 0.5 分，现场 1 分）（2.24）

> 说明：2.24 需上传本院的溶栓操作流程图。

（5）建立流程优化机制，确保从自行来院或经"120"入院的 STEMI 患者能在首次医疗接触后 30 分钟内开始溶栓治疗。（资料 0.5 分）（2.25）

> 说明：2.25 需上传确保溶栓时间小于 30 分钟的具体方法或机制。

（6）制订溶栓后转运方案和转运机制，其中包括转运时机、与 PCI 医院的联络机制、转运流程、转运途中病情变化时的应急预案等安全保障措施。（资料 0.5 分，现场 1 分）（2.26）

> 说明：2.26 需上传溶栓后转运方案和转运机制。

4. 若再灌注策略中包括了转运 PCI，则必须满足以下全部条件。

（1）与接收转诊医院建立信息共享平台，建立心电图远程传输和远程会诊机制，申请认证时需提交流程图及实际应用证据。（资料 1 分，现场 1 分）（2.27）

> 说明：2.27 需上传与转诊医院实施远程会诊机制的流程图和信息共享的实例。

（2）与接收转诊医院建立了联络及转诊机制，包括转运救护车的派遣、转运途中病情变化时应急预案以及达到接受医院的目标科室，其中应包括绕行 PPCI 医院急诊科和 CCU 直达导管室的机制，申请认证时需提交流程图。（资料 0.5 分，现场 1 分）（2.28）

> 说明：2.28 需上传与转诊医院实施的详细转运方案和细节的流程图。

（3）与接收转诊医院的联络机制中应建立一键启动的快速响应机制，转诊决策者及参与转诊人员熟悉该电话号码。（资料 0.5 分，现场 1 分）（2.29）

> 说明：2.29 需上传与转诊医院建立的一键启动机制及联络方式。

（4）建立流程优化机制，确保行直接转运 PCI 的患者从入门到出门（door-in and door-out）的时间小于 30 分钟。（资料 1 分，现场 1 分）（2.30）

> 说明：2.30 需上传本院转运流程的优化机制或具体方法（例如当前基线数据分析、改进的具体措施、确保能持续改进的监督机制）。

5. 若再灌注策略中包括在本院实施 PPCI 或转运介入医师者，则应满足以下全部条件。

（1）制订明确的 PPCI 治疗的适应证和禁忌证。（资料 0.5 分，现场 1 分）（2.31）

> 说明:2.31需上传PPCI治疗的适应证和禁忌证列表或说明。

(2)制订STEMI患者PPCI治疗流程图,确保从入门到球囊扩张时间≤90分钟,该流程图中应包括以下全部内容:(资料0.5分,现场0.5分)(2.32)

　1)经救护车入院的STEMI患者应绕行急诊和CCU直达导管室。

> 说明:需上传经本地"120"救护车入院的STEMI患者绕行急诊和CCU的流程图。

　2)自行来院STEMI患者绕行CCU从急诊科直达导管室。

> 说明:需上传自行来院STEMI患者绕行CCU方案流程图。

　3)先救治后收费机制。

> 说明:需上传PPCI患者先救治后收费的流程图。

(3)建立旨在缩短知情同意时间的有效方法。(资料0.5分,现场0.5分)(2.33)

> 说明:2.33需上传缩短知情同意时间的具体方法(例如采用挂图、培训快速进行知情同意方法、急诊医师预谈话等方式,或其他创新方式)。

(4)为救护车及急诊科提供了PPCI治疗的一键启动机制。(资料0.5分,现场1分)(2.34)

> 说明:2.34需上传本院建立的一键启动流程图(要体现尽量缩短中间环节的具体细节)。

(5)建立导管室激活机制,确保在启动后30分钟内接纳STEMI患者。(资料0.5分,现场0.5分)(2.35)

> 说明:2.35需上传以下资料
> 1.导管室的激活流程图及备用方案。
> 2.若当前暂时达不到,应制订相应的改进措施。

(6)若本院医师不具备PPCI能力,需要从外院转运介入医师,应制订标准的联络和转运流程图及方案,确保D-to-W时间≤90分钟。(资料0.5分,现场0.5分)(2.36)

> 说明:2.36需上传当前制订的转运介入医师的流程图和转运方案,其中应包含联络机制和备用方案。

6.制订相应的流程,使从网络医院或胸痛救治单元首诊,转运至本院或绕行本院直接转送上级医院的STEMI患者能在到达医院前确认诊断、启动救治流程直达救治场所,并至少与5家网络医院或胸痛救治单元实施了上述流程。(资料1分,现场1分)(2.37)

> 说明：2.37需上传以下资料
> 1. 转诊STEMI患者从转出单位直达本院或上级医院救治场所的流程图。
> 2. 与5家医院实施上述流程的实例（每家医院举一例即可，分开上传，资料中需体现医院名称）。

7. 制订本院STEMI患者的药物治疗方案，包括发病后早期用药及长期二级预防方案。（资料1分，现场1分）（2.38）

> 说明：2.38需上传本院STEMI药物治疗常规方案（不需要上传医嘱记录）。

三、对初步诊断为NSTEMI/UA患者的危险分层及治疗（资料5.5分，现场3分，暗访3分）

由于NSTEMI/UA患者的病情严重程度差异很大，需要根据危险程度分层施治，因此，胸痛中心应根据专业指南要求建立基于危险分层的治疗策略。以下条件必须全部满足：

1. 制订对NSTEMI/UA患者进行初步评估及再次评估的流程图，其中必须明确评估内容、危险分层工具及再次评估时间。（资料1分）（2.39）

（1）NSTEMI/UA初始评估和再次评估流程图必须符合当前指南精神。

（2）流程图应有首次、再次评估的具体内容。

（3）应有公认的危险分层工具，包括缺血和出血评分工具。

（4）流程图中应明确根据情况确定心电图和肌钙蛋白复查的时间和再次评估的间隔时间，以便根据临床情况的变化调整相应的再灌注治疗策略，必须满足以下三项：

1）初始心电图和/或持续ST段监护结果为阴性时，按规定的时间定期复查心电图，确保症状复发或恶化时，应在15～30分钟的间隔内重新采集心电图；无持续或复发性症状且临床情况稳定的患者应在不超过4小时内复查心电图。

2）确定心肌生化标志物诊断NSTEMI的标准界值，生化标志物中必须包含肌钙蛋白，有条件时可开展超敏肌钙蛋白检测，以满足快速评估和早期诊断的需要，应确保能在抽血后20分钟获得肌钙蛋白检测结果。

3）若首次肌钙蛋白为阴性，则应在入院后6小时内复查，若采用高敏肌钙蛋白，则应根据当前指南确定复查时间。

> 说明：2.39需上传NSTEMI/UA患者进行初步评估及再次评估的流程图（请注意须包括以上全部元素，否则不得分）。

2. 制订相应的流程，确保首次或再次评估为极高危的患者能在2小时内实施紧急PCI治疗；若不能在本院实施紧急PCI，则应与接受转诊的PCI医院合作，建立联络及转诊机制，包括转运救护车的派遣、转运途中病情变化时应急预案以及达到接受医院的目标科室。（资料1分，现场1分）（2.40）

> 说明：2.40需上传极高危NSTEMI/UA患者从确诊到完成关键诊疗的总流程图。

3. 强调一旦 NSTEMI 或 UA 转变为 STEMI,应立即按 STEMI 流程执行后续治疗。(现场 1 分)(2.41)

> 说明:2.41 需上传 NSTEMI/UA 患者转变为 STEMI 后的后续治疗流程图。

4. 上述评估过程和临床实际工作中应尽可能避免医疗资源的浪费,防止过度检查和治疗。(现场 1 分,暗访 3 分)(2.42)

> 说明:2.42 暗访及现场核查评分,不需要上传资料。

5. 依据指南制订 NSTEMI/UA 患者的药物治疗规范,包括早期药物治疗及长期二级预防方案。(资料 0.5 分)(2.43)

> 说明:2.43 需上传本院 NSTEMI/UA 患者药物治疗常规方案(不需要上传医嘱记录)。

6. 建立规范的流程,使首次或再次评估为高危或中危的患者能在指南规定的时间内接受早期或延迟介入治疗;若不能在本院实施 PCI,则应与接受转诊医院建立联络及转运机制,明确转运时机。(资料 1 分)(2.44)

> 说明:2.44 需上传中高危 NSTEMI/UA 患者从确诊到完成关键诊疗的总流程图。

7. 对于初步和再次评估均为低危的 ACS 患者,若医院具备条件,应安排患者进行心脏负荷试验,不具备条件时也可行冠脉 CTA 评估,并根据结果决定是否接受冠脉造影检查,对于不具备条件的医院应安排择期转院评估。(资料 1 分)(2.45)

> 说明:2.45 需上传低危 ACS 患者从确诊到完成关键诊疗的总流程图。

8. 与接受转诊医院共同制订 ACS 患者在完成 PCI 治疗后病情稳定情况下即时转回本院进行后续康复治疗和长期随访的方案。(资料 1 分)(2.46)

> 说明:2.46 需上传与转诊医院共同制订的双相转诊及长期随访方案。

四、对低危胸痛患者的评估及处理(资料 2.5 分,现场 3 分,暗访 13 分)

对于基本排除急性心肌梗死、主动脉夹层、肺动脉栓塞、气胸、急性心包炎等中高危急性胸痛且诊断不明确的患者,应归入低危胸痛范畴,应对此类患者给出具体的评估方法,确保既不浪费医疗资源又不漏诊。可采用的方法包括:急诊短期留观、重复心电图检查、心脏生化标志物、心脏负荷试验、影像学检查等。对于明确排除了 ACS 的低危胸痛患者,离院时应告知随访时机,并录入云平台数据库。

1. 在胸痛鉴别诊断的流程图中应尽可能全面考虑其他非心源性疾病;对于症状提示为非心源性胸痛者,流程图应能指引一线医师进行相关的辅助检查以进一步明确诊断,同时应尽量避免医疗资源的浪费。(资料 0.5 分,现场 1 分,暗访 3 分)(2.47)

说明：2.47需上传非心源性胸痛鉴别诊断及后续处理流程图。

2. 对于症状提示ACS但初始评估诊断不明确、暂时无急性心肌缺血证据的急性胸痛患者，应制订根据不同临床症状复查心电图、肌钙蛋白的时间间隔，确保病情变化或加重时能被及时评估，又避免医疗资源的浪费。（资料0.5分，现场1分，暗访3分）（2.48）

说明：2.48需上传低危胸痛患者后续评估流程图。

3. 对于具备心电图运动试验条件的医院，低危胸痛的评估流程中应包含心电图运动试验，并应制订运动心电图的适应证、禁忌证、标准操作规程、结果判断标准、并发症的处理措施；对于不具备运动心电图条件的医院，应对后续的评估给出明确的建议，包括可能的替代性评估方法或建议患者转到上级医院做进一步评估。（资料0.5分，现场1分）（2.49）

说明：2.49需上传以下资料
1. 不具备运动心电图条件的需上传其他后续的评估治疗方案。
2. 运动负荷心电图适应证、禁忌证、SOP、诊断标准。
3. 运动负荷心电图的管理制度。
4. 运动负荷心电图执行流程图（其中要包括突发紧急事件应急处理流程和根据试验结果所采取的不同处理策略。

4. 对于完成基本评估从急诊直接出院的低危胸痛患者，医师应根据病情制订后续诊疗和随访计划，并进行冠心病的知识宣传教育。（资料0.5分，暗访3分）（2.50）

说明：2.50需上传门诊病历上后续诊疗计划及有关注意事项的扫描件（真实病历的扫描件1份）。

5. 对于未完成全部评估流程而提前离院的急性胸痛患者，急诊医师应告知潜在的风险、再次症状复发时的紧急处理、预防措施等注意事项，签署并保存相关的医疗文书及知情文件。（资料0.5分，暗访4分）（2.51）

说明：2.51需上传本院制订的胸痛患者终止治疗、离院知情同意书（真实病历的扫描件1份）。

五、院内发生ACS的救治（资料0.5分，现场3分）

院内发生的ACS包括因非心血管病住院期间新发生的ACS及因误诊收入其他科室的ACS，针对此类患者，胸痛中心应满足以下全部条件。

1. 制订院内发生ACS时的救治流程图，该流程图应包括从明确诊断到实施关键救治的全部过程，明确患者所在科室的现场处理要点、会诊机制及紧急求助电话。（资料0.5分，现场1分）（2.52）

说明：2.52需上传院内其他科室或其他地域发生ACS的救治流程图。

2. 全院各科室人员均应熟悉 ACS 现场救治的基本流程和会诊机制,熟练掌握心肺复苏的基本技能,熟悉紧急联系电话。(现场 2 分)(2.53)

> 说明:2.53 现场核查时打分,不需要上传资料。

六、对急性主动脉夹层及急性肺动脉栓塞的诊断及处理(资料 4 分,现场 1 分)

1. 经临床初步评估高度怀疑主动脉夹层或急性肺动脉栓塞的患者,能在 30 分钟内进行"增强 CT 扫描",不具备 CT 增强扫描条件者应在病情允许时尽快转移至具有诊治条件的医院明确诊断。(资料 0.5 分)(2.54)

> 说明:2.54 需上传一份具体的胸痛患者病历及增强 CT 扫描的图片。

2. 怀疑 A 型主动脉夹层、急性心包炎者能在 60 分钟内完成心脏超声检查。(资料 0.5 分)(2.55)

> 说明:2.55 需上传一份具体的胸痛患者病历及心脏超声结果的图片。

3. 制订主动脉夹层的早期紧急治疗方案,若无禁忌证,在明确诊断后能尽快实施以 β 受体阻滞剂和静脉药物为主的降压和镇痛治疗方案,以降低主动脉夹层破裂的风险,为后续治疗赢得时间。(资料 0.5 分)(2.56)

> 说明:2.56 需上传本院制订的主动脉夹层治疗方案。

4. 明确诊断或高度怀疑为急性主动脉夹层的患者,若本院不具备急诊介入治疗及外科手术条件,应与具备诊疗能力的医院建立转诊关系,并制订明确的转诊适应证和转运途中病情变化时的应急措施,以尽快将不稳定的患者及时转运至具备救治能力的医院接受最佳治疗。(资料 0.5 分)(2.57)

> 说明:2.57 需上传本院制订的主动脉夹层诊治及转诊流程图。

5. 制订急性肺动脉栓塞的诊断筛查流程图。(资料 0.5 分)(2.58)

> 说明:2.58 需上传本院制订的急性肺动脉栓塞筛查流程图。

6. 制订急性肺动脉栓塞的标准治疗方案,对于诊断明确的患者能根据危险分层及时开始相应的治疗措施;对于具备溶栓适应证的患者能在诊断明确后及时开始溶栓治疗。(资料 0.5 分)(2.59)

> 说明:2.59 需上传本院制订的急性肺动脉栓塞的治疗策略及方案。

7. 对于高危肺动脉栓塞患者,若本院不具备条件,应与具备救治能力的医院建立转诊关系,能在诊断明确后及时转诊。(资料 1 分)(2.60)

> 说明：2.60 需上传急性肺动脉栓塞患者转诊流程图。

8. 急诊接诊医师熟悉急性肺动脉栓塞的临床表现、诊断方法和治疗手段。（现场1分）（2.61）

> 说明：2.61 现场考核时打分，不需要上传资料。

七、建立 ACS 患者随访制度

建立 ACS 患者随访制度，以便对出院后 ACS 患者进行长期的管理，提高患者康复质量，降低风险，原则上所有 ACS 患者均应建立随访档案，并在数据填报平台应及时填报。（资料0.5分，现场0.5分）（2.62）

> 说明：2.62 需上传 ACS 患者随访管理制度及流程图。

要素三　院前急救系统与院内绿色通道的整合

对于基层医院而言，院前急救系统（以下简称"120"）承担院前急救及向 PCI 医院转运的重要任务，因此，建立胸痛中心必须与"120"进行全面合作。由于我国不同地区"120"的模式不同，分为独立型、指挥型、依托型等不同类型，医院与"120"的合作方式不可能完全一致。因此，本标准采用目标管理为主，各医院应根据本地区"120"的特点制订相应的合作方式和内容，以实现本标准所制订的目标。

一、胸痛中心应与"120"建立紧密合作机制，必须满足以下内容（资料4.5分，现场1分）

1. 医院应围绕急性胸痛救治与本地区"120"签署正式的合作协议，共同为提高急性胸痛患者的救治效率提供服务。该协议必须包括针对急性胸痛患者的联合救治计划、培训机制、共同制订改进质量的机制；申请认证时应提交双方盖章的正式协议，此协议必须在正式申请认证之前至少6个月签署生效。（资料1分）（3.10）

> 说明：3.10 需上传与"120"签署的正式协议扫描件。

2. 胸痛中心制订针对急性胸痛的急救常识、高危患者的识别、ACS 及心肺复苏指南等对"120"相关人员进行培训的计划，并有实施记录。申请认证时应提交相关佐证资料。（资料1分）（3.11）

> 说明：3.11 需上传原始文件的扫描件合集，包含培训计划、讲稿、签到表、带时间显示的培训照片。

3. 胸痛中心与"120"共同制订从胸痛呼救到从发病现场将急性胸痛患者转送至胸痛中心的急救预案、流程图以及联络机制，并进行联合演练。申请认证时应提交：

（1）演练方案。（资料0.5分）（3.12）

(2) 演练现场照片。(资料 0.5 分)(3.13)

4. 院前急救人员参与胸痛中心的联合例会和典型病例讨论会,至少每半年参加 1 次上述会议,共同分析实际工作中存在的问题,制订改进措施。申请认证时应提交相关佐证资料。(资料 1.5 分)(3.14)

> 说明:3.14 需上传原始文件的扫描件合集,包含会议记录、讲稿、签到表、带时间显示的培训照片。

5. 行转运 PCI 的患者应采用救护车转运,并尽最大可能进行单程转运。转运急性胸痛患者的院前救护车应具备基本的监护和抢救条件,必备设备包括心电图机、多功能(心电、血压、血氧饱和度等)监护仪、便携式除颤器、移动式供氧装置、人工气道建立设备和各类急救药品等,有条件时尽可能配备便携式呼吸机、吸引器、具有远程实时传输功能的监护设备、心脏临时起搏器、心肺复苏机。救护车随车医护人员应熟悉高危胸痛的紧急处理流程,并定期参加本院的相关培训和"两会"(即质量分析会及典型病例讨论会)。(现场 1 分)(3.15)

二、胸痛中心与"120"的合作提高了急性胸痛的院前救治能力,至少满足以下 8 项(其中 2~8 项为必备条件)(现场 8 分)

1. 本地"120"急救系统管理人员及调度人员熟悉区域协同救治的理念,理解"根据救治能力优先"的含义,并能在力所能及的范围内合理统筹调配本地院前急救医疗资源。(现场 1 分)(3.16)

2. "120"调度人员能够熟练掌握胸痛急救常识,能优先调度急性胸痛救护并指导呼救者进行正确的现场自救。(现场 0.5 分)(3.17)

3. 从接受"120"指令到出车时间不超过 3 分钟。(现场 0.5 分)(3.18)

4. 院前急救人员能在首次医疗接触后 10 分钟内完成 12 导联(怀疑右室、后壁心肌梗死者 18 导联)心电图记录。(现场 1 分)(3.19)

5. 院前急救人员能识别 ST 段抬高心肌梗死的典型心电图表现。(现场 0.5 分)(3.20)

6. 院前急救人员熟悉胸痛中心院内绿色通道的联络机制,能在完成首份心电图后 10 分钟内将心电图传输到胸痛中心信息共享平台(远程实施传输系统或微信平台),并通知具有决策能力的医师;对于从首次医疗接触到进入医院大门时间超过 15 分钟的急性胸痛患者,传输院前心电图的比例不低于 50%。(现场 0.5 分)(3.21)

7. 院前急救人员熟练掌握高危急性胸痛患者的识别要点。(现场 1 分)(3.22)

8. 院前急救人员熟练掌握初级心肺复苏技能。(现场 1 分)(3.23)

9. 对于急性胸痛的救治,"120"与胸痛中心采用相同的时间节点定义,院前急救人员熟悉各个时间节点定义。(现场 0.5 分)(3.24)

10. 对于急性胸痛患者,实现了从救护车首次医疗接触时开始记录时间管理表或开始填报数据库云平台。(现场 1 分)(3.25)

11. 对于首份心电图诊断为 STEMI 的患者,应满足以下三条之一:(现场 0.5)(3.26)

(1) 以溶栓为主要再灌注策略者,院前急救系统能将患者直接送到进行溶栓治疗的地点。

（2）对于以在本院实施 PPCI 治疗为主要再灌注策略者，院前急救系统应能实施绕行急诊将 STEMI 患者直接送进导管室。

（3）对于距离上级 PPCI 医院较近，以转运 PCI 为主要再灌注策略，并由"120"负责实施转运任务的地区，"120"能通过共享的信息平台的指引将患者直接转运至 PPCI 医院直达导管室（绕行：非 PPCI 医院、上级医院急诊科、CCU。实施"三绕行"）。

> 说明：3.16～3.26 现场考核时打分，不需要上传资料。

要素四　培训与教育

培训与教育工作是胸痛中心建设的重要工作内容和职责，因为胸痛中心的最终目标是建立"在最短的时间内将急性胸痛患者送至具有救治能力的医院接受最佳治疗"的机制，可以简单地理解为，胸痛中心的终极目标就是要建立针对急性心肌梗死等急性胸痛患者的区域协同快速救治体系，以提高急诊胸痛患者的整体救治水平。由于胸痛中心建设所涉及的部门较多，例如在医院内部，除了以心血管内科和急诊科为核心外，心脏外科、胸外科、呼吸科、皮肤科等相关临床学科、放射科（含 CT 室）、超声科、检验科等辅助检查科室及医务管理等部门均与胸痛中心的规范化建设与日常运作具有密切的关系。

此外，胸痛中心必须与当地的院前急救系统和周边的基层医院或社区医疗机构等进行紧密的合作才能充分发挥其技术和社会效益。因此，规范化胸痛中心建设是一个系统工程，必须建立整体救治原则、快速反应体系、协同和管理机制，以及制订相应的实施细则，但上述原则通常是由心血管内科和急诊科负责制订，其他相关部门对胸痛中心的运作机制、要求、体系和各项流程并不了解，必须经过反复的教育、培训和演练，使胸痛中心所涉及的各有关部门、人员在全面了解胸痛中心的主要目标和运作机制的基础上，明确自身的职责和任务，才能使整个胸痛中心系统正常运行，并发挥各部门和人员的主观能动性，推动胸痛中心工作质量的持续改进，最终达到提高区域协同救治水平的目的。同时，在医院外部，还要针对各级基层医疗机构及普通民众进行培训，普及胸痛相关知识，提高急救及自救意识，缩短从发病到呼救的时间。

胸痛中心的培训和教育包括以下几个方面。（注意：要求所有培训及教育相关的证明资料在培训教育活动举办之后当月及时上传至云平台数据库的相应文件夹，申请认证时专家可以自动调阅培训资料，系统不再支持后期临时补充录入资料，以增强时效性和真实性，防止造假。）

一、胸痛中心所在医院的全院培训，分为以下几个不同的层次（资料4分，现场8分）

1. 针对医院领导、医疗管理、行政管理人员的培训，应在本院胸痛中心成立之前或最晚成立之后 1 个月以内至少进行 1 次。培训内容应包括：区域协同救治体系胸痛中心的基本概念、在胸痛中心建设和流程优化过程中需要医院解决的主要问题等。

申请认证时提交：培训计划及实际完成情况（包括预计培训时间、授课人、参加培训对象、培训时长、会议实际召开时间），每次培训会议签到表，讲稿，培训记录和现场照片（能显示授课时间、包括授课人及第一张幻灯片在内的照片,以及包括听众在内的授课场景的照片至少各1张)。(资料1分,现场0.5分)(4.10)

> 说明:4.10需将关于此培训对象的所有内容制作到一份文件内(PDF格式)上传至网站对应条款处。

2. 针对急诊科、心血管内科、ICU等直接参与急性心肌梗死等急性胸痛救治工作的各专科医师和护士的培训计划,在正式成立胸痛中心后1个月内完成全面培训,以后每年进行一轮以确保新增人员得到及时培训。培训内容包括:①基于区域协同救治体系胸痛中心的基本概念;②胸痛中心的时钟统一、时间节点的定义及时间节点管理要求;③胸痛中心各项管理制度;④ACS发病机制、临床表现,最新的STEMI、NSTEMI/UA诊治指南;急性主动脉夹层、肺动脉栓塞的诊断及治疗指南;⑤本院胸痛中心的救治流程图,其中分诊流程、急性胸痛的诊断与鉴别诊断流程、STEMI从首次医疗接触至球囊扩张/溶栓、NSTEMI/UA的危险分层及治疗流程图是重点;⑥若本院的再灌注流程图中包括了溶栓治疗,则培训计划中必须包括溶栓治疗的标准操作规程(筛查表、溶栓流程图、结果判断、并发症处理)及转运至PCI医院的联络机制;⑦急性心肌梗死、常见心律失常的心电图诊断;⑧心肺复苏技能,此项培训应包括讲课、演示及模拟操作;⑨胸痛诊疗过程中的数据采集及胸痛中心认证云平台数据库填报。

申请认证时提交:培训计划及实际完成情况(包括预计培训时间、授课人、参加培训对象、培训时长、会议实际召开时间),每次培训会议签到表,讲稿,培训记录和现场照片(能显示授课时间、包括授课人及第一张幻灯片在内的照片,以及包括听众在内的授课场景的照片至少各1张)。(资料1分,现场0.5分)(4.11)

> 说明:4.11需将关于此培训对象的所有内容制作到一份文件内(PDF格式)上传至网站对应条款处。

3. 针对全院(除外上述胸痛中心核心科室)医师、护士、药师和技术人员的培训计划,在成立胸痛中心后1个月内完成培训,以后每年进行一轮以确保新增人员得到及时培训。培训内容包括:①基于区域协同救治体系胸痛中心的基本概念;②胸痛中心的时间节点管理要求;③院内发生ACS或心脏骤停的处理流程;④初级心肺复苏技能,此项培训应包括讲课、演示及模拟操作。

申请认证时提交:培训计划及实际完成情况(包括预计培训时间、授课人、参加培训对象、培训时长、会议实际召开时间),每次培训会议签到表,讲稿,培训记录和现场照片(能显示授课时间、包括授课人及第一张幻灯片在内的照片,以及包括听众在内的授课场景的照片至少各1张)。(资料1分,现场0.5分)(4.12)

> 说明:4.12需将关于此培训对象的所有内容制作到一份文件内(PDF格式)上传至网站对应条款处。

4. 针对医疗辅助人员和后勤管理人员的培训计划,在成立胸痛中心后1个月内完成培训,以后每年进行一轮以确保新增人员得到及时培训。培训内容包括:胸痛中心的基本概念、院内紧急呼救电话、心脏按压的基本要领等。

申请认证时提交：培训计划及实际完成情况（包括预计培训时间、授课人、参加培训对象、培训时长、会议实际召开时间），每次培训会议签到表、讲稿、培训记录和现场照片（能显示授课时间、包括授课人及第一张幻灯片在内的照片，以及包括听众在内的授课场景的照片至少各1张）。（资料1分，现场0.5分）（4.13）

> 说明：4.13需将关于此培训对象的所有内容制作到一份文件内（PDF格式）上传至网站对应条款处。

5. 全员培训效果检验现场核查时专家进行岗位检验及随机访谈。

(1) 急诊及心血管专业人员访谈。（现场2分）（4.14）

(2) 非急诊及心血管专业医护人员访谈。（现场2分）（4.15）

(3) 医疗辅助人员访谈。（现场2分）（4.16）

> 说明：4.14～4.16现场考核时打分，不需要上传资料。

二、对本地区其他基层医疗机构的培训（资料2分，现场2分）

对本地区其他基层医疗机构的培训是胸痛中心的重要职责之一，扩大胸痛中心救治覆盖范围，积极推动本地区胸痛救治单元的建设和管理，申请认证时必须满足以下全部条件。

1. 已制订针对其他基层医疗机构的培训计划，该计划必须包括以下内容：基于区域协同救治体系胸痛中心的基本概念、急性胸痛快速转诊机制及联络方式、高危急性胸痛及ACS早期症状识别、急性心肌梗死和常见心律失常的心电图诊断、初级心肺复苏技能。应在成立胸痛中心后2个月内完成上述全部培训计划，以后每年进行一轮。申请时应提交：

(1) 培训计划，包括预计授课时间、内容、授课人、课时等。（资料0.5分）（4.17）

(2) 讲稿。（资料0.5分）（4.18）

2. 已经在至少5家本地区其他基层医疗机构实施上述培训计划，申请认证时应提交实施上述培训计划的客观依据，包括但不限于：培训记录、签到表、能显示时间和内容的培训现场照片。（资料1分）（4.19）

(1) 培训记录合辑。

(2) 签到表合辑。

(3) 能显示授课时间、包括授课人及第一张幻灯片在内的照片，以及包括听众在内的授课场景的照片或视频资料合辑。

3. 基层医疗机构熟悉区域协同救治体系的概念及与胸痛中心的联络机制。（现场2分）（4.20）

> 说明：4.20现场考核时提问打分，不需要上传资料。

三、社区教育（资料1.5分，现场1分）

社区人群教育是指胸痛中心积极参与对社区人群进行有关早期心脏病发作的症状和体

征的识别以及紧急自救的培训,这是胸痛中心的重要职责之一。胸痛中心必须承担公众健康教育义务并积极致力于通过对公众教育来降低心脏病发作及死亡率,提高公众对急性胸痛危险性的认识以及在胸痛发作时呼叫"120"的比例,这是缩短从发病到就诊时间的最有效手段。

1. 为社区人群提供 ACS 症状和体征以及心脏病早期诊断的培训计划,至少包括下列项目中的 5 项,且要求每年至少进行 1 次。申请时需提交培训计划和讲稿。(资料 0.5 分)(4.21)

(1)通过定期举办讲座或健康咨询活动,为社区人群提供有关心脏病症状、体征、早期诊断以及急救处理方法的培训。

(2)向社区发放有关心脏病症状和体征以及早期诊断的科普性书面资料。

(3)向社区提供健康体检、义诊等心血管健康筛查服务。

(4)通过各类媒体、网络、社区宣传栏等途径提供心脏病和急救常识的教育。

(5)向社区提供饮食健康及营养课程、戒烟、运动指导等健康生活的培训指导。

(6)向公众宣传拨打"120"急救电话的重要性。

(7)对社区人群进行心肺复苏技能的基本培训和教育。

> 说明:4.21 需上传为社区人群制订的培训计划和幻灯片(讲义形式,一页六个幻灯片,上传第一页)。

2. 已经在医院周边地区至少 2 个社区实施了上述培训计划,申请认证时应提交实施上述培训计划的客观依据,包括但不限于:培训记录、能显示时间和内容的培训现场照片或视频资料。(资料 0.5 分)(4.22)

> 说明:4.22 需上传培训记录＋照片合辑。

3. 缩短患者救治时间,应当重视院前急救,特别是患者自救等,胸痛中心应当积极进行大众教育,组织和开展大众心肺复苏培训。组建心肺复苏培训团队,建立规范的培训制度,有规范的培训教材,有统计的登记及考核管理。至少每季度举行 1 次心肺复苏培训和教育,每次培训参加人员不低于 20 人。应根据本区域社区分布情况,制订相应的培训计划,逐步覆盖本地区社区。(资料 0.5 分,现场 1 分)(4.23)

> 说明:4.23 所有资料整理制作到一份文件中(PDF 格式),需上传以下资料
> 1. 心肺复苏培训制度、培训教材。
> 2. 培训场所的证明资料。
> 3. 培训团队的基本资料及培训计划。
> 4. 已开展的培训记录(不少于 2 次)(签到表、培训记录、照片)

要素五　持续改进

持续改进是胸痛中心认证的精髓,要求胸痛中心制订各类促进流程改进和质量改进的措施和方法,并通过数据显示持续改进的效果。

一、医院应制订促进流程改进和质量改进的计划和措施（资料 5.5 分，现场 5 分）

1. 胸痛中心应根据当前的实际情况确定本中心关键监控指标及质量改进计划，例如首次医疗接触至完成首份心电图时间、首份心电图至首份心电图确诊时间、首次医疗接触 - 溶栓时间、入门 - 溶栓时间、入门 - 出门（door-in and door-out）时间、入门 - 导丝通过（D-to-W）时间、ACS 院内死亡率等，并确立关键性效率指标和预后指标的近期奋斗目标值，原则上应每年修改一次奋斗目标值以体现持续改进的效果；申请认证时应提交所确立的监控指标及奋斗目标值。（资料 1 分，现场 1 分）（5.10）

> 说明：5.10 需上传关键监控指标及其奋斗目标值（需附会议记录的原始扫描件）。

2. 关键流程图的改进记录，至少提交 3 个改进前后的关键流程图及改进说明。（资料 1 分，现场 1 分）（5.11）

> 说明：5.11 需上传 3 个改进前后的流程图对比。

3. 制订促进胸痛中心质量改进的重要管理制度并付诸实施，主要包括：

（1）联合例会制度：是胸痛中心为协调院内外各相关部门的立场和观念、共同促进胸痛中心建设和发展而设立的专门会议，要求在提交认证资料和现场核查时均要有胸痛中心与"120"以及其他具有转诊关系单位的联合例会制度以及实施记录，该制度应为联合例会制订规则，包括主持及参加人员、频次、时间、会议讨论的主要内容等，原则上联合例会的时间间隔不得超过 6 个月。（资料 1 分，现场 1 分）（5.12）

> 说明：5.12 需上传以下资料
> 1. 联合例会制度（要求是现用版本的 JPG 格式扫描件）。
> 2. 近半年的联合例会原始会议记录扫描件。
> 3. 联合例会的现场照片。
> 4. 联合例会的签到表扫描件。

（2）质量分析会制度：质量分析会的主要内容是通过对胸痛中心运行过程中的阶段性宏观数据分析，肯定工作成绩、发现存在问题并制订改进措施。除了胸痛中心的核心科室人员参加外，医院管理层及院前急救人员亦应参加。该制度必须为质量分析会制订出标准的规则，包括主持及参加人员、频次、时间、参加人员、主要分析内容等，原则上质量分析会的时间间隔不得超过 3 个月。（资料 1 分，现场 1 分）（5.13）

> 说明：5.13 需上传以下资料
> 1. 质量分析会制度（要求是现用版本的 JPG 格式扫描件）。
> 2. 近半年的质量分析会原始会议记录扫描件。
> 3. 质量分析会的现场照片。
> 4. 质量分析会的签到表扫描件。

（3）典型病例讨论会制度：典型病例讨论会是改进胸痛中心工作质量最有效的工作形

式之一,可与质量分析会同时举行,但主要是针对急诊科、心血管内科等胸痛中心的实际工作人员。一般是从质量分析会中发现宏观问题,再将存在救治延误或决策错误的典型病例挑选出来作为剖析的对象,将所有与执行流程相关的人员集中进行讨论和分析。典型病例讨论会制度就是为病例讨论会制订规则,主要内容包括会议主持人、参与讨论的人员范围、举行会议的频次、时间、会议流程等,原则上典型病例讨论会的时间间隔不得超过 3 个月。(资料 1 分,现场 1 分)(5.14)

> 说明:5.14 需上传以下资料
> 1. 典型病例讨论会制度(要求是现用版本的 JPG 格式扫描件)。
> 2. 近半年的典型病例讨论会原始会议记录扫描件。
> 3. 典型病例讨论会的现场照片。
> 4. 典型病例讨论会的签到表扫描件。

(4)其他制度:如与质量分析会制度配套的奖惩制度、各类人员值班制度等。(资料 0.5 分)(5.15)

> 说明:5.15 需上传其他相关制度的扫描件。

申请认证时应提交上述制度原件的扫描件,落实制度的客观证据(流程及制度的培训、联合例会、质量分析会、典型病例讨论会的会议记录、签到表、显示活动时间、内容和场所的现场照片、视频等资料),上述资料应在举办活动后 5 天内及时上传至云平台系统的相应文件夹保存,系统不支持补充性提交上述资料。

二、持续改进效果(资料 34 分)(首选项目 10 分,次选项目选一个时分值乘以 0.5,选 2 个时分值乘以 0.25)

胸痛中心在提交认证申请前应进行云平台数据库的自我检查及评估,当云平台数据库显示的数据趋势达到以下要求时方可正式提交认证申请。

胸痛中心通过流程改进已改善 ACS 患者救治的效率指标和预后指标,其中 1～5 项是必须满足的条件,6～8 项中对应本院首选和次选再灌注策略的也为必须满足的条件,9～16 项至少满足其中 3 项条件。

1. 对于自行来院或经救护车入院的所有急性胸痛患者,缩短了从首次医疗接触到完成首份心电图时间,且要求月平均小于 10 分钟。(云平台趋势图 2 分)(5.16)

2. 对于 STEMI 患者,缩短了从完成首份心电图至首份心电图确诊时间,且要求月平均小于 10 分钟。(云平台趋势图 2 分)(5.17)

3. 经救护车入院的 STEMI 患者,院前远程传输心电图至胸痛中心的比例不低于 30% 且在过去 6 个月内呈现增加趋势。(云平台趋势图 2 分)(5.18)

4. 肌钙蛋白从抽血完成到获取报告时间 20 分钟。(云平台趋势图 2 分)(5.19)

5. 发病至首次医疗接触在 12 小时以内的 STEMI 患者早期再灌注治疗(溶栓 +PPCI)的比例不低于 75%。(云平台趋势图 2 分)(5.20)

以下 6～8 项根据本节"要素一"中再灌注策略的首选和次选项评分。

6. 对于以溶栓为首选再灌注策略的 STEMI 患者,应满足以下至少 4 条,其中第(1)和(3)条为必备条件。

(1)适合溶栓的患者接受溶栓治疗的比例不低于 50% 且在过去 6 个月内呈现增加趋势。(云平台趋势图 2 分)(5.21)

(2)经"120"入院的 STEMI 患者直达溶栓场所的比例大于 50% 或呈明显增加趋势。(云平台趋势图 2 分)(5.22)

(3)所有院内溶栓 STEMI 患者进门 - 溶栓时间已明显缩短,平均时间应在 30 分钟以内,且至少 75% 的病例能达到此标准;如果目前无法达到上述要求,至少近 6 个月已经呈现出明显的缩短趋势且至少 50% 的病例达 30 分钟以内,且已制订合理计划以确保在通过认证后的第 1 年内达到平均 30 分钟以内且 75% 的合格率。(云平台趋势图 2 分)(5.23)

(4)所有院前溶栓患者,首次医疗接触 - 溶栓时间呈现缩短趋势,且小于 30 分钟的比例大于 30%。(云平台趋势图 1 分)(5.24)

(5)溶栓后患者早期(2 小时内)转运至上级医院的比例不低于 50% 且呈现增加趋势。(云平台趋势图 1.5 分)(5.25)

(6)溶栓(包含在网络医院,"120"及本院溶栓)后患者 24 小时内早期造影的比例不低于 50% 或呈明显增加趋势。(云平台趋势图 1.5 分)(5.26)

7. 对于实施直接转运 PCI 的 STEMI 患者,应满足以下全部条件。

(1)在除外合并心源性休克、急性左心衰竭等需要 PCI 医院派出救护车双程转运的患者之后,月平均入门 - 出门的时间应≤30 分钟,如果目前达不到,应显示明显的缩短趋势,并且需要针对当前存在的主要问题制订改进措施,确保在通过认证后 1 年内逐步达到。(云平台趋势图 3 分)(5.27)

(2)在过去 6 个月内实施转运 PCI 的患者中,向接收转诊的 PCI 医院传输心电图的比例不低于 50% 且呈现增长趋势。(云平台趋势图 2.5 分)(5.28)

(3)在过去 6 个月内实施转运 PCI 的患者中绕行 PCI 医院急诊科和 CCU 直达导管室的比例不低于 50%。(云平台趋势图 2.5 分)(5.29)

(4)在过去 6 个月内实施转运 PCI 的 STEMI 患者,首次医疗接触到导丝通过时间应在 120 分钟以内。若单月转运病例少于 5 例,则应至少 75% 的病例能达到此标准。同时转运的上级医院实际介入手术开始时间及导丝通过时间反馈率为 100%。(云平台趋势图 2 分)(5.30)

8. 在本院实施 PPCI 的患者,应满足以下至少 3 条,不足 3 条者不记分,其中第(1)、(2)条为必备条件。

(1)本院介入医师或转运介入医师实施 PPCI 月平均入门 - 导丝通过时间≤90 分钟,且达标率≥75%,若当前无法达到,则应呈现改进趋势,且应制订措施促进改进,确保在通过认证后 1 年逐步达到上述要求。(云平台趋势图 3 分)(5.31)

(2)导管室激活时间小于 30 分钟。(云平台趋势图 3 分)(5.32)

(3)经救护车入院、接受 PPCI 治疗的 STEMI 患者,若从首次医疗接触到进门时间大于 30 分钟,绕行急诊和 CCU 直达导管室的比例不低于 50%,且呈现增高趋势。(云平台趋势图 2 分)(5.33)

(4)自行来院、接受 PPCI 治疗的 STEMI 患者,绕行 CCU 从急诊科直接送入导管室的

比例不低于 75%,且呈现增高趋势。(云平台趋势图 2 分)(5.34)

9. 对于从基层网络医院转诊来院的全部 STEMI 患者,至少满足以下 2 条,不足 2 条者不得分。(云平台趋势图 2 分)(5.35)

(1)过去 6 个月内月平均首次医疗接触到完成首份心电图时间小于 10 分钟或呈明显缩短趋势。

(2)过去 6 个月从首诊基层医院传输到胸痛中心的心电图比例在增加。

(3)过去 6 个月内 STEMI 患者从首次医疗接触到确诊的时间在缩短。

(4)对于网络医院实施转运的 STEMI 患者,网络医院的入门 - 出门时间在 30 分钟以内,若当前达不到,应有缩短趋势。

(5)从网络医院转诊的 STEMI 患者绕行本院转运至上级医院直达导管室的比例在增加。

10. STEMI 入院患者中呼叫"120"的比例在增加。(云平台趋势图 0.5 分)(5.36)

11. 所有 ACS 患者从确诊到负荷量双抗给药时间在 10 分钟以内,有缩短趋势。(云平台趋势图 0.5 分)(5.37)

12. 所有 STEMI 患者(除使用第一代溶栓药者外)从确诊到静脉肝素抗凝给药时间有缩短趋势。(云平台趋势图 0.5 分)(5.38)

13. 初步诊断为 NSETMI/UA 的患者实施危险分层评估的比例达到 100%。(云平台趋势图 1 分)(5.39)

14. 所有危险分层评估极高危的 NSTEMI/UA 患者,从入门后(首次评估为极高危者)或者病情变化后(再次评估为极高危者)2 小时内在本院或转至上级医院实施紧急 PCI 的比例在增加,且不低于 30%。(云平台趋势图 1 分)(5.40)

15. 所有危险分层评估高危 NSTEMI/UA 患者,从入门后(首次评估为高危者)或者病情变化后(再次评估为高危者)24 小时内在本院或转至上级医院实施早期介入治疗的比例在增加,且不低于 30%。(云平台趋势图 1 分)(5.41)

16. 全部 ACS 患者院内心力衰竭发生率在降低。(云平台趋势图 1 分)(5.42)

17. 全部 ACS 患者院内死亡率在降低。(云平台趋势图 0.5 分)(5.43)

18. STEMI 患者发病后 2 小时内就诊的比例在增加。(云平台趋势图 0.5 分)(5.44)

19. 主动脉或肺动脉 CTA 完成时间有缩短趋势(怀疑主动脉夹层或肺动脉栓塞的患者,计算从通知 CT 室到 CT 室完成准备的时间,要求小于 30 分钟)。(云平台趋势图 0.5 分)(5.45)

20. ACS 患者出院后 1 个月、3 个月、6 个月、1 年的随访率均不低于 50%。(5.46,参考指标)

(向定成 管小玉 赵彭涛 整理)

第六节 中国胸痛中心再认证标准(第二版)

中国胸痛中心联盟 中国胸痛中心执行委员会,2020 年 5 月修订

持续改进是胸痛中心规范运行的精髓。在通过初次认证后,胸痛中心应继续按照认证标准,保持高效的流程运作,执行精确的数据管理,进一步提高胸痛相关疾病的救治效率和

水平。为了对已通过认证的单位进行持续的后续监督和管理，中国胸痛中心联盟、中国胸痛中心执行委员会设置了再认证机制。根据《中国胸痛中心认证标准》的设置要求，首次通过认证的有效期为3年，3年后应当组织再认证。申请再认证的胸痛中心应在最后有效期达到前4个月在线提交再认证申请，再认证通过者继续使用认证标志，再认证的有效期延长为5年，以后每5年进行一次再认证，未通过者将收回认证标志。

一、数据库的评估与核查（20分）

（一）质控平台在线审查初筛条款

以下三项为必须全部满足的条件，不满足者将无法启动再认证程序。

1. 急性胸痛病例上报完整性　坚持中国胸痛中心认证云平台数据库的填报，能提供认证有效期内的全部数据供再认证时评估，若不能提供有效期内的连续数据或存在明显的数据造假行为，则不能通过再认证；若具备以下条件之一者视为数据库的病例上报完整性不合格，可根据缺陷性质由办公室联席会议决定进行数据库的飞行检查或暗访。（在线审查）（10分）

（1）数据填报：高危急性胸痛填报例数与医院规模明显不相称，年数据填报总量或者月分布趋势呈明显的不正常波动或缺失，且无法合理解释。

（2）数据管理：在再认证周期内高危胸痛病例的时间节点记录存在明显的逻辑错误≥3次或急性心肌梗死患者关键时间节点缺失≥3例或者存在数据造假嫌疑。

（3）质控指标：核心质控指标（认证标准中必须达标）趋势未达标。

2. STEMI病例的时间节点填报完整性　在数据库后台随机抽取10份/年（涵盖有效期内的每一年度）行急诊PCI的STEMI患者，关键时间节点的缺失（未填报或者填报错误）率应≤10%，其中院内时间节点记录的有效率应达到100%，不允许有缺失或错误。达不到以上要求的病例判断为不合格病例，若不合格病例≥抽查病例数的10%，则判断为STEMI病例的完整性不合格。（在线审查）（5分）

3. 数据库填报时效性　所有收住院的ACS患者、主动脉夹层患者、肺动脉栓塞等高危胸痛患者应及时填报、审核及存档。在数据库后台随机抽取10份住院病历（涵盖有效期内的每一年度），数据填报及最后一次修订不得超出患者出院后30天，如使用第三方数据填报平台，数据对接时间不得超出患者出院后30天，若有3份以上的病历超时，则判为不合格。（在线审查）（5分）

二、飞行检查、暗访及现场核查（完整性、真实性、准确性及可溯源性；救治流程的执行及持续改进）

选择数据库在线审查存疑的医院进行飞行检查，如建议"整改半年后复审"，整改期满3个月后，不定期实施暗访1次；整改期满6个月后，再认证单位应以书面形式递交复审申请，胸痛中心总部将择日安排现场核查；飞行检查、暗访和现场核查均实行扣分制。

1. 从医院急诊科就诊的患者中按照年度随机抽取某时段的连续ACS患者至少10份/年，计算云平台数据库的漏报率：ACS录入比例应为100%，每低于10%扣除2分。此项总扣分不超过5分。（飞行检查）

2. 随机抽检10份STEMI病例（涵盖有效期的每一年度）进行数据库真实性和溯源性

核查,所有关键时间节点和检查结果应可以溯源;在云平台填报的关键时间节点与原始资料不相符的病例界定为不合格病例(参与统计的任何一项时间节点不一致),每一不合格病例扣除 3 分,此项总扣分不超过 15 分,存在经查实的造假行为者为否决条件,不予通过再认证。(飞行检查)

3. 暗访环节将由通过中国胸痛中心执行委员会培训及考核的专家负责具体实施,主要考核院内外标识与指引、分诊台工作状况、急诊处理流程、时钟统一、胸痛优先及先救治后收费机制落实情况。(暗访)

4. 再认证现场核查将以胸痛中心单位在整改期内的数据库管理、持续改进情况进行审核,包括双方会面交流沟通、数据库审核、模拟演练、实地走访、总结反馈;鼓励胸痛中心单位开展信息化建设。(现场核查)

三、胸痛中心的常态化运行与管理(30 分)

1. 胸痛中心委员会人员发生变更时,应及时更新,并坚持定期召开联合例会,对胸痛中心的持续运行进行监督和管理。(资料)(1 分)

2. 落实了每季度一次的质量分析会和典型病例讨论会制度;在有效期内每漏开 1 次质量分析会和典型病例讨论会扣除 5 分,漏开 3 次以上者此项不得分。(在线审查,2017 年之前的另外提交会议相关资料)(15 分)

3. 胸痛中心的标识和指引应保持清晰和醒目,并根据医院环境的变化进行调整,若有分院或新院区成立时,分院和新院区也应按照胸痛中心标准的要求进行标识指引和功能区域的合理设置。(2 分,进入飞行检查或暗访时不合格者实行扣分制)

4. 对日常工作流程进行了持续改进,当指南发生变更、人员发生变动、医院条件发生变化时,对关键救治流程进行了修订,并能提供改进前后的对比流程图。(资料)(2 分)

5. 坚持落实医院的时钟统一制度,能够提交时钟统一的客观记录。(2 分,进入暗访环节时不合格者扣分)

6. 坚持胸痛中心的年度培训制度,定期对核心科室工作人员、医疗辅助人员以及全院人员尤其是新入职人员进行相关培训。(资料)(1 分)

7. 每年坚持对具有转诊关系的基层医院进行培训,积极推动胸痛救治单元建设及管理。(资料)(1 分)

8. 胸痛中心积极承担了公众健康教育义务,通过各种方式例如网络、电视、电台、自媒体、平面广告等坚持宣教工作的长期开展,内容应涵盖且不仅限于疾病知识科普、大众心肺复苏(cardiopulmonary resuscitation,CPR)培训等。(资料)(1 分)

9. 与“120”、基层医院建立了常态化的信息共享平台和电话联络机制,以便及时讨论急性胸痛患者的诊疗相关的问题。提交至少 10 个实际讨论病例的微信截图。(资料)(2 分)

10. 在通过初次认证后,继续加强区域协同救治体系的建设,网络医院的数量有所增加,区域影响力及辐射力进一步加强。(资料)(1 分)

11. 积极参与本地区卫生健康委员会(局)牵头组织的胸痛中心联盟的建设和推广工作,带动周边网络医院积极申报基层胸痛中心。(资料)(1 分)

12. 每年参加中国胸痛中心质控大会并向中国胸痛中心总部提交年度运行报告(资料＋会议注册记录)(1 分)

四、持续改进效果（50分）

胸痛中心在提交再认证申请前应进行云平台数据库的自我检查及评估，当云平台数据库显示的数据趋势达到以下要求时方可正式提交认证申请，认证办公室审查以下各项指标，其中1～8条为必须满足的条件（该8项指标均为首次认证标准中明确要求满足的，若当时不能满足，应制订相应的改进措施确保在通过认证后的6～12个月内达到要求），任意一项达不到者不能通过再认证，9～17项参与计分但不作为否决条件。

1. 所有胸痛患者首次医疗接触至完成首份心电图（FMC-to-EKG）时间，要求月平均小于10分钟，达标率75%以上，并呈持续改进趋势或在平均时间接近5分钟后呈现稳定趋势。（2分）

2. 经救护车（包括呼叫本地"120"入院及由非PCI医院转诊患者）入院的STEMI患者，从急救现场或救护车远程传输心电图至胸痛中心（实时传输或微信等形式传输，但必须在云平台有客观记录）的比例不低于50%且在认证有效期内呈现逐年增加趋势。（3分）

3. 对于STEMI患者，首份心电图至心电图确诊的时间月平均小于10分钟。（2分）

4. 坚持使用床旁快速检测肌钙蛋白，从抽血到获取报告时间符合实际且平均时间不超过20分钟。（3分）

5. 对于接受PPCI治疗的STEMI患者，月平均入门-导丝通过时间不超过90分钟、达标率不低于75%且呈现逐渐缩短的趋势，当月平均在60分钟以内时应呈现稳态趋势。（10分）

6. 导管室激活时间小于30分钟，且呈现缩短或稳定的趋势。（2分）

7. 经救护车入院（包括呼叫本地"120"入院及由非PCI医院转诊患者）且接受PPCI治疗的STEMI患者，绕行急诊和CCU直达导管室的比例不低于50%，且呈现增高趋势。（6分）

8. 自行来院且接受PPCI治疗的STEMI患者，绕行CCU直接送入导管室的比例不低于75%，且呈现增高趋势。（4分）

9. 对于实施转运PCI的STEMI患者，在转出医院的入门到出门（door-in and door-out）时间在30分钟以内。（2分）

10. 溶栓后患者（包含网络医院，"120"及本院）24小时内早期造影的比例不低于75%。（2分）

11. 所有STEMI患者的年平均死亡率低于4%。（2分）

12. STEMI入院患者中呼叫"120"的比例在增加。（2分）

13. 所有NSTE-ACS患者进行缺血及出血风险分层的比例达到100%。（1分）

14. 所有极高危NSTEMI/UA患者，2小时内实施紧急PCI的比例不低于50%。（2分）

15. ACS患者确诊后10分钟内开始双联抗血小板治疗的比例在逐年增高。（2分）

16. 所有STEMI患者（除使用第一代溶栓药者外）从确诊到静脉肝素抗凝给药时间在10分钟以内（1分）

17. 所有STEMI患者出院带药［双联抗血小板治疗药物（DAPT）、血管紧张素转化酶抑制剂（ACEI）/血管紧张素受体拮抗剂（ARB）、他汀类药物，β受体阻滞剂］符合指南推荐的

比例在逐步增高。（2分）

18. 建立了 ACS 的随访制度，所有 ACS 患者出院后 1、3、6 及 12 个月的随访率分别不低于 90%、80%、75% 和 50%。（2分）

（倪若辞　向定成　整理）

第七节　中国基层胸痛中心再认证标准

中国胸痛中心联盟　中国胸痛中心执行委员会，2020 年 5 月制定

持续改进是胸痛中心规范运行的精髓。在通过初次认证后，胸痛中心应继续按照认证标准，保持高效的流程运作，执行精确的数据管理，进一步提高胸痛相关疾病的救治效率和水平。为了对已通过认证的单位进行持续的后续监督和管理，中国胸痛中心联盟、中国胸痛中心执行委员会设置了再次认证机制。

根据《中国基层胸痛中心认证标准》的要求，首次通过认证的有效期为 3 年，3 年后应当组织再认证。申请再认证的胸痛中心应在最后有效期达到前 4 个月在线提交再认证申请，再认证通过者继续使用认证标志，再认证的有效期延长为 5 年，以后每 5 年进行一次再认证，未通过者将收回认证标志。

一、数据库的评估与核查（20分）

（一）数据库在线审查要求

1. 急性胸痛病例数据完整性　坚持中国胸痛中心认证云平台数据库的填报，能提供认证有效期内的全部数据供再认证时评估，若不能提供有效期内的连续数据或存在明显的数据造假行为，则不能通过再认证；若具备以下条件之一者视为数据库的病例上报完整性不合格或流程落实存疑，可根据缺陷性质由再认证办公室联席会议决定施行飞行检查或暗访。（在线审查）（10分）

（1）数据填报：高危急性胸痛填报例数与医院规模明显不相称，年数据填报总量或者月分布趋势呈明显的不正常波动或缺失，且无法合理解释。

（2）数据管理：在再认证周期内高危胸痛病例的时间节点记录存在明显的逻辑错误≥3次或急性心肌梗死患者关键时间节点缺失≥3例或者存在数据造假嫌疑。

（3）质控指标：核心质控指标（认证标准中必须达标的指标）趋势未达标。

2. STEMI 病例的时间节点填报准确性　在数据库后台随机抽取 10 份 / 年（涵盖有效期内的每一年度）住院的 STEMI 数据，关键时间节点的准确性（可溯源且正确）应≥90%，其中院内时间节点记录的准确性应达到 100%，不允许有缺失或错误。达不到以上要求者的病例判断为不合格病例，若不合格病例≥抽查病例数的 10%，则判断为 STEMI 病例的准确性不合格。（在线审查）（5分）

3. 数据填报时效性　所有胸痛病例数据，尤其是收住院的 ACS 患者、主动脉夹层患者、肺动脉栓塞等高危胸痛病例应及时填报、审核及存档。在数据库后台随机抽取 10 份 / 年住院病历（涵盖有效期内的每一年度），数据填报及最后一次修订不得超出患者出院后 30 天，如使用第三方数据填报平台，数据对接时间不得超出患者出院后 30 天，若有 3 份以上

（不包含 3 份）的病历超时，则判为不合格。（在线审查）（5 分）

（二）飞行检查、暗访及现场核查（数据的完整性、真实性、准确性及可溯源性；救治流程的执行及持续改进）

选择数据库在线审查存疑的医院进行飞行检查，如建议"整改半年后复审"，整改期满 3 个月后，不定期实施暗访 1 次；整改期满 6 个月后，再认证单位应以书面形式递交复审申请，胸痛中心总部将择日安排现场核查；飞行检查、暗访和现场核查均实行扣分制。

1. 从医院急诊科就诊的患者中按照年度随机抽取某时段的连续 ACS 患者至少 10 份 / 年，计算云平台数据库的漏报率：ACS 录入比例应为 100%，每低于 10% 扣除 2 分。此项总扣分不超过 5 分。（飞行检查）

2. 随机抽检 10 份 STEMI 病例（涵盖有效期的每一年度）进行数据库真实性和溯源性核查，所有关键时间节点和检查结果应可以溯源；在云平台填报的关键时间节点与原始资料不相符的病例界定为不合格病例（参与统计的任何一项时间节点不一致），每一不合格病例扣除 3 分，此项总扣分不超过 15 分，存在经查实的造假行为者为否决条件，不予通过再认证。（飞行检查）

3. 暗访环节将由通过中国胸痛中心执行委员会培训及考核的专家负责具体实施，主要考核院内外标识与指引、分诊台工作状况、急诊处理流程、时钟统一、胸痛优先及先救治后收费机制落实情况。（暗访）

4. 再认证现场核查将对胸痛中心单位在整改期内的数据库管理、持续改进情况进行审核，包括双方会面交流沟通、数据库审核、模拟演练、实地走访、总结反馈；鼓励胸痛中心单位开展信息化建设。（现场核查）

二、胸痛中心的常态化运行与管理（30 分）

1. 胸痛中心委员会组织架构及人员发生变更时，应及时更新，并坚持每半年一次召开联合例会，对胸痛中心的持续运行进行监督和管理。（资料）（2 分）

资料包括：组织架构图、任命函；联合例会资料（照片、签到表、幻灯、会议记录）。

2. 落实了每季度一次的质量分析会和典型病例讨论会制度；在有效期内每漏开 1 次质量分析会和典型病例讨论会扣除 5 分，漏开 3 次以上者此项不得分。（在线审查）（10 分）

资料包括：质量分析会及典型病例讨论会资料（照片、签到表、幻灯、会议记录）。

3. 胸痛中心的标识和指引应保持清晰和醒目，并根据医院环境的变化进行调整，若有分院或新院区成立时，分院和新院区也应按照胸痛中心标准的要求进行标识指引和功能区域的合理设置。（2 分，进入飞行检查或暗访时不合格者实行扣分制）

资料包括：能体现医院辖域内及周边重要交通要道指引标识情况的最新照片。

4. 对日常工作流程进行了持续改进，当指南发生了变更、人员发生变动、医院条件发生变化时，对关键救治流程进行了修订，并能提供改进前后的对比流程图。（资料）（3 分）

资料包括：原流程图及改进后的流程图。

5. 坚持落实时钟统一制度，并能够提交时钟校准的客观记录。（2 分，进入暗访环节时不合格者扣分）

资料包括：时钟统一制度、某一时段（涵盖每一年）的时钟校准的客观记录。

6. 坚持胸痛中心的年度培训制度，定期对核心科室工作人员、医疗辅助人员以及全院

人员尤其是新入职人员进行相关培训。（资料）（2分）

资料包括：核心科室人员培训会、医疗辅助后勤人员培训会、全院培训会、新入职员工培训会（照片、签到表、幻灯、会议记录）。

7．坚持对具有转诊关系的网络医院以及签署协议的胸痛救治单元开展培训，单家目标单位每年不少于2次。持续推动本区域内胸痛救治单元的建设与监督。（资料）（1分）

资料包括：针对基层医院及胸痛救治单元的培训会（照片、签到表、幻灯、会议记录）、实地走访与指导（照片、走访时发现的问题和建议）。

8．胸痛中心积极承担了公众健康教育义务，通过各种方式例如网络、电视、电台、自媒体、平面广告等坚持宣教工作的长期开展，内容应涵盖且不仅限于疾病知识科普、CPR普及。（资料）（2分）

资料包括：公众教育活动（照片、幻灯、会议记录）。

9．与"120"、基层医院或胸痛救治单元、上级协作单位建立了常态化的信息共享平台和电话联络机制，以便及时讨论急性胸痛患者的诊疗相关的问题。提交至少平均3个/年度实际讨论病例的微信截图。（资料）（2分）

资料包括：微信工作群截图，内容需包含实施转运的患者沟通内容。

10．在通过初次认证后，继续加强区域协同救治体系的建设，新增或维持与上级医院合作协议的有效性，或网络医院的数量有所增加，区域影响力及辐射力进一步加强。（资料）（2分）

资料包括：与上级合作医疗机构和网络医院的合作协议。

11．积极参与本地区卫生健康委员会（局）、地市级胸痛中心联盟牵头组织的胸痛中心联盟的建设和推广工作。（资料）（1分）

资料包括：参与推广工作的内容及成果汇总。

12．积极推动本院或本地区胸痛中心信息化的建设。

资料包括：运用时间节点自动化采集系统、心电一张网建设等相关资料。

13．每年参加中国胸痛中心质控大会并向中国胸痛中心总部提交年度运行报告。（资料＋会议注册记录）（1分）

资料包括：年度运行报告（内容包含且不仅限于组织架构及人员组成、再灌注策略、核心趋势情况、持续改进措施、尚存的不足、次年的计划）、注册参会证明（回执、参会照片等）。

三、持续改进效果（50分）

胸痛中心在提交再认证申请前应进行云平台数据库的自我检查及评估，再认证办公室审查以下各项指标，其中1～13条为必须满足的条件（该8项指标均为首次认证标准中明确要求满足的，若当时不能满足，应制订相应的改进措施确保在通过再认证后的6～12个月内达到要求），任意一项达不到者不能通过再认证，14～18项参与计分但不作为否决条件。条款要求根据胸痛中心单位已选定的再灌注策略方案呈现。

1．所有胸痛患者首次医疗接触至完成首份心电图（FMC-to-EKG）时间，要求月平均小于10分钟，达标率75%以上，并呈持续改进趋势或在平均时间接近5分钟后呈现稳定趋势。（3分）

2．经救护车入院的STEMI患者，从急救现场或救护车远程传输心电图至胸痛中心（实时传输或微信等形式传输，但必须在云平台有客观记录）的比例不低于50%且在过去3年

内呈现增加趋势。(3分)

3. 对于 STEMI 患者,首份心电图至心电图确诊的时间月平均小于 10 分钟。(3分)

4. 坚持使用床旁快检肌钙蛋白,从抽血完成到获取报告时间符合实际且平均时间不超过 20 分钟。(3分)

5. 在再灌注时间窗(发病至就诊在 12 小时)以内到达的 STEMI 患者早期再灌注治疗(溶栓 /PPCI)的比例不低于 75%,且呈增加趋势。(10分)

6. 实施本院 PPCI 的 STEMI 患者月平均入门 - 导丝通过时间不超过 90 分钟、达标率不低于 75%,当月平均在 60 分钟以内时应呈现稳态趋势(再灌注策略选项包含本院急诊 PCI)。(4分)

7. 导管室激活时间小于 30 分钟,且呈现缩短或稳定的趋势(再灌注策略选项包含本院急诊 PCI)。(1分)

8. 实施溶栓的 STEMI 患者进门 - 溶栓开始时间已明显缩短,月平均时间应在 30 分钟以内,且达标率不低于 75%(再灌注策略选项包含溶栓)。(4分)

9. 适合溶栓的患者接受溶栓治疗的比例不低于 50%。(1分)

10. 溶栓后患者 24 小时内接受造影的比例不利于 50%。(1分)

11. 对于实施转运 PCI 的 STEMI 患者,本院入门到出门(door-in and door-out)的时间在 30 分钟以内,达标率不低于 75%。(4分)

12. 实施转运 PCI 的患者中,向接收单位传输心电图的比例不低于 75%。(1分)

13. ACS 患者确诊后 10 分钟内开始双联抗血小板治疗的比例在逐年增高。(2分)

14. 经救护车接诊或由网络医院转诊的 STEMI 患者,直接转送至上级合作医疗机构,实施"三绕"(绕行本院、绕行上级合作医疗机构急诊和 CCU)的比例在逐渐增加。(2分)

15. 所有 STEMI 患者的年平均死亡率低于 4%。(2分)

16. 对所有 NSTE-ACS 患者进行危险分层的比例达到 100%。(2分)

17. 所有 STEMI 患者出院带药(DAPT、ACEI/ARB、他汀类药物, β 受体阻滞剂)符合指南推荐的比例在逐步增高。(2分)

18. 建立了 ACS 的随访制度,所有 ACS 患者出院后 1、3、6 及 12 个月的随访率分别不低于 90%、80%、75% 和 50%。(2分)

(倪若辞　向定成　整理)

第八节　胸痛救治单元建设实施方案

中国胸痛中心联盟　中国胸痛中心执行委员会,2020 年 4 月制定

胸痛中心的建设目标是要建立"在最短的时间内将急性胸痛患者送至具有救治能力的医院接受最佳治疗"的机制,针对基层医疗机构(乡、镇卫生院,社区医院等),建立规范化的胸痛救治单元,对于胸痛患者及时明确地诊断,减少发病后早期的救治延误,降低死亡率并提高心肌梗死救治率,具有重要意义。胸痛救治单元是胸痛中心区域协同救治体系的组成部分,是胸痛救治网络的基础环节,为引导基层医疗机构进行规范化胸痛救治单元建设,打通胸痛救治的"起跑第一公里",特制定胸痛救治单元建设实施方案。

一、适用范围

承担了急性胸痛接诊任务、年接诊急性胸痛≥10例，且按照就近原则与已经通过认证的胸痛中心建立了常态化联合救治及转诊关系的基层医疗机构（乡、镇卫生院，社区医疗服务中心等）。

二、胸痛救治单元建设内容

1．医院发布正式成立胸痛救治单元的文件，明确组织架构及主要岗位人员职责。要求：

（1）由医疗机构主要负责人主持胸痛救治单元的工作及重大决策。

（2）至少有1名熟悉胸痛救治业务且具备心电图操作能力的医师作为主要负责人，书面文件正式明确胸痛救治单元负责人的职责。

> 说明：需上传医院正式文件的扫描件，其中文件日期应早于申请日期至少3个月。

2．设置胸痛救治单元的指引及胸痛优先标识。

3．配备床旁心电图机设备，双联抗血小板常备药品；有收治或者留观能力或距离上级医院转运距离大于60分钟的胸痛救治单元应配备肌钙蛋白床旁快速检测设备。

4．建立针对急性胸痛患者的心电图、双联抗血小板、抗凝、溶栓及肌钙蛋白（如果开展）等项目的先救治后收费机制。

5．根据就近原则及本机构实际情况，与具有急诊PCI能力或者溶栓治疗能力的胸痛中心签署联合救治协议，协议中应包括与上级医院的心电图传输、一键启动电话、远程会诊及转运机制、数据共享、救护车派遣机制、联合培训等内容。

> 说明：需上传正式文件（与上级医院签署联合救治及转运协议）的扫描件。

6．制订适合本机构条件的急性胸痛诊疗流程图，能够指引接诊医师快速、规范完成急性胸痛患者的接诊、初步诊断及决策任务。

7．依据指南及距离上级医院的转运时间，为首诊于本机构的急性ST段抬高心肌梗死（STEMI）患者制订首选的再灌注治疗策略。若首选溶栓治疗，应在上级医院指导下制订溶栓筛查表、溶栓标准操作流程、溶栓结果判断标准、溶栓药物（建议使用第二、三代溶栓药物）、溶栓后转运流程；若首选转运PCI或转至上级医院溶栓（转运溶栓），应与上级医院协调制订转运机制。

8．在上级医院的指导下开展以胸痛症状识别、急性胸痛相关疾病的早期临床诊断、常规心电图知识、基本急救技能为主的全员培训与考核，要求每年不少于一轮。胸痛救治单元主要负责人参加（或远程）转诊的上级医院举办的联合例会；条件允许时参加上级医院的质量分析会和典型病例讨论会。

9．定期开展大众培训教育，内容包括健康生活方式、急救常识（急性胸痛症状识别、呼叫"120"、心脏骤停的识别及基本心肺复苏技能）等，应覆盖医疗机构所管辖的全部社区（村）。每季度不少于一次。

说明：需上传培训教育资料证明（例如培训幻灯）及现场照片。

10. 制订规范的胸痛患者时间节点管理表，及时填写所有接诊胸痛患者关键时间节点。

说明：需上传所有接诊胸痛患者的时间管理表[包含首次医疗接触时间、首份心电图完成时间、传输时间、确诊时间、患者转出时间、溶栓（若开展）、双联抗心血小板药物使用时间]及原始病历资料的扫描件。

三、评价指标

1. 所有高危胸痛（急性冠脉综合征、主动脉夹层、肺动脉栓塞）病例的原始资料保留存档，且时间节点可溯源。向上级医院转诊的高危急性胸痛患者，应共享时间节点管理表，并留存原始资料。

2. 所有急性胸痛患者在首次医疗接触后能在 10 分钟内完成 12/18 导联心电图检查，确保在首份心电图完成后 10 分钟内由具备诊断能力的医师或通过远程由上级医院医师解读。

3. 若开展了床旁肌钙蛋白检测，能够在抽血后 20 分钟内获取检测结果。

4. 对于明确诊断为 STEMI 的患者，若在本机构实施溶栓治疗，则应在患者到达后 30 分钟内开始溶栓；若实施转运 PCI 或者转运溶栓，则应在患者到达后 30 分钟内转出。

附：

1. 胸痛救治单元建设流程（图 1-8-1）。
2. 胸痛救治单元组织实施流程（图 1-8-2）。

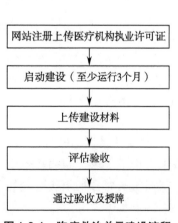

图 1-8-1 胸痛救治单元建设流程

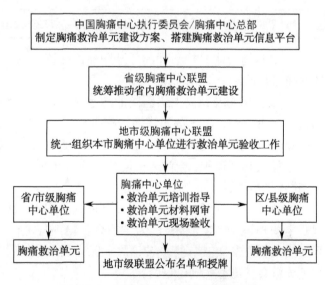

图 1-8-2 胸痛救治单元组织实施流程

（杨长娟 赵彭涛 向定成 整理）

第九节　中国胸痛中心常态化质控方案

中国胸痛中心联盟　中国胸痛中心执行委员会，2020 年 4 月制定

一、指导原则

国家卫生健康委员会于 2019 年 10 月 30 日授权中国胸痛中心联盟，组织全国胸痛中心的建设、认证与质控工作，为进一步提高已通过认证胸痛中心的建设水平，坚持持续改进理念，发挥胸痛中心在区域协同救治体系中的作用，提高心血管及急危重症救治能力，早日实现《健康中国行动（2019—2030 年）》中提出的目标。根据《国家卫生计生委办公厅关于提升急性心脑血管疾病医疗救治能力的通知》及《国家卫生计生委办公厅关于印发胸痛中心建设与管理指导原则（试行）的通知》的精神，中国胸痛中心联盟、中国胸痛中心执行委员会制定了中国胸痛中心常态化质控方案。

二、实施目标

建立全国胸痛中心质控体系，形成全国 - 省联盟 - 地市级联盟三级外部质控工作机制，促使医院的内部质控机制常态化运行，确保胸痛中心持续质量改进，以逐步提高急性胸痛救治效率、改善患者预后。

三、组织管理

（一）组织架构

1. 由中国胸痛中心联盟、中国胸痛中心执行委员会和胸痛中心总部组织成立全国胸痛中心质控专家工作组，依据《中国胸痛中心认证标准》及《中国基层胸痛中心认证标准》制定并发布全国胸痛中心质控指标，指导、督促各省联盟开展质控工作，并根据需要组织全国性飞行检查，定期发布全国胸痛中心质控报告。

2. 各省级胸痛中心联盟推动省卫生健康委发布针对本省的胸痛中心质控文件，成立省级质控中心，组建质控专家委员会，负责制定全省的质控工作方案，组织实施全省常态化质控工作，督导地市级联盟开展常态化质控，发布省内质控报告。

3. 各地市级胸痛中心联盟成立地市级质控中心，组建地市级胸痛中心联盟质控专家委员会，负责制定全市的常态化质控工作方案，在省联盟指导下开展全市常态化质控工作，发布市内质控报告。

（二）质控平台

1. 由胸痛中心总部负责搭建全国胸痛中心质控数据平台，并开放权限供省、地市级胸痛中心联盟进行常态化质控，全国胸痛中心质控办公室负责对质控平台进行维护并解决各省、地市级联盟在质控中发生的技术问题并督促各省级联盟及时开展胸痛中心常态化质控工作。

2. 各省、地市级胸痛中心联盟依托此平台上开展质控工作，但应严格遵守数据操作规则及保密协定，确保数据平台的安全。

四、各级质控机构的工作职责

1. 中国胸痛中心联盟、中国胸痛中心执行委员会、胸痛中心总部工作职责

(1)组织成立中国胸痛中心质控专家工作组,并制定全国质控工作流程,统一组织全国及各省质控专家进行培训。

(2)定期发布全国季度、半年度和年度质控报告,向各省质控中心发布省内质控报告。质控结果将作为各胸痛中心运行质量考核的主要依据,同时也是遴选国家胸痛中心示范基地的重要依据。对于已经通过国家胸痛中心认证但质控成绩不及格的医院,将发出黄牌警告,以下两个条件之一的单位将发出黄牌警告通知:①不能保持胸痛中心常态化运行(未完整填报胸痛数据和三级审核、未坚持按时召开质量分析会和典型病例讨论会、未及时调整质控指标的目标值及优化诊疗流程);②主要质控指标不能持续达标且在全国质控排名后10%的胸痛中心。连续两次黄牌警告未见整改的单位将由总部安排飞行检查核实后发出提前摘牌通知。

(3)负责制定质控机制、飞行检查流程及评分手册,根据质控综合成绩得出以下结果:60分以上通过;30~59分整改后再次现场核查;0~30分取消认证资格,并收回认证标志。

(4)定期(每半年)收集各省质控中心反馈,根据各省反馈结果,结合全国年度质控报告,随机抽取质控排名上、中、下1/3的各20家单位进行飞行检查,抽取单位根据各省质控成效酌情调整和覆盖。由胸痛中心总部协调全国质控工作专家组成员对需要飞行检查单位进行飞行检查,并向医院发布飞行检查通知。

(5)通过质控平台统计后台数据与飞行检查结果,汇总形成各省质控报告与医院排名,向执行委员会汇报,并在胸痛中心总部官网和微信公众号公布。

(6)定期向国家卫生健康委汇报全国质控总体情况,包含各省质控排名,每年年初由国家卫生健康委公布全国质控报告和各省质控报告,并在胸痛中心总部官网和微信公众号公布。

同时,示范基地、核查专家、暗访专家的遴选与聘用将参考全国质控排名。胸痛中心总部将在每年的"胸痛中心质控大会"与"中国胸痛中心大会"上对优秀质控单位、地市联盟、省联盟进行表彰。

2. 省级胸痛中心联盟工作职责

(1)由各省级胸痛中心联盟联合省卫生健康委成立省级质控中心,并成立省级胸痛中心专家委员会,在全国质控方案的总体要求下制定本省质控工作方案和流程,组织培训省内各地市质控专家,统筹实施本省质控工作。

(2)积极推动各地市成立地市级胸痛中心联盟,统筹指导省内地市级联盟的质控核查工作,未成立地市级联盟的由省联盟负责统筹安排质控工作,对地市级联盟的质控可以采用督导的方式进行。

(3)根据质控结果每半年发布省级质控报告与排名情况,向省卫生健康委汇报,并提交胸痛中心总部;对全省质控单位进行公示。

(4)定期组织全省质控工作会议,每年不少于1次。

3. 地市级胸痛中心联盟工作职责

(1)由各地市级联盟联合市卫生健康委组织成立地市级质控中心,组建质控专家组,在

省级胸痛中心联盟的统一指导下进行质控工作,并接受省级联盟统一进行的培训,培训完成后启用地市级质控平台,启动本地市胸痛中心的常态化质控核查工作。

（2）每半年进行一次常态化质控工作,组织本地市专家交叉对所有通过认证的单位进行现场数据核查,并现场指导工作。

（3）根据质控平台排名及质控检查情况,地市级联盟每半年向省联盟提交一次质控工作进展及持续改进情况;向质控排名靠后 20% 且主要质控指标不达标的单位发布整改通知。

（赵彭涛　杨长娟　向定成　整理）

第二章

胸痛的诊断与鉴别诊断基础知识

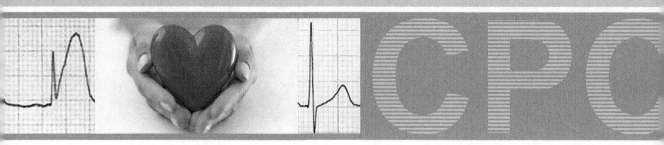

第一节　高危急性胸痛的临床特点与快速鉴别诊断流程

一、概述

胸痛是临床常见症状,其临床意义因病因而异,病情有轻有重,有些是因为内脏疾病所引起,可能是致命性的,有些是由于胸壁组织局部轻微损害所致,即使不进行任何处理也不会产生严重后果。但胸痛的症状有时比较模糊,不甚典型,患者的感受可能非常不同,对症状的描述亦可能差异很大。因此,需要临床医师从细致的病史采集、全面的体检和有针对性的辅助检查中寻找线索,甄别出胸痛的真正原因。

各种物理、化学和 / 或生物性因素,包括炎症、缺氧、内脏膨胀、机械压迫、异物刺激、化学刺激、外伤以及肿瘤等,刺激胸部各脏器和组织的神经纤维如肋间神经感觉纤维、脊髓后根传入纤维、支配心脏和主动脉的感觉纤维、支配气管与支气管及食管的迷走神经感觉纤维等,均可引起胸痛。此外,某些内脏与体表某部位受同一脊髓后根的传入神经纤维支配时,来自内脏的痛觉冲动传到大脑皮质后,除可产生局部疼痛外,还可出现相应体表的疼痛感觉,称之为放射痛。

急性胸痛(包括胸闷)是最常见的内科急诊症状之一,占急诊内科患者的 5%～20%,在三级医院占 20%～30%,心血管专科医院甚至更高。急性胸痛、胸闷的病因繁多,主要分类如图 2-1-1 所示。其中既有随时威胁患者生命的急性心肌梗死、主动脉夹层等高致死性疾病,也有带状疱疹、肋间神经炎、胸椎小关节紊乱等虽然胸痛症状严重但并不威胁患者生命的中低危疾病。因此,急性胸痛、胸闷的早期识别至关重要,这也是迫切需要建立胸痛中心的主要原因。

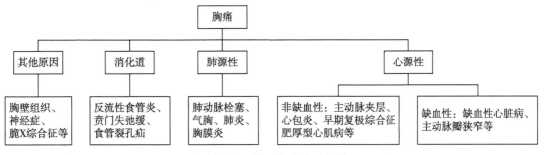

图 2-1-1　常见胸痛病因分类

二、高危急性胸痛的定义及临床特点

高危急性胸痛是指对患者生命构成直接威胁的致死性急性胸痛疾病,也可以称之为致死性急性胸痛。该类患者的基本临床特征包括:

1. 发病急、临床表现重　患者常常是在某些诱发因素如体力活动、情绪激动、长时间制动后活动等状态下突然开始的急性严重胸痛、胸闷,伴有呼吸困难甚至濒临死亡的感觉。也有些患者可能是在夜间睡眠中发病,可能与血栓形成或者冠脉痉挛等病理生理机制有关。部分患者在急性胸痛、胸闷发病的同时或者稍后出现严重低血压或者心脏骤停,如抢救不及时可能转归为猝死。但也有部分高危急性胸痛疾病患者发病时的症状不是很严重,类似于平时的心绞痛发作,仅仅是胸痛程度稍微严重一些、持续时间稍微长一些,此类患者常常

因为临床表现不太严重容易被患者及家属忽视而错过最佳救治时机。多数高危急性胸痛患者因为临床表现严重,甚至伴有意识障碍,难以回答首诊医师的问诊,或者生命体征不稳定,需要紧急抢救,这些都会增加早期确诊的困难。

2. 特异性体征可高度提示诊断 当急性胸痛患者左右上肢或者上下肢体血压出现较大差异时就高度提示主动脉夹层;急性胸痛伴有严重低氧血症(口唇或面色发绀、血氧饱和度低)、心率和呼吸频率快、颈静脉怒张但患者能够平卧,往往提示急性肺动脉栓塞。过去健康的成年人急性胸痛时伴有明显的二尖瓣收缩期杂音多提示急性心肌梗死。急性胸痛伴有严重呼吸困难、左右两肺呼吸音不对称、一侧的胸廓运动减弱及语音震颤减弱或消失,高度提示张力性气胸。

3. 诊断并不难,只要想到了就不会漏掉 由于高危急性胸痛患者的临床表现严重且具有多样性的特点,常常会导致早期误诊或者漏诊。但高危急性胸痛的四大主要疾病的诊断手段现已非常成熟且方便,比如心电图对急性心肌缺血的诊断、肌钙蛋白对急性心肌梗死的诊断、CTA 对主动脉夹层和肺动脉栓塞的诊断、X 线胸片或者 CT 对张力性气胸的诊断,都具有非常高的准确性,而且当前在绝大多数二级以上医院都可以开展上述检查。而心电图已经普及到所有的救护车和一级医疗机构。因此,只要首诊医师想到了就不会误诊或者漏诊。胸痛中心最重要的任务之一就是要建立预防首诊医师"想不到"的机制,也就是将所有高危急性胸痛的诊断思路以流程图的形式明确下来,指导一线医护人员进行规范救治。

4. "早"决定一切 尽管高危急性胸痛的发病来势汹汹,但四大疾病都是可以治疗的,比如急性心肌梗死虽然死亡率很高,但如果通过急诊介入治疗或者溶栓治疗及时开通堵塞的冠脉,患者的心肌就可以恢复血流灌注,死亡率就可以显著降低。主动脉夹层的发病机制是在主动脉壁的内、中、外膜三层结构之间出现了破口,如果能够及时诊断就可以通过介入技术封闭破裂口或者通过外科手术更换破裂的主动脉。肺动脉栓塞仅仅是采用抗凝和溶栓治疗就可以使肺动脉内的血栓溶解。张力性气胸只要进行床边持续负压引流就可以使压缩的肺组织复张,恢复换气功能。但上述措施都只要在疾病早期才有价值,如果错过了发病早期黄金救治时间窗,这些治疗手段就不能给患者带来真正的获益了,不能降低死亡率、提高存活患者的生活能力。可以理解为针对高危胸痛疾病的有效治疗手段都有明确的时限性,"过了这个村,就没这个店了"。因此,对于高危急性胸痛患者而言,早期的快速确诊是一切救治的基础,也是决定患者预后的关键因素。

三、高危急性胸痛的主要临床表现

高危急性胸痛主要是指急性心肌梗死为代表的急性冠脉综合征、主动脉夹层、肺动脉栓塞以及张力性气胸四大致死性疾病。以下简单介绍该四大胸痛疾病的主要临床表现。

(一)急性冠脉综合征(ACS)

急性冠脉综合征包括三种临床类型,分别是急性 ST 段抬高心肌梗死(STEMI)、急性非 ST 段抬高心肌梗死(NSTEMI)和不稳定型心绞痛(unstable angina pectoris, UA)。之所以将三种临床类型称为 ACS 是因为三者有接近共同的病理基础,即冠脉内存在不稳定的斑块或者存在血管痉挛等因素导致了冠脉供血减少或者完全终止,使心肌处于严重缺血状态。以下分述三种类型 ACS 的临床表现。

1. STEMI 是因为冠脉血管突然完全闭塞导致血流供应完全终止所引起心肌的缺血性坏死,临床表现为严重的急性胸痛、胸闷伴全身大汗、恶心呕吐等症状,也有少数患者发病后即刻出现晕厥,如果来不及抢救就会猝死。典型的心电图表现为闭塞冠脉所支配区域的相应导联 ST 段弓背向上抬高,但心电图会有随时间的动态变化特征,闭塞早期以 T 波高尖、R 波顿挫为主(图 2-1-2),很快发展为 ST 段弓背向上抬高,并与 T 波融合形成单向曲线(图 2-1-3),如不能在此阶段开通闭塞的血管,以后心肌开始坏死,R 波逐步降低至形成负向 Q 波,ST 段回落伴 T 波逐步降低至倒置。心电图的演变特征基本反映了心肌缺血、坏死的进展过程。但确认心肌坏死主要是依靠肌钙蛋白的检测。STEMI 治疗最关键的是要尽早开通导致心肌梗死的闭塞冠脉,疗效最确定的是直接经皮冠脉介入治疗(PPCI),但要求必须在首次医疗接触后 120 分钟或者进入进行 PPCI 的医院大门后 90 分钟开通血管,不具备上述条件或者能力时应首选溶栓治疗。PPCI 和溶栓都是开通梗死冠脉的手段,统称为再灌注治疗。无论采用哪种再灌注治疗手段,都必须强调“时间是心肌、时间是生命”的概念,因为随着开通血管的时间延迟,坏死的心肌越多,患者死亡率越高,存活患者的生活能力越差。因此,胸痛中心将 STEMI 作为主要的考核病种,对救治全程进行严格的时间节点管理,以实现早期开通血管的目标。

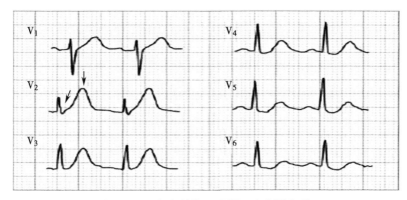

图 2-1-2　超急性期心肌梗死心电图表现
箭头所示分别为前间壁(V$_2$、V$_3$)导联 r 波顿挫及 T 波高尖,ST 段呈抬高趋势

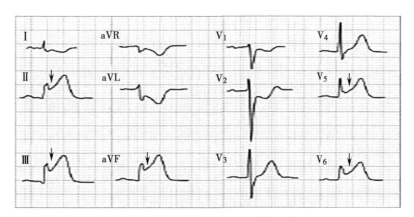

图 2-1-3　超急性期心肌梗死心电图表现
箭头所示为下壁(Ⅱ、Ⅲ、aVF)导联及侧壁(V$_5$、V$_6$)ST 段抬高,与 T 波升支融合

2. NSTEMI　是不同于 STEMI 的一种急性心肌梗死临床类型,尽管其病理生理基础也是不稳定斑块破裂诱发血栓形成,但血栓形成并未导致血管完全闭塞,也有部分患者可能是在高度狭窄基础上加重形成完全血管闭塞,高度狭窄期间反复发作的缺血促进了侧支循

环的形成,当前向血流中断时,远段有侧支循环保护,就不会形成 ST 段抬高的心电图表现了。此类患者临床表现更具有多样性,但总体不如 STEMI 患者那么凶险却更加变化多端,更多见于老年人及有多种基础危险因素的患者,胸痛、胸闷的程度可轻可重,伴随症状更多,少数患者可能被伴随的非心血管症状所掩盖,并不表现出胸痛、胸闷的症状。心电图显示 ST 段压低而不是抬高,但也逐步出现 R 波降低、Q 波形成、T 波倒置等急性心肌梗死的演变过程,但过程相对 STEMI 更缓慢。部分患者心电图表现不典型,连续观察肌钙蛋白变化可能是确诊此类 NSTEMI 的唯一依据。

3. UA 即不稳定型心绞痛,是指新发心绞痛或者原有心绞痛的患者近 1 个月内心绞痛频率、诱发因素、胸痛严重程度、持续时间、缓解方式跟过去相比发生了变化。此类患者与 NSTEMI 的临床表现相似,只是胸痛、胸闷持续时间相对较短,心肌缺血能够得到及时缓解,没有发生心肌梗死。其与 NSTEMI 的临床鉴别诊断主要是依据肌钙蛋白检测结果,升高达到诊断界限值者诊断 NSTEMI,否则诊断为 UA。

(二)主动脉夹层

主动脉夹层是指在先天或后天因素影响下,主动脉内 / 中膜存在薄弱区域,在突然用力的诱因下发生内膜撕裂,以突发、剧烈的撕裂样胸背部疼痛,伴或不伴向腰、腹部及下肢转移为主要临床表现的综合征,是致死性急性胸痛疾病之一,早期可出现休克。不及时治疗者,早期死亡率每小时达 1%。目前比较公认的分类是 Stanford 分型,累及升主动脉的为 A 型,仅累及降主动脉的为 B 型。

1. 临床表现 主动脉夹层国外 70 岁以上的男性占 75%,多在动脉粥样硬化基础上发生,但我国患者发病年龄更年轻,多为长期血压未控制有关。除了动脉粥样硬化外,其他常见原因包括马方综合征(Marfan syndrome)、结缔组织病、特纳综合征(Turner syndrome)等。其临床特点为以骤然发生的剧烈胸痛为主诉,疼痛性质多为刀割样、撕裂样或针刺样的持续性疼痛,程度难以忍受,可伴有烦躁、面色苍白、大汗、四肢厥冷等休克表现。胸痛的部位与夹层的起源部位密切相关,随着夹层血肿的扩展,疼痛可随之向近心端或远心端蔓延。其他伴随症状及体征也与夹层累及的部位相关。

2. 临床诊断 如胸痛从开始即达到高峰(敏感度 90%)的突发撕裂样或刀割样疼痛,疼痛时可放射至背、肩胛、腹部,伴有神经系统体征或脉搏缺失应高度怀疑此病。临床见患者呈休克状态,但血压偏高且肢体间血压差异大于 20mmHg,听诊可闻及主动脉反流等征象;结合突发的撕裂样或刀割样胸痛,脉搏或血压差异和胸部 X 线片提示纵隔增宽能够识别 96% 的病例。10% 的胸片最初是正常的,所以正常的胸片不能排除主动脉夹层,主动脉 CTA 是诊断金标准。

(三)肺动脉栓塞

肺动脉栓塞是指各种栓子(包括血栓、气栓、脂肪、羊水及瘤栓)进入肺循环阻塞肺动脉或其他分支,引起肺循环障碍的临床和病理生理综合征。

1. 临床症状 多数患者临床表现为呼吸困难、胸痛、咯血,称之为急性肺动脉栓塞的"三联症",但具备三联症的患者不足 1/3。其中呼吸困难常在体力活动时更明显。少数患者以晕厥为首发症状,也有部分患者以头晕、疲劳、乏力等为主诉。常见体征包括面色及口唇发绀、颈静脉充盈或怒张、心率增快、肺动脉瓣听诊区第二心音(P2)亢进,极少数可见血栓来源相关的体征如下肢肿胀等。无创血氧饱和度监测可见不同程度的低氧表现。

2. 临床诊断 临床主要结合病史、症状、体征及心电图、血气分析、D- 二聚体、肺动脉

CTA 检查进行初步诊断,尤以肺动脉 CTA 为急性肺动脉栓塞的诊断金标准。急性肺动脉栓塞典型心电图呈 $S_IQ_{III}T_{III}$ 图形,电轴右偏,可见肺型 P 波及右束支传导阻滞图形。X 线胸片可见纵隔增宽、楔状阴影;动脉血气示低氧血症和低碳酸血症;D- 二聚体测定对急诊排除肺动脉栓塞有帮助,短期两次测定 D- 二聚体均低于 500μg/L 可基本排除急性肺动脉栓塞,但大于 500μg/L 不能确诊肺动脉栓塞,其他栓塞性疾病如深静脉血栓形成时 D- 二聚体也升高。

（四）张力性气胸

张力性气胸多因较大的肺泡破裂或较大较深的肺裂伤或支气管破裂,裂口与胸膜腔相通,且形成单向活瓣,又称高压性气胸。吸气时空气从裂口进入胸膜腔内,而呼气时活瓣关闭,腔内空气不能排出,致胸膜腔内压力不断升高的一种病理改变。

1. 临床表现　突然以一侧剧烈胸痛而起病,胸痛性质常表现为尖锐刺痛、撕裂痛并向同侧肩部放射,随即出现极度呼吸困难、端坐呼吸、发绀、烦躁不安及同侧呼吸音减弱或消失、叩诊鼓音或过清音、语颤减弱、呼吸频率增快等体征,严重者可出现血流动力学不稳定的临床症候群。但部分积气较少的患者可只觉轻微胸痛,而无明显的呼吸困难及气胸的体征。

2. 诊断及紧急处理　典型自发性气胸诊断并不困难。临床主要结合突发胸痛、胸闷伴呼吸困难,患者胸廓饱满、呼吸运动减弱,叩诊鼓音,肝肺浊音界消失,听诊呼吸音减弱或消失,严重患者血流动力学不稳定,以及胸部 X 线进行诊断,其中胸部 X 线(图 2-1-4)是诊断气胸最准确和最可靠的方法;在临床诊断张力性气胸时应注意与其他致死性胸痛患者进行鉴别。急诊处理时首先给予鼻导管吸氧或面罩给氧,肺容积压缩 >20% 且伴有呼吸困难者,立即在患侧胸廓第二肋间锁骨中线位置进行粗针头穿刺放气,创造条件给予胸腔闭式引流管进行放气减压,在减压过程中及减压后注意复张后肺水肿的发生及处理,必要时进行外科手术干预。

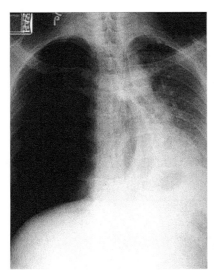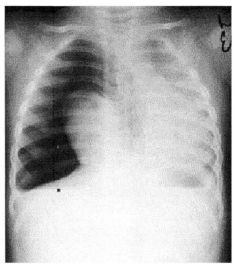

图 2-1-4　张力性气胸胸片图像

四、高危急性胸痛患者的快速鉴别诊断

急性胸痛是内科急诊室常见的症状,病因繁多,但急诊室医师的任务是尽快将那些具有生命威胁的胸痛患者甄别出来,使其得到及时救治。如上所述,以急性胸痛就诊的患者

中威胁生命的疾病主要是 ACS、主动脉夹层分离、急性肺动脉栓塞和张力性气胸。因此，急诊室医师应该集中精力对是否属于上述四种疾病所引起的胸痛进行判断，并采取相应的辅助检查，以尽快明确诊断。根据笔者的临床工作经验和中国人民解放军南部战区总医院多年开展胸痛中心建设积累的集体智慧，总结出高危急性胸痛的快速处理流程图（图 2-1-5）供

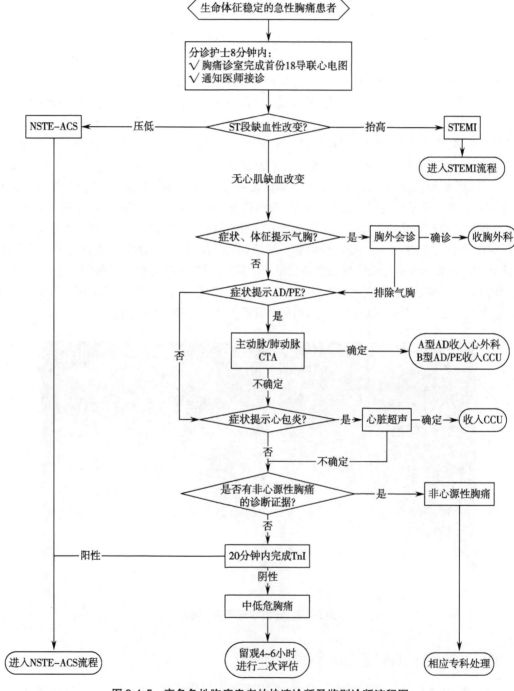

图 2-1-5   高危急性胸痛患者的快速诊断及鉴别诊断流程图

AD：主动脉夹层；PE：肺动脉栓塞；TnI：肌钙蛋白 I

读者参考。该流程图制订的基本原则是将最常见、对患者生命威胁最大、能利用最简单辅助检查就能确诊或者排除的疾病优先考虑,依次进行相对复杂、需要进行较多辅助检查才能明确诊断的疾病。由于 ACS 是发病率最高、最常见的高危急性胸痛疾病,使用床旁心电图检查就能使绝大多数患者明确诊断,部分患者需要床旁快速检测肌钙蛋白,但基本不用搬动患者,因此,被列入首次医疗接触时最先进行筛查的疾病。尽管张力性气胸并非常见疾病,但由于绝大多数患者依据临床症状、体征就可以诊断,部分患者需要借助简单的床旁 X 线胸片、超声辅助检查确诊,只有极少数需要通过 CT 等大型检查确诊,因此,建议急诊医师在首诊时以临床症状、体征为主,可以快速排查或诊断,简单的问诊和体检可能只需要1~2分钟就可以完成。而主动脉夹层和急性肺动脉栓塞则需要 CTA 检查方能确诊,其在四大高危急性胸痛疾病的鉴别诊断中,放在相对靠后的步骤,但这并不意味着会延误对这两个对生命威胁很大的疾病的筛查。

　　需要强调的是流程图是指引一线工作人员的基本思路,但临床医师必须学会问诊,从患者主诉和现病史中获取最重要的临床背景线索,对于特征性的临床症状和体征如撕裂样的胸背痛且向腹部及下肢的放射痛,高度提示主动脉夹层,应在完成基本心电图等筛查的同时进行双侧血压测量,进入主动脉夹层的筛查。但在问诊和体检同时关注是否存在呼吸困难、双侧肺的呼吸音是否存在不对称的情况等,就可以顺便完成张力性气胸的筛查。

(唐柚青　向定成)

第二节　中低危急性胸痛患者的鉴别诊断与评估

　　急性胸痛、胸闷是急诊科常见的就诊症状,随着全国胸痛中心建设的推广,胸痛知识的普及宣教及大众对胸痛认知能力的提升,临床以"胸痛、胸闷"为主诉就诊的患者日益增多,占急诊接诊比例高达 5%~20%。

　　急性胸痛、胸闷的病因复杂多样,病情程度轻重不一,部分患者的病情变化快,临床表现极不稳定,危险程度高,随时可能危及患者生命,必须尽快明确诊断并采取针对性治疗以挽救患者的生命和未来生活质量。但也有部分患者尽管自诉胸痛症状比较严重,却不一定是威胁生命的重要疾病。因此,对于急性胸痛、胸闷患者的快速鉴别诊断至关重要。

　　中低危胸痛患者在胸痛中心就诊患者中的比例因医院的类别、级别不同而有较大的差异,总体来说,综合医院中低危胸痛占比可能高于心血管专科医院,可能与高危胸痛患者主要是心血管疾病,患者和家属更倾向于到心血管专科医院就诊有关。

　　上一节重点介绍了致死性(高危)急性胸痛的快速鉴别诊断和处理流程,本节重点讨论如何对中低危胸痛患者进行规范的鉴别诊断及临床评估。

一、加强对中低危急性胸痛患者进行规范管理的意义

　　随着我国胸痛中心建设的快速发展,急诊医护人员对高危急性胸痛患者的诊治流程日益规范、熟悉,能够优先利用医疗资源及时筛查致死性急性胸痛患者,高危胸痛患者的漏诊、误诊比例已经明显下降。而中低危胸痛患者因临床表现不典型或者症状较轻微,常常容易被患者本人、家属及医护人员忽视,但此类患者中包含了众多病因,既有不影响患者生

命的真正低风险疾病，也隐藏了临床表现不典型的高危致死性疾病，有些疾病存在不同的发展阶段，就诊时刚好处于相对安全的稳定期，但随时可能快速发展到直接威胁生命的阶段。比如急性冠脉综合征，可以从不稳定型心绞痛的间歇期直接发展为急性心肌梗死或者猝死；也有些患者尽管发生了急性心肌梗死，但有时闭塞血管自行再通，就诊时已无严重急性胸痛症状，心电图亦无明显急性心肌梗死的表现，心肌酶学检查结果也正常，但因为发生了心肌坏死，心脏电学处于极不稳定状态，随时可能出现恶性心律失常，如果不能及时发现并正确处理，就可能导致患者猝死。因此，尽管绝大多数中低危胸痛患者预后良好，但因为其中隐藏了极少数潜在高危患者，而此类患者最容易因为短时间的病情变化加重甚至导致死亡，是最容易产生医疗纠纷的人群。也有些医院为了预防发生上述意外，走向另一个极端，将所有中低危急性胸痛患者都纳入高危胸痛的管理，统统收入院进行观察和排查。很显然这种做法将会显著增加医疗资源的消耗，是对医疗资源的滥用和浪费，使本来就很紧张的急救资源被低危患者占用，一方面有可能会使那些真正高危患者因为得不到急需的急救资源而耽误抢救；另一方面，这种"小病大治"的做法也会增加患者及家属的投诉，增加医疗纠纷。因此，建立对中低危急性胸痛患者规范评估和处理流程，帮助急诊一线医护人员做好中低危胸痛患者的管理，对改善患者预后和降低医疗意外性纠纷均是至关重要的。基于此，《中国胸痛中心认证标准》和《中国基层胸痛中心认证标准》都要求所有胸痛中心均要建立中低危胸痛患者的诊断、鉴别诊断流程图，同时，对于不能立即确诊或排除重要疾病的患者，要有留院观察机制和离院教育机制，其目的就是要引导医院建立规范的评估流程，降低风险。

二、中低危急性胸痛的常见病因

高危急性胸痛的基本特征就是临床表现严重、需要尽快明确诊断并采取针对性治疗才能挽救生命，但其病因相对局限，常见的主要是急性冠脉综合征、主动脉夹层、肺动脉栓塞和张力性气胸。而中低危胸痛的病因更复杂，从器官及组织分布来看，几乎涉及心脏、主动脉、肺动脉、肺、胸壁、胸腔、脊柱、神经系统、胃、食管及胆道等胸部的全部组织和器官，都可能因为缺血、炎症、机械压迫、异常神经刺激、化学刺激等原因而发生胸痛、胸闷的临床表现。从病因分类看，可能表现为胸痛、胸闷症状但不直接威胁患者生命的疾病包括但不限于以下疾病：①心血管系统疾病，包括急性心包炎、梗阻性肥厚型心肌病、早期复极综合征、二尖瓣脱垂、微血管病心绞痛、主动脉瓣膜疾病、心脏神经症等；②呼吸系统疾病，如胸膜炎及胸膜肿瘤、气胸、肺癌、肺部感染等；③其他系统疾病，如胃食管反流病、肋间神经痛、带状疱疹、肝胆疾病（胆囊炎、肝胆结石以及肝癌等）、胸椎骨折或小关节紊乱、流行性胸痛、颈椎病、白血病等。因此，作为承担急性胸痛筛查任务的胸痛诊室和抢救室医师，必须熟悉上述胸痛相关疾病的基本临床特征和确诊依据，能够对患者尽快做出判断，当前不具备确诊依据时，应能安排最具有诊断或鉴别诊断价值且快捷、经济的辅助检查手段，以尽快确定或者排除诊断，而不是大撒网式地开具众多检查项目进行筛查。

三、中低危急性胸痛的早期快速甄别

中低危急性胸痛患者的早期识别过程其实就是排除高危急性胸痛的过程，只要尽快把高危胸痛排除后,剩下的就是中低危患者了。因此,中低危急性胸痛的早期识别也必须遵循急性胸痛鉴别诊断流程(见本章第一节),在首次医疗接触时即进行快速而规范的筛查,完成高危患者筛查后,即进入中低危胸痛患者的诊疗流程。其中在早期筛查时就已经明确诊断的非心源性胸痛患者可以直接进入相应的专科处理或者离院,对于不能排除心源性胸痛或者其他具有潜在致命风险的胸痛患者均应留院观察(以下简称留观),进入留观流程进行后续二次评估。

四、中低危急性胸痛患者的留观及再次评估

对于中低危胸痛患者,一旦决定要进行留观,胸痛诊室医师必须为患者制订留观计划,并以急诊医嘱的形式或专门的急诊留观表格的形式明确留观室护士应执行的留观计划。留观计划必须包括需要将患者留观多久、留观期间的观察内容、留观期间是否需要进行治疗和监护、发生病情变化时的应急处理方案等。上述留观计划必须由胸痛诊室医师下达,但必须与留观室人员进行交接,由留观室医护人员执行。

1. 确定留观时间　如前所述,对于经过早期筛查排除高危患者后的中低危胸痛患者,并不能肯定一定是真正的低危人群,其中隐藏了少数具有潜在风险的患者,这部分患者可能是由于临床表现不典型;也可能是就诊时正处于疾病发展的静息期,随时可能转变为活动期,比如不稳定型心绞痛、不典型胆结石性胸痛、食管痉挛等疾病都是阵发性发作;有些疾病限于当前的检测手段的敏感性,发病后需要经过一段时间方能显示具有诊断价值的结果,比如肌钙蛋白诊断心肌坏死的特异性较好,但需要在心肌梗死发生后 3～4 小时方能从血液中检测到肌钙蛋白升高。总之,对于首次医疗接触诊断为中低危胸痛患者,凡是不能完全排除潜在高危风险者,均应留观一段时间。观察时间的长短应根据最常见具有潜在风险的高危疾病的规律而定,由于急性心肌梗死是最常见的急性胸痛疾病,且其特异性诊断方法即肌钙蛋白的升高具有明确的规律,一般是发病后 3～4 小时开始升高,发病后 10～24 小时达到高峰,因此,进行肌钙蛋白检测的时间应根据从发病到就诊的时间确定,如果首次检测时间在发病后 4 小时以内,阴性结果就不具备排除诊断价值,应在发病后至少 6～12 小时期间进行复查,如果结果仍是阴性,理论上最好能**在 12～24 小时期间再复查一次,仍是阴性者方可完全排除心肌坏死。因此,通常需要留观至发病后至少 6～12 小时进行一次肌钙蛋白检测后方可解除观察。**如果是采用高敏肌钙蛋白,则其检测时间窗可相应提前,因为高敏肌钙蛋白更敏感,能检测到的时间可以提前到发病后 2 小时,且可通过相距 3 小时的两次检测的变化幅度进行排查。相对于传统的肌钙蛋白,高敏肌钙蛋白的最大优势是可以提前排除那些真正低危的人群,可适当缩短留观时间至 3 小时(图 2-2-1 和图 2-2-2)。

2. 留观期间的观察内容　留观的主要目的是在中低危胸痛患者进一步排查是否存在潜在的高危患者,而几大主要高危胸痛患者中只有急性冠脉综合征患者具有较大的隐匿性。因此,留观期间应主要是围绕着排查急性冠脉综合征而制订留观计划,其中观察内容主要包括动态观察临床症状、体征的变化和是否存在尚未被检测出的心肌缺血和心肌梗死。其中临床症状和体征的观察应着重于动态变化,而心电图是检测心肌缺血的最有效手段,且可以反映其即时的动态变化情况,因此必须在临床症状发生变化(包括原有的症状加重或减轻、就诊时无症状的患者胸痛复发等)时重复心电图检查,通过动态比较找出其变化规律

和趋势。而肌钙蛋白是检测心肌坏死的最可靠手段，必须在前述的时间间隔内复查后动态比较其变化情况作为判断是否发生心肌坏死的诊断依据。图 2-2-3 所示为中国人民解放军南部战区总医院留观期间的筛查流程图，可供胸痛中心建设单位参考，但各胸痛中心必须根据所在医院的实际情况进行相应的调整。

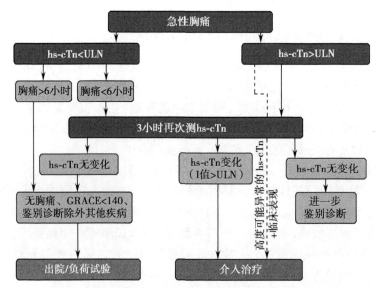

图 2-2-1　高敏肌钙蛋白用于筛查急性胸痛的诊断流程图

GRACE：急性冠脉综合征风险评分；hs-cTn：超敏肌钙蛋白（高度可能异常的超敏肌钙蛋白的定义是超过正常上限 5 倍）；ULN：正常值上限

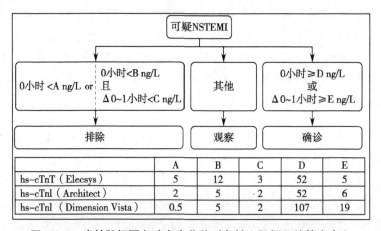

图 2-2-2　高敏肌钙蛋白动态变化值对急性心肌梗死的筛查意义

- 如果入院时 hs-cTn 水平较低，可基本排除 NSTEMI；
- 如果基线 hs-cTn 水平低且 1 小时内无相对升高也可基本排除 NSTEMI；
- 如果入院时 hs-cTn 水平至少中度升高或在 1 小时内显著升高，提示 NSTEMI 可能性极大
- 如果初始 2 次检查结果不能明确诊断而症状提示 ACS 可能，则在 3～6 小时后重复检查

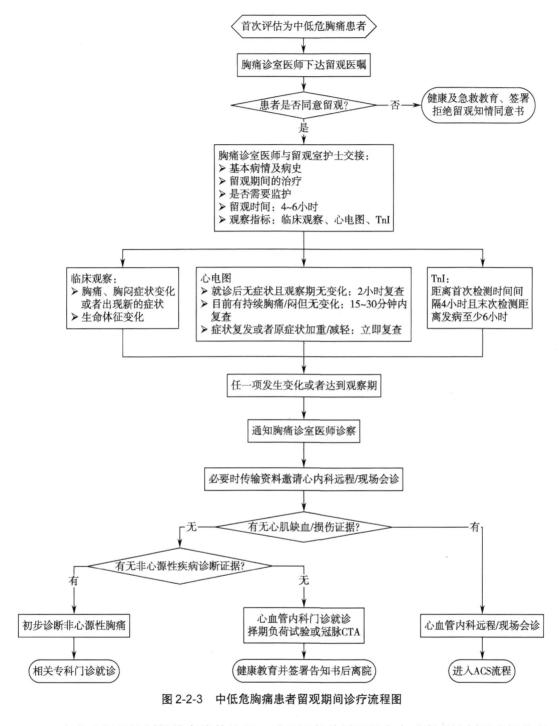

图 2-2-3　中低危胸痛患者留观期间诊疗流程图

　　3．未完成留观计划提前离院的处理　　对于因各种原因没有完成留观计划要求提前离院的患者，应尽可能在离院前进行再次临床症状、体征、心电图的评估，必要时复查肌钙蛋白，如果提前进行的再次评估已经发现存在高危的证据或者其他非心源性疾病的诊断依据，应转为相关的诊疗流程。不接受医疗建议或者拒绝进行后续诊疗工作的患者，在离院前应进行病情和潜在风险告知，指导患者一旦症状复发时的急救处理措施，进行规范的健康教育、发放健康宣传小册子，并签署提前离院病情告知知情同意书，其中知情同意书必须在胸痛中心留底作为风险告知的证据。

（曾凡杰　向定成）

第三节　常见缺血性胸痛等同症状的识别与评估

缺血性胸痛是指因为冠脉供血不足以满足心肌代谢需要所引起的胸痛，典型的表现为发作性胸痛即心绞痛，如不能及时缓解将演变为急性心肌梗死，但临床主要症状仍为严重胸痛。因此，胸痛是急性心肌缺血经典的主要表现。但临床上并非所有的心肌缺血患者都表现为胸痛，当心肌缺血发作时，部分患者可能以晕厥、胸闷、腹痛等非典型症状为主要表现，我们把此类患者称为缺血性胸痛等同症状或者非典型心肌缺血性症状。此类患者因为症状表现不典型，常常容易误诊、漏诊，也是导致治疗延误的主要原因。因此，所有胸痛中心的分诊、接诊、会诊等环节都要高度重视此类患者的识别和评估。

一、缺血性胸痛等同症状的识别

1. 典型缺血性胸痛　典型缺血性胸痛是指劳力性心绞痛，具备以下特征。①疼痛的位置：典型心肌缺血性胸痛的部位在胸骨后或者心前区，疼痛的范围一般如手掌大小，如果疼痛范围过大，比如整个胸部甚至整个背部，或者范围过小，如针尖或者手指尖大小，都不符合典型表现。疼痛可以放射到左上臂，也可放射至颈部和左肩胛区。典型心绞痛界限不清楚，如果疼痛表浅，或者界限特别清楚，一般不是典型心绞痛表现。②疼痛的性质：典型缺血性胸痛常表现为闷痛即伴有压榨样、窒息性的胸痛，以胸部压迫感为主要特征。而非典型缺血性胸痛可以表现为烧灼感或者火辣辣的疼痛、刀割样疼痛等，而闪电式或者针刺性疼痛则不属于缺血性胸痛。③胸痛的诱发因素：典型的缺血性胸痛常由体力活动或者情绪激动、寒冷刺激等诱发，一般发生在活动的当时或者停止活动即刻。而非典型缺血性胸痛可以发生在静息状态，饱餐等也可诱发胸痛。有的患者清晨起床或夜间即出现胸痛，而白天活动后却不会引起胸痛，这种可能为冠脉痉挛引起的心绞痛。还有的患者卧位出现心绞痛，与卧位时回流到心脏血液增加导致心脏负担加重有关，往往提示心脏功能减退。在冠脉病变严重的患者，既可以有典型的活动后胸痛，还可出现静息性心绞痛。胸痛每次发作的诱发因素基本上差不多，在相当一段时间内保持稳定，这种情况是稳定型心绞痛的表现。如果发作阈值降低，程度加重，持续时间延长或者不容易缓解，往往是不稳定型心绞痛的表现。④胸痛的持续时间：典型心绞痛发作常常在5分钟以内，很少超过20～30分钟，而且休息后很快缓解。如果发作时间过短，如只有数秒，或者发作时间过长，如连续1小时以上胸痛，都不是典型心绞痛表现。应该注意，此时要么不是心源性胸痛，要么可能是发生了心肌梗死。⑤胸痛的缓解方式：停止活动或者休息后心绞痛往往很快缓解，而且一般是完全缓解，活动后可再次发作。发作时患者往往被迫停止活动，直至症状缓解。舌下含服硝酸甘油后，疼痛常在1～3分钟内缓解，一般不超过5分钟。反复舌下含服硝酸甘油5～10分钟后症状仍不缓解，有两种可能性，或者是发生了心肌梗死，或者胸痛不是心肌缺血导致的心绞痛。

2. 非典型表现　包括两个大类的人群，一是仍以胸痛为主要表现但不具备上述典型心绞痛的特征,多见于女性、老年人、糖尿病及脑卒中后患者,当然也可以发生于年轻患者;二是不以胸痛为主诉而是以其他主诉为首发症状的患者。非典型缺血性表现可能为:①胸痛部位不典型,这是导致误诊、漏诊的主要原因。老年患者疼痛部位不典型发生率(35.4%)明显高于中青年(11%),心绞痛不一定位于心前区,心绞痛发作时,部分患者可以通过身体的内脏神经系统放射到其他部位,例如向两侧放射到肩膀和手臂,左侧居多,容易误诊为肩周炎和颈椎病等;也可向后放射到后背,容易误诊为胸椎、背部肌肉疾病等;向上可放射到颈部、咽喉、下颌、面颊部和牙齿,容易误诊为咽炎、三叉神经痛、牙痛和下颌关节疾病;向下放射到上腹部,容易误诊为胃溃疡、十二指肠溃疡、肝胆疾病。②有时候心肌缺血发作时不一定表现为疼痛,也可以表现为胸闷、压迫感、憋闷感、胸部紧缩感,有些患者出现左上肢酸胀、呃逆、胸骨后或上腹部烧灼感,部分患者表现为腹胀、消化不良等症状。这些非疼痛症状在老年患者发生率明显高于中青年人,多与心力衰竭及糖尿病自主神经病变有关。③心肌缺血范围广或者合并陈旧性心肌梗死等基础心脏疾病可引起左室舒张、收缩功能减退,患者表现为乏力、气促、呼吸困难、出汗、眩晕、心悸等症状。④晕厥。突然发生的严重心肌缺血患者可能出现恶性心律失常或者心输出量急剧下降,患者可出现晕厥甚至猝死,轻症患者可能有低血压表现,轻者出现头晕、全身出汗等。因此,诊断心肌缺血时,不能只注意胸痛症状,应注意有无以上心绞痛等同症状,对于反复出现的非典型症状均应考虑本病的可能,并仔细观察发作时的心电图和对硝酸甘油的反应。

二、缺血性胸痛等同症状的评估

由于缺血性胸痛等同症状都属于不典型心绞痛样表现,相对于典型劳力性心绞痛而言,其潜在危险性往往更高,因为症状不典型往往更难在做早期识别。因此,建立针对此类人群的快速评估、识别机制至关重要,这也是胸痛中心一定要建立急性胸痛患者的快速鉴别诊断流程图的主要原因。针对非典型缺血性胸痛的识别和评估措施主要包括以下方面:

1. 临床评估　①冠心病危险因素评估:根据患者的年龄(年龄越大风险越高)、性别(男性及绝经后女性)、高血压病史、糖尿病病史、吸烟、血脂代谢紊乱、早发冠心病家族史等的判断,确定患者是否具备罹患冠心病的危险因素和背景,危险因素越多、持续时间越长者风险越高,也就是患冠心病的可能性越大;②症状评估:也就是患者的主要症状、体征是否符合心肌缺血的表现,其中对症状的甄别是至关重要也是相对的难点,主要方法是对照上述典型心肌缺血性胸痛的五大特征进行问诊,符合的条件越多,则心肌缺血的可能性越大。学会症状鉴别是急性胸痛诊疗的基本功,所有在分诊台工作的护士和急诊室工作的接诊医师都要逐步练就该项基本功。

2. 心电图　心电图是检测心肌缺血的最有效手段,原则上所有急性胸痛患者不论临床评估的结果是否疑似心肌缺血,都应进行心电图筛查,但心电图正常也不能排除心绞痛。有些患者有典型的心绞痛症状,但是心电图的检查结果可能正常,因为超过一半的心绞痛患者不发病时心电图是正常的,即如果做心电图检查时没有发作心绞痛,心电图往往是正常的;少部分冠心病患者即使在心绞痛发作时,心电图也是正常的,还有许多合并高血压、心肌肥厚或心肌病变、早期复极、自主神经功能紊乱等患者,可能平时就有异常的心电图表现如 ST 段抬高或者下移,而心肌缺血发作时反而不一定有异常表现。但如果把胸痛发作和不发作时的心电图进行对比观察往往就能发现动态的 ST-T 变化,可以据此诊断为心肌缺血。所以，**对于非典型缺血性胸痛或其他表现的可疑心肌缺血患者，心电图诊断心肌缺血必须对照来看，一定要对比发作和不发作胸痛时的心电图，才能得出可靠的结论，不能仅凭一份心电图就做出结论**。为了强调心电图对照在诊断心肌缺血中的意义，笔者在教学查房中经常强调两句话，一句话是"胸痛发作时的心电图千金难买"，第二句是"两份正常的心电图加在一起可能等于不正常，而两份不正常的心电图加在一起可能等于正常"。第一句是为了提醒所有的医护人员和患者一定要在胸痛或等同症状发作时立即做心电图，第二句话就是为了强调对照的价值，但听起来是个悖论，两份不正常的心电图加在一起怎么可能等于正常呢？举例说明，如果一个患者既往有长期高血压，因为血压控制不理想已经有心肌肥厚，平时心电图就有了继发性 ST 段下移及 T 波改变，如果该患者发作不典型胸痛时记录的心电图与没有胸痛时的心电图都存在 ST-T 改变但无动态变化，则这两份不正常的心电图加在一起就可以排除心肌缺血。

由于多数患者缺血性胸痛的发作持续时间较短，难以捕捉到发作时心电图，可以考虑采用 24 小时甚至更长时程的动态心电图进行观察，以期捕捉到有胸痛发作或者夜间心电图的变化，寻找或排除心肌缺血的心电图诊断依据。

3. **负荷试验**　如前所述，缺血性胸痛是发作性的，发作时心电图对诊断心肌缺血虽然非常有价值，但并非所有患者都可能有机会抓住发作时心电图，即使采用 24 小时甚至 72 小时动态心电图记录也不一定能够捕捉到。对于不能抓住发作时心电图的胸痛患者，通过运动心电图可以有效地检测是否存在劳力诱发的心肌缺血。典型的心肌缺血表现为运动中心电图相邻两个或以上导联 ST 段水平型或者下斜型下移≥0.1mV，且持续≥1 分钟，停止运动后逐步恢复至运动前水平。少数患者运动中无 ST 段变化，但运动停止后的恢复期出现 ST 段下移或抬高≥0.1mV，通常提示冠脉痉挛。凡是运动中出现 ST 段抬高者，多预示着严重的冠脉狭窄。运动试验中除了可以采用心电图作为检测心肌缺血的手段外，亦可采用超声心动图通过观察室壁运动的变化判断是否存在心肌缺血。当患者不能进行运动试验时亦可采用药物负荷诱导心肌缺血，常用的负荷试验药物包括多巴酚丁胺、双嘧达莫、腺苷等。

4. **核素灌注心肌显像负荷试验**　这也是一种常用的检测心肌缺血的无创性技术，正常人无论是静息还是运动状态下心肌灌注均正常，当静息状态下心肌灌注正常但运动中出现心肌灌注缺损时可以判断为心肌缺血，当两种状态下同一部位均有灌注缺损时意味着心肌梗死或者瘢痕，当静息状态下心肌灌注缺损但运动时恢复正常则判断为反向再分布，反向再分布患者如果同时具备静息性胸痛胸闷病史、运动心电图阴性，则可诊断为冠脉痉挛。

5. **冠脉增强 CT 血管成像（CTA）**　CTA 是诊断冠脉狭窄程度的一种有效的辅助诊断方法，其对冠脉病变的判断能力仅次于冠脉造影，但因为属于无创伤性检查，近年来在部分患者可作为疑似心肌缺血性胸痛患者的筛查手段，其特点是既可显示冠脉狭窄程度，也可显示斑块结构。适用于对临床中低度疑似冠心病的患者进行筛查，高度疑似患者应首选冠脉造影。需要注意的是，CTA 并非完全无害性检查，一方面需要使用含碘对比剂，对肾功能有一定的损害，已有肾功能不全的患者应慎重，既往对碘过敏的患者更应极其小心；另一方面，冠脉 CTA 扫描过程中的 X 线剂量较大，不宜反复多次检查，累积的射线剂量可能对身体的慢性影响并未完全排除。此外，高龄患者、长期透析患者，由于存在广泛的血管钙化，可能会影响对血管病变程度的判断准确性，选择时均需慎重。

6. 冠脉造影　冠脉造影是诊断冠脉病变的"金标准"，对于临床症状和辅助检查结果高度疑似心肌缺血的患者，预期需要介入治疗可能性大者应首选冠脉造影而不是冠脉CTA。

总之，心肌缺血等同症状的识别与评估是一项极其重要的诊疗任务，需要全面而扎实的临床鉴别诊断能力。在现有医疗体系下，常常需要多学科合作方能完成此项工作，建立胸痛中心就是要通过标准化的流程指引一线急诊人员进行快速的识别及评估，必要时通过多学科会诊机制解决复杂疑难患者的诊断及鉴别诊断。

（向定成　顾晓龙）

第四节　常见急性胸痛疾病的心电图特征

普通心电图检查是现代医学中经典、实用、简便的常规诊断方法之一。尤其对于胸痛疾病的鉴别诊断，心电图检查操作方便、价格便宜，有较高的敏感性和特异性，在日常临床工作中广泛使用。心电图检查常常由专职的心电图技师在心电图室或者特诊科完成，但对于一家规范运作的胸痛中心来说，认证标准中有两条非常重要的指标，一是首次心电图的完成时间必须小于10分钟，二是心电图的诊断时间也要小于10分钟。如果再按既往的模式，由心电图技师操作，或者将患者送往心电图室，是很难达到这个目标的。因此急诊科的医护人员必须普遍掌握心电图的检查方法，直接在急诊室采集床边心电图，并迅速做出诊断。心电图的操作方法相对比较简单，容易学会，但心电图的诊断能力需要一定时间的积累和培训。不过，常见的高危心电图具有一些典型特征，经过短期的培训和实践，急诊室医师和护士完全可以进行初步判断，为后续诊疗节省更多的时间。但胸痛中心更多的是强调在此基础上建立远程会诊机制解决心电图的快速诊断问题。

一、正常心电图的基本形态

心电图反映心脏除极和复极的过程，图2-4-1是一个完整心动周期的心电图波形及各间期名称。P波：代表心房除极过程；PR间期：代表心房除极开始至心室开始除极；QRS波群：代表心室除极全过程。若出现宽大畸形的QRS波群，常代表心室除极出现了问题。ST-T：代表心室复极全过程，压低或者抬高通常提示有心肌缺血。对初学者，似乎比较复杂，但只要经常练习，就会熟识正常心电图的形态。心电活动在体表各导联的投影如图2-4-2所示，在不同的导联，正常波形的形态略有不同，主要体现在R波与S波的大小依次变化。一份正常心电图的基本图形如图2-4-3所示。

对于急性胸痛患者的诊断而言，ST段是我们关注的心电图重点，正常的ST段一般位于等电位线，不会发生偏移，如果偏离了基线，比如抬高或者压低，就提示可能发生了心肌缺血（图2-4-4）。病理性Q波也是提示心肌损伤的图形特征，如果Q波宽度≥0.04秒，或者Q波振幅大于同导联R波的1/4（图2-4-5），都提示可能发生了心肌的坏死。

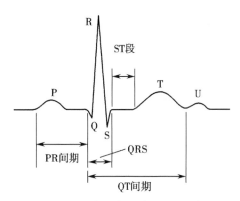

图2-4-1　正常心电图波形及间期名称

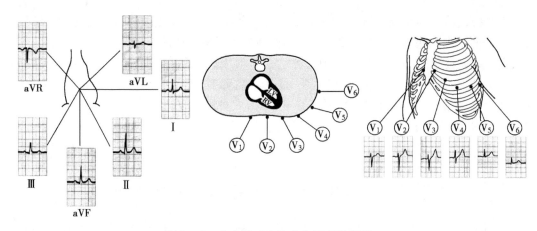

图 2-4-2　心电活动在体表各导联的投影

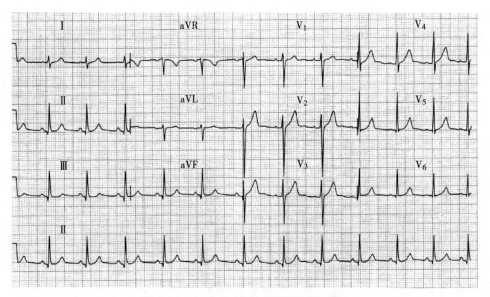

图 2-4-3　正常心电图各波形的基本特征

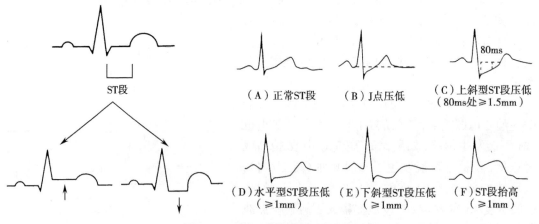

图 2-4-4　缺血、损伤性 ST 段变化

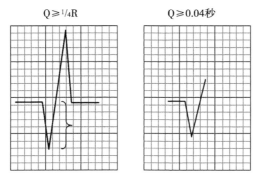

图 2-4-5　病理性 Q 波的定义

二、急性 ST 段抬高心肌梗死的心电图特征

1. ST 段弓背向上抬高（呈单向曲线）伴或不伴病理性 Q 波、R 波减低（正后壁心肌梗死时，ST 段变化可以不明显）。

2. 超急期心电图表现为异常高大且两支不对称的 T 波。

3. 新发的左束支传导阻滞。

4. 心电图 ST-T 动态演变。

5. 可伴随各种心律失常［室性期前收缩（又称室性早搏）、室性心动过速（简称室速）、心室颤动（简称室颤）、心动过缓、房室传导阻滞］。

对护理团队来说，我们需要对 ST 段弓背向上抬高的形态非常熟悉，典型的急性 ST 段抬高心肌梗死，会出现墓碑样改变，即 ST 段弓背向上抬高呈单向曲线，与 T 波融合在一起，类似墓碑或者红旗飘飘的形态。图 2-4-6 就是一个前壁 ST 段抬高心肌梗死的典型心电图。之所以判断是心脏的前壁梗死，是因为 ST 段抬高的导联主要在 $V_1 \sim V_6$ 导联，如果是 I 和 aVL 导联的 ST 段抬高，则提示是高侧壁的心肌坏死，如果是 II、III、aVF 导联的 ST 段抬高，提示是下壁的心肌梗死（图 2-4-7）。下壁心肌梗死通常会合并后壁或者右室的心肌梗死，因此，当急诊护士第一时间发现下壁也就是 II、III、aVF 导联的 ST 段有变化时，一定要马上加做 18 导联心电图。18 导联中 V_{3R}、V_{4R}、V_{5R} 为右室，V_7、V_8、V_9 为后壁。

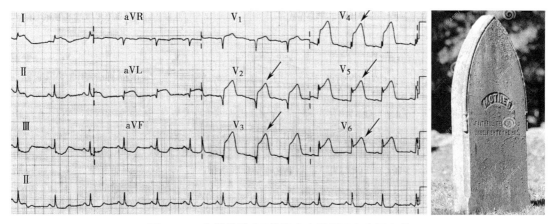

图 2-4-6　急性前壁 ST 段抬高心肌梗死心电图表现

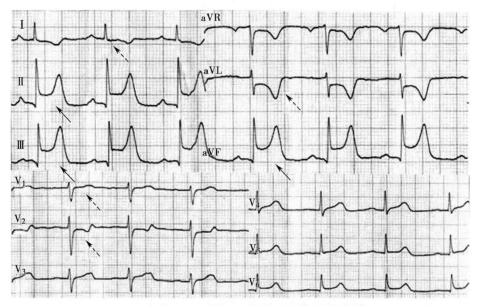

图 2-4-7　急性下壁 ST 段抬高心肌梗死心电图表现

三、非 ST 段抬高心肌梗死或不稳定型心绞痛的心电图特征

急性冠脉综合征包括急性 ST 段抬高心肌梗死、非 ST 段抬高心肌梗死和不稳定型心绞痛。其中后两者也可统称为非 ST 段抬高急性冠脉综合征，它们的病理生理机制和临床表现类似，心电图也表现出一致的特征。主要表现有三种类型：ST 段压低型，表现为发作时 ST 段呈水平型或下斜型压低≥1mm，T 波可直立，双向或轻度倒置；T 波倒置型，发作时 T 波双肢对称，深倒置，而无明显 ST 段移位，以后有典型的梗死 T 波演变；还有一种类型表现为一过性 ST 段抬高，随后出现 ST 段恢复，伴随 T 波改变。典型的非 ST 段抬高急性冠脉综合征的心电图如图 2-4-8 所示。

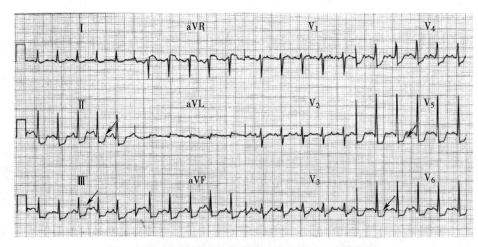

图 2-4-8　非 ST 段抬高急性冠脉综合征的心电图表现

四、急性心包炎心电图特征

急性心包炎也是临床较为常见的胸痛原因之一。其主要病理生理机制为心包脏层和壁层的急性炎症引起一系列临床症状和体征,其临床特征包括胸痛、心包摩擦音和一系列异常心电图变化。急性心包炎的典型心电图表现为以下特征:广泛导联的凹面向上的 ST 段抬高(急性心肌梗死是弓背向上抬高),而 aVR 导联的 ST 段压低;除 aVR 和 V_1 导联外,其他导联 PR 段普遍下移,aVR 导联 PR 段抬高;窦性心动过速;还可出现 QRS 波低电压及电交替等。其中广泛导联的 ST 段抬高很容易与急性 ST 段抬高心肌梗死混淆,急性 ST 段抬高心肌梗死的 ST 段呈弓背向上,而急性心包炎是呈现出凹陷形 ST 段抬高的形态。在临床工作中,不仅仅要依靠心电图,还要仔细询问病史和查体,进行综合判断。总之见到 ST 段抬高要非常警惕,要及时交接给医师进行诊断,以期尽快判断是否存在需要紧急救治的心肌梗死的情况。与心包炎类似的心电图还有早期复极综合征,也需要结合临床情况进一步判断。图 2-4-9 是一例典型的急性心包炎患者的心电图。

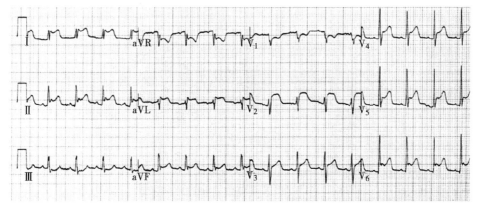

图 2-4-9　急性心包炎心电图表现

五、急性肺动脉栓塞的心电图特征

急性肺动脉栓塞也是临床上常见的高危胸痛病因之一。当内源性或外源性栓子堵塞肺动脉主干或分支引起肺循环障碍时,就会表现出一系列的临床症状、体征及特异性的检查、检验特征。急性肺动脉栓塞的心电图特征表现为典型的 $S_1Q_{III}T_{III}$ 征(I 导联 S 波加深,出现 III 导联的 Q 波及 T 波倒置,该典型特征敏感性不高,占 10%～45%),主要是由于急性右心室扩张引起;另外还有胸前 T 波倒置(占 40%～60%),常见于 V_1～V_3 导联;窦性心动过速(占 70%～90%);新出现的右束支传导阻滞(占 25% 左右)。典型的 $S_1Q_{III}T_{III}$ 征见图 2-4-10。急性肺动脉栓塞合并右束支传导阻滞见图 2-4-11。

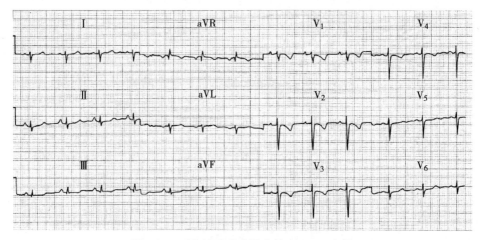

图2-4-10　急性肺动脉栓塞的$S_I Q_{III} T_{III}$表现

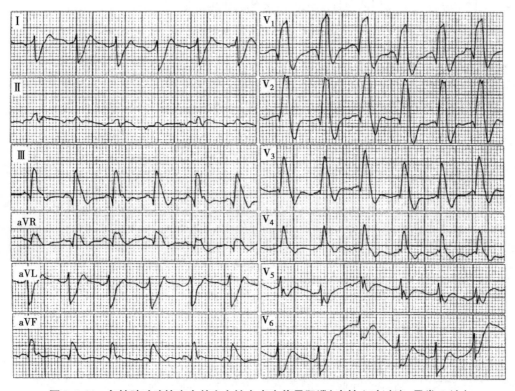

图2-4-11　急性肺动脉栓塞合并完全性右束支传导阻滞（房性心动过速、异常Q波）

六、主动脉夹层的心电图特征

主动脉夹层并无特异的心电图特征，B型主动脉夹层由于不累及升主动脉及冠脉，通常不会引起心电图改变，但因为大多数主动脉夹层患者是在长期高血压基础上发生的，可能合并有高血压心脏改变的心电图特征，包括心肌肥厚引起的心电图ST段压低和T波低平或倒置等改变。A型主动脉夹层若累及冠脉开口时通常表现为急性心肌梗死样心电图改变，容易误诊及漏诊（图2-4-12）。

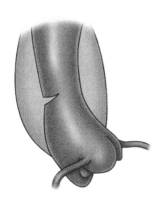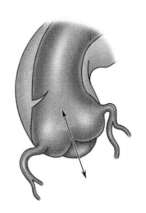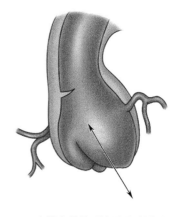

A1. 窦管交界及近端正常型　　A2. 累及冠脉开口和/或轻　　A3. 窦管交界及近端严重受累型
　　　　　　　　　　　　　　　中度主动脉瓣关闭不全

图 2-4-12　A 型主动脉夹层示意图

七、室性期前收缩

室性期前收缩是指比正常节律提前发生的 QRS 波群,时限通常 >0.12 秒、宽大畸形,ST 段与 T 波的方向和 QRS 波群主波方向相反。有完全性代偿间歇,即包含室性期前收缩在内的两个下传的窦性搏动之间期,等于两个窦性 RR 间期之和(间位性室性期前收缩除外)。室性期前收缩的类型:单个室性期前收缩、室性二联律(每个窦性搏动后跟随一个室性期前收缩)、三联律(每两个正常搏动后出现一个室性期前收缩)、成对室性期前收缩(连续发生两个室性期前收缩)、室性心动过速(连续三个或以上室性期前收缩)等。同一导联内,室性期前收缩形态相同者,为单形性室性期前收缩;形态不同者称多形或多源性室性期前收缩(图 2-4-13)。

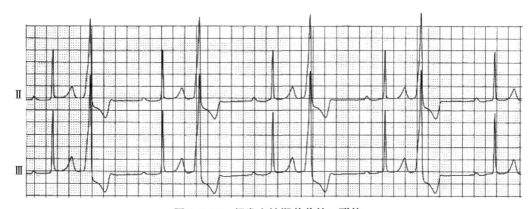

图 2-4-13　频发室性期前收缩二联律

八、室性心动过速和心室颤动

连续出现的宽大畸形 QRS 波,波型单一称为单形性室速(图 2-4-14)。形态多变的称为多形性室速或者尖端扭转型室速。多形性室速发生时,心输出量(又称心排血量)显著降低,类似于室颤,均等同于心脏骤停,需要立即进行除颤及心肺复苏,主要心电图表现为 QRS-T 波消失，呈大小不等、形态不同的室颤波，常由心室扑动（简称室扑）转变而来（图 2-4-15）。

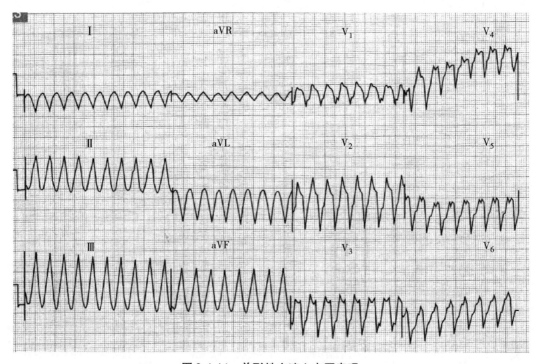

图 2-4-14　单形性室速心电图表现

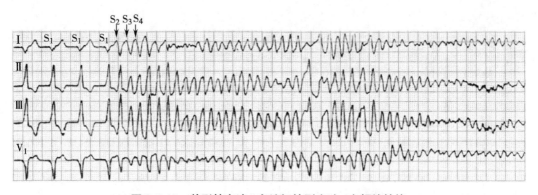

图 2-4-15　单形性室速 - 尖端扭转型室速 - 室颤的转换

　　总之，虽然心电图是一门专业技能，但护理团队在经过培训和实践后，能识别一些典型心电图的表现，对缩短患者救治时间非常重要。在临床工作中，要注意，类似的心电图表现，可能为不一样的疾病，例如心肌梗死和心包炎；心肌缺血发生时，心电图也可能是正常的，因此绝对不能因为合并胸痛的患者第一份心电图正常就忽略了后续的评估和诊疗，一定要有心电图的对比和复查意识。当患者的病史和临床表现高度怀疑为急性冠脉综合征时，即使第一份心电图完全正常，也要适时复查第二份心电图，及时进行比对，避免漏诊。

任何导联的 ST 段抬高或压低以及显著的心动过速或心动过缓都需引起重视,及时向医师交接,并做好时间节点的记录。

(易绍东)

第五节　床边快速检测肌钙蛋白、D- 二聚体在急性胸痛鉴别诊断中的价值

由于急性胸痛疾病的病因繁杂多样,其中随时威胁患者生命的三大重要疾病均需要在发病早期正确治疗才有机会挽救患者的生命,而快速诊断是正确治疗的基础。肌钙蛋白和D- 二聚体是诊断上述三类急性胸痛疾病的必备条件,也是急性胸痛疾病鉴别诊断最有效的工具。

一、肌钙蛋白

1.概念　肌钙蛋白(Tn)是肌肉组织收缩的调节蛋白,位于收缩蛋白的细肌丝上,在肌肉收缩和舒张过程中起着重要的调节作用。肌钙蛋白是一个复合体,由肌钙蛋白 C(TnC)、肌钙蛋白 T(TnT)和肌钙蛋白 I(TnI)三种亚单位组成。分别在不同的基因调控下表达。TnC 可结合钙离子,是钙离子的结合亚基,骨骼肌和心肌中的 TnC 是相同的。TnT 是原肌球蛋白结合亚基,它们在骨骼肌和心肌中的表达分别受不同的基因调控,所以心肌及骨骼肌中的肌钙蛋白是不同的。TnI 是肌动蛋白抑制亚基,心肌亚型相对骨骼肌亚型约有 40%的不同源性。所以心脏 TnT(cTnT)和 TnI(cTnI)是心脏独特的结构蛋白,在心肌细胞损伤时从心肌纤维上降解下来。血清中 cTn 升高反映了心肌细胞受损,是心肌细胞坏死的敏感和特异的生化标志物,其特异性与敏感性均高于以往常用的心肌酶谱。近年来 cTn 被广泛应用于临床急性心肌梗死的诊断中,被视为急性心肌梗死诊断的金标准。一般在急性心肌梗死患者,3～4 小时开始释放入血,10～24 小时达到高峰,从血液中完全消失的时间 cTnT和 cTnI 分别为 5～14 天和 5～10 天。

2.床边快速检测肌钙蛋白在胸痛鉴别诊断中的价值　床边快速检测肌钙蛋白方法的出现使得疾病的诊断和鉴别诊断速度明显加快。因此胸痛中心建设要求床边快速肌钙蛋白检测设备的配备是必需条件,并要求从抽血完成到出结果需要在 20 分钟内完成。

按照胸痛中心的流程,所有胸痛患者均要进行心电图的检查,根据心电图检查的结果,高度怀疑急性冠脉综合征(ACS)的患者则需要进行床边快速肌钙蛋白检测。应用快速肌钙蛋白检测来鉴别胸痛疾病需注意以下几个方面:

(1)典型的胸痛症状加心电图可以明确诊断急性 ST 段抬高心肌梗死(STEMI),无须等待肌钙蛋白结果来进行诊断,因为 STEMI 患者发病早期肌钙蛋白可以是阴性的,随着时间的推移,发病 3～4 小时以后肌钙蛋白才会逐步升高,但是肌钙蛋白的峰值浓度可以反映不同程度的心肌坏死,其动态检测对于判断心肌梗死面积及预后非常有帮助。

(2)对于典型的胸痛症状,心电图提示 ST 段压低、T 波异常或者心电图正常,高度怀疑 ACS 的患者,肌钙蛋白的快速检测结果可以鉴别诊断 NSTEMI 和不稳定型心绞痛。肌钙蛋白阳性,则诊断为 NSTEMI,肌钙蛋白阴性的患者还要根据胸痛中心流程 4～6 小时以后再次复查肌钙蛋白,如果还是阴性,才诊断为不稳定型心绞痛。肌钙蛋白的检测有助于危

险分层,如果肌钙蛋白为阳性,危险分层至少都是高危,需要积极介入诊治,而危险分层是低危的患者则可以避免过度医疗,降低医疗和经济负担,因此肌钙蛋白的检测对于 NSTE-ACS 患者诊疗策略的制订和判断预后都非常有帮助。

有些医院应用的是高敏肌钙蛋白(hs-cTn)的床边快速检测,随着肌钙蛋白测定方法的发展,hs-cTn 的问世大大提高了早期急性心肌梗死诊断的敏感性。在提高了对小面积心肌梗死检出率的同时,肌钙蛋白的特异性随之降低。在 2015 年欧洲心脏病协会公布的 NSTE-ACS 管理指南中明确指出如下评估步骤:①第一次 hs-cTn 值低于正常上限,则评估患者的胸痛持续时间,如就诊时胸痛症状超过 6 小时,患者无胸痛,GRACE 积分<140,不考虑 ACS;如就诊时胸痛症状不超过 6 小时,3 小时后需复查 hs-cTn,如果无变化,则可以继续评估,如果升高大于正常上限,则诊断 NSTEMI,进一步危险分层,根据危险分层决定是 2 小时内紧急介入还是 24 小时内早期介入诊治。②第一次 hs-cTn 值明显高于正常上限,结合症状可以明确诊断 NSTEMI;如 hs-cTn 值低于正常上限,3 小时后复查 hs-cTn 无变化,则可以基本排除急性心肌梗死;如果明显升高,则诊断 NSTEMI,进一步危险分层,根据危险分层决定是 2 小时内紧急介入还是 24 小时内早期介入诊治。

(3)需要注意的是,并非肌钙蛋白升高的患者都是急性心肌梗死,有许多其他心血管疾病以及非心血管疾病也会引起肌钙蛋白升高,心血管疾病如心肌炎、心力衰竭、心律失常,非心血管疾病如肺动脉栓塞、脑梗死、肾功能不全、重症感染等,所以肌钙蛋白升高也不能就一定诊断为急性心肌梗死,仍然要结合患者的症状、病史、基础疾病、心电图及其他心脏超声或者其他检查结果来对疾病进行鉴别诊断。

二、D- 二聚体

1. D- 二聚体形成机制及临床意义　　在凝血或者血栓形成过程中,血液中纤维蛋白单体经活化因子Ⅷ交联后,转变为不溶性的纤维蛋白。纤维蛋白再经活化的纤溶酶水解形成 X、Y、D、E 碎片及特异的降解产物称为"纤维蛋白降解产物(FDP)",其中最简单的纤维蛋白降解产物是 D- 二聚体,其质量浓度的增加反映体内高凝状态和继发性纤溶亢进。因此,D- 二聚体质量浓度对血栓性疾病的诊断、疗效评估和预后判断具有重要的意义。

2. D- 二聚体的检测　　D- 二聚体的检测方法有多种,分别有定量乳胶凝集法、乳胶增强免疫测定法、酶联免疫吸附试验(ELISA)、酶联荧光分析法等多种方法。酶联荧光分析法如 VIDAS D- 二聚体检测法具有较高的敏感性和阴性预测值。检测方法不同,D- 二聚体的质量浓度参考值也不尽相同,因此目前各医院检验科出示的报告中缺乏统一的检测单位,所以实验室报告需要标注 D- 二聚体的单位和参考值。

D- 二聚体的床边快速检测(point-of-care testing,POCT)方法用于静脉血栓栓塞症等疾病的快速诊断,其定性或者定量的结果只适合排除低危险度的静脉血栓栓塞症人群,也就是 D- 二聚体的阴性预测值更具有临床意义。

3. 床边快速检测 D- 二聚体在急性胸痛鉴别诊断中的价值　　临床上多种疾病都会引起 D- 二聚体质量浓度增高。长途旅行或者久坐等非疾病状态也会引起体内 D- 二聚体质量浓度的升高。因此 D- 二聚体对急诊科常见的血栓性疾病(急性肺动脉栓塞、深静脉血栓形成)、血管性疾病(急性主动脉夹层、腹主动脉瘤破裂)、脓毒症、急性冠脉综合征等疾病的筛查及诊断和治疗效果的评估,具有重要的作用。

在急性胸痛疾病中，床边快速检测 D- 二聚体主要用于鉴别急性心肌梗死、主动脉夹层和肺动脉栓塞。研究表明，急性心肌梗死 D- 二聚体水平明显低于主动脉夹层和肺动脉栓塞，主动脉夹层组 D- 二聚体水平也显著低于肺动脉栓塞组。

（1）急性冠脉综合征的鉴别诊断价值：急性冠脉综合征是以冠脉内血栓形成为主要病理生理基础的，只要有血栓形成，体内 D- 二聚体的浓度就应该升高，急性心肌梗死患者肌钙蛋白的升高要在症状出现 3～4 小时以后，所以 D- 二聚体的升高是早于肌钙蛋白的升高的，也有研究证明，心电图结合病史、D- 二聚体的检测结果诊断急性心肌梗死的敏感性也很高。但是 D- 二聚体的浓度与血栓的量相关，因此急性心肌梗死患者的 D- 二聚体水平一般轻度升高甚至不升高，所以 D- 二聚体在急性冠脉综合征中的诊断价值不高，临床应用也比较少。

（2）肺动脉栓塞的鉴别诊断价值：深静脉血栓形成与肺动脉栓塞常常同时发生，50% 的深静脉血栓形成的患者合并有肺动脉栓塞，D- 二聚体对于诊断深静脉血栓和肺动脉栓塞疾病有很高的敏感性。因此床边快速检测 D- 二聚体，如果是阴性，则基本排除了急性肺动脉栓塞的诊断，这就基本可以排除 30% 怀疑肺动脉栓塞的患者，避免了过度医疗并节约检查的花费。有报道指出，联用 D- 二聚体检测法与 Wells 评分法对于肺动脉栓塞患者的病情进行诊断，可以取得良好的效果，诊断灵敏度可以达到 94%，若对疑似肺动脉栓塞的患者进行 D- 二聚体检测的结果呈阴性，且 Wells 评分<4 分，可直接排除肺动脉栓塞。

（3）主动脉夹层的鉴别诊断价值：主动脉夹层是一种误诊率极高的心血管疾病。典型主动脉夹层患者由于假腔血栓形成，D- 二聚体都会升高，但对于壁间血肿类型者，D- 二聚体可能正常。因此，D- 二聚体阴性并不能用于排除主动脉夹层。主动脉夹层的评价手段包括病史、查体和实验室检查，其特殊性在于主要依靠影像学检查，D- 二聚体的快速检测阴性结果虽然不能排除主动脉壁间血肿和穿透性溃疡，但能排除典型主动脉夹层，且升高水平明显高于急性心肌梗死患者水平，具有较高的预警价值。

（张金霞）

第六节　急救设备与药品的使用与管理

胸痛中心强调救治过程中时间节点管理的重要性，胸痛患者自首次医疗接触后，所有救治环节都涉及了时间管理，而救治过程中仪器设备的时钟统一、仪器设备的完好率和药品的储备状态，直接或间接影响了救治效率。分析近 3 年发生的胸痛救治各种延误原因，医院延迟占比 20%，其中仪器设备所致延误占比 12.5%。胸痛急救一直提倡先救治后收费，为保证临床急救用药及时、方便，科室需常备胸痛使用相关药品，这是一项非常重要的工作。因此，在仪器设备及药品这个环节进行规范管理，才能更高效、安全、高质量地完成胸痛患者诊疗护理工作。

一、人员配置

为更好地管理，有条件的医院可以成立仪器管理小组，设置一名组长作为专职的仪器管理人员，组员为参与胸痛急救全流程的护士，协助组长对所有相关仪器设备进行管理与维护，并能及时对仪器发生的各类问题进行快速处理。

二、日常管理

(一)仪器设备管理

1. 设备清查　科室参与胸痛救治的仪器设备需有明细清单,定点放置使用,仪器专职管理员要定期完成设备检查。

2. 有计划申购仪器设备　关注仪器设备临床使用需求,制订年度计划,及时申报补充,保证应用。参与胸痛救治仪器的基数要定期检查,定期排查故障。

3. 仪器日常管理　包括仪器清点、清洁、检测、维护、维修跟进等工作。

(1)定位放置:仪器放在易取放的位置,参与胸痛救治的仪器设备要有明显的标识,除特殊情况不得随意挪动位置。胸痛急救药品应放置在急救车内固定位置,人人知晓,为保证使用,落实专人管理,使用后做好登记,及时补充。

(2)定人保管:胸痛急救器材、药品设置专职管理人员。

(3)定期检查及维护:专人负责清点设备数量,开机检查保持性能良好呈备用状态。使用中若仪器突然出现故障应立即更换或找替代物品,立即送设备科维修并做好登记。

(4)定期消毒:仪表/物品表面每日均由固定班次值班人员擦拭消毒一次。

(5)定期核查设备时钟:科室诊疗过程涉及的办公电脑、急救设备等应保持时钟统一。时钟核查不能流于形式,仪器管理员定期对所有胸痛急救涉及的仪器设备进行时钟核查。在核查前进行基线调查,以走时误差最大的那台仪器误差达到1分钟所需的天数为校对周期。比如,急诊科某区域有3台仪器,在时钟误差基线检查中发现,第一台仪器每3天误差1分钟,第二台每5天误差1分钟,第三台仪器每6天误差1分钟。该区域的时钟校对周期应该是每3天校对1次,才能确保所有仪器设备的误差不超过1分钟。并据此制订时钟统一核查表,每次核查后签名。核查人员可设定为仪器管理专员,也可以由时钟统一工作的专人承担,但需有备用的替代人员,保证工作延续性。

4. 仪器硬件配置需求

(1)床旁急救设备:标识由胸痛急救专用治疗床、监护仪、除颤监护仪、呼吸机、微量注射泵等,数量配置应满足临床工作。

(2)配置急救治疗车:急救处置用药时,能遵医嘱随机取药,及时拿出。

(3)专用抢救床:根据功能区设置要求和医院急救需求,应设置一定数量的抢救床位,抢救车除了满足抢救时各项操作需要外,还应有转运功能。

(4)配备转运急性胸痛患者院前出诊急救车:救护车上应参照胸痛中心认证标准和所承担的院前急救和转运任务配置相应的急救设备及药品,基本原则是具备转运各类危重患者的能力。用于转运急性胸痛患者的救护车必须配备吸氧、吸痰、心电图机、除颤器、气管插管箱以及具有心电、无创血压、血氧饱和度等监测功能的监护仪,并尽可能配备车载呼吸机。

(二)药品管理

1. 药品配置原则　急救药品的品种及基数设置应根据所承担的急救任务而定,药品需有明细清单,定点放置使用,规模较大的胸痛中心可申请设置科室小药柜,加强管理,便于临床急救用药。

2. 药品种类　承担急性胸痛救治任务的急诊科和救护车应配备的基本药品包括以下种类。

（1）血管活性药物：多巴胺、去甲肾上腺素、肾上腺素等。多巴酚丁胺、异丙肾上腺素等、硝酸甘油、硝普钠等。

（2）溶栓药物：TNK、阿替普酶（rt-PA）、尿激酶等。

（3）抗凝及抗血小板药物：肝素、低分子肝素、比伐卢定、阿司匹林、氯吡格雷、替格瑞洛等。

（4）镇痛、镇静及催醒剂：吗啡、哌替啶、地西泮针剂、右旋美托咪定、纳洛酮等。

（5）抗心律失常药物：利多卡因、胺碘酮、普罗帕酮、维拉帕米、阿托品、山莨菪碱、艾司洛尔、美托洛尔针剂等。

（6）其他常备急救药品：根据所承担的急救任务确定。

3. 急救药品管理　制定药品保管、存放、基数、使用等制度。可设置药品管理检查记录表，责任护士每日检查，组长每周或者不定期进行2～3次抽查，科室应定期进行全面检查。药品检查内容：数量与配备基数是否相符、是否在有效期内、是否破损、放置位置是否正确、使用记录是否完整等。

4. 特殊药品管理　病区可存放少量基数的麻醉和第一类精神药品，配备特殊管理药品的保险柜，安装报警装置，需配备防盗设施，实施"五专"管理——专人负责、专库（柜）加锁、专业账册、专用处方、专册登记。查基数量：有药品基数卡，药品数目、剂量与基数卡相符，无过期变质药品。查安瓿数：使用的空安瓿数目与请领专用账册使用相符。查登记表：使用麻醉药品后认真按要求填写交接本，统一使用蓝黑钢笔或签字笔。查处方：用药必须有医嘱和医师开的相应的麻醉和第一类精神药品处方。

5. 其他　根据治疗需要，配备冰箱存放需低温保存的药品。

三、培训及考核

1. 每年必须组织至少1次专项能力的培训，提高护理人员对法规和专业知识水平、仪器使用和管理的能力。针对各医院有护理轮岗情况，需建立并落实新到岗人员培训制度，实现先培训、再上岗。

2. 将仪器设备及药品管理纳入日常工作考核之中，以引起护理人员对药品管理的高度重视。

四、常见问题

1. 急救药品存放问题　对于急救药品在存放过程中由于药品种类繁多、数量较大，存放环境有所差异，在存放过程中难以进行规范的分类。为了更加便捷、准确地识别各类急救药品，可以设置不同的橱柜对不同种类的药品进行摆放。对于在急救过程中使用频率较高的药品，要放置在比较容易接触到的位置，而对于平时很少使用到的药品，则可以放置于较为深层的位置。在各类药品存放位置贴加标识对药品的详细信息进行标注，信息主要包括药品的名称、剂量、适应证、生产日期、有效期等。可在科室开展药品管理讨论会，就药品管理存在的问题进行集中讨论，就问题原因进行深入分析，制订有效的解决方案。

在转运过程中，因救护车空间有限，需2～8℃保存的药品难以存放，可以采用小冰壶临时携装的方式解决出诊时的冷藏药品保存问题。有条件的单位，可以在救护车上安置小冰箱，以备院前溶栓药物的储存。

2. 药品数量设定标准　阿司匹林、氯吡格雷/替格瑞洛等药品在胸痛急救中使用量最多，应根据医院的急性胸痛患者的实际救治需要配备一定量的基数，并建立循环补充机制，以保障随时能够给药。也可以根据胸痛急救需要事先预包装成为"一包药"，分别放置在抢救室、监护室、救护车等急救一线，以方便及时给药。

（胡园芳）

第三章
胸痛中心建设的关键内容与流程

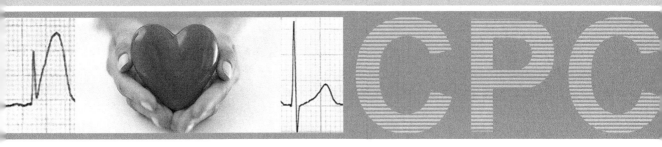

第一节　急诊科功能设置与分区

建立胸痛中心的主要目的就是要为急性胸痛患者提供规范而快捷的急救服务，其中急诊科是胸痛中心院内绿色通道的起点，既是自行来院就诊患者的首次医疗接触点和主要诊疗活动场地，也是与院前急救体系和基层医院对接的"桥头堡"。因此，急诊科的功能设置和分区是胸痛中心建设的基础工作，也是认证标准第一要素中的核心建设内容。为方便大家理解，本节先介绍《急诊科建设与管理指南（试行）》（卫医政发〔2009〕50 号）中对急诊科设置的基本要求，再介绍胸痛中心对急诊科的功能和分区设置的特殊要求。

一、急诊科功能设置的基本要求

医院急诊科是急危重症患者最为集中、病种最繁多和复杂、各类医疗工作最繁重的场所。医院急诊科必须 24 小时不间断地开展各类医疗活动，为所有急诊患者提供医疗服务。当前绝大多数医院急诊科不仅要完成各类急危重症的诊断和急救治疗任务，还必须承担非正班时间的门诊医疗工作，此外，在指挥型"120"及依托型院前急救模式地区的"120"依托医院，急诊科同时也是紧急医疗救援服务系统（emergency medical service system，EMSS）的重要组成部分。即使是独立型"120"地区或非"120"依托医院，急诊科也必须接受"120"院前急救调度，参加突发公共卫生事件应急医疗工作。因此，急诊科的功能设置必须与其工作的特点和所担负的任务相匹配。

自 20 世纪 80 年代起我国综合医院的急诊科开始专科化建设，经过 30 多年的发展，全国二级以上的医院均建立了急诊专科。2009 年 5 月，国家卫生部发布了《急诊科建设与管理指南（试行）》，对规范的急诊科建设提出了要求，大大提高了急诊科规范化建设水平。指南中关于急诊科的设置提出以下几方面的要求：

1. 急诊科应当设在医院内便于患者迅速到达的区域，并邻近大型影像检查等急诊医疗依赖较强的部门。

2. 急诊科入口应当通畅，设有无障碍通道，方便轮椅、平车出入，并设有救护车通道和专用停靠处；有条件的可分设普通急诊患者、危重伤病患者和救护车出入通道。

3. 急诊科应当设医疗区和支持区。医疗区包括分诊处、就诊室、治疗室、处置室、抢救室和观察室，三级综合医院和有条件的二级综合医院应当设急诊手术室和急诊重症监护室；支持区包括挂号、各类辅助检查部门、药房、收费等部门。

4. 急诊科应当有醒目的路标和标识，以方便和引导患者就诊，与手术室、重症医学科等相连接的院内紧急救治绿色通道标识应当清楚明显。在医院挂号、化验、药房、收费等窗口应当有抢救患者优先的措施。

5. 急诊科医疗急救应当与院前急救有效衔接，并与紧急诊疗相关科室的服务保持连续与畅通，保障患者获得连贯医疗的可及性。

6. 急诊科应当明亮，通风良好，候诊区宽敞，就诊流程便捷通畅，建筑格局和设施应当符合医院感染管理的要求。儿科急诊应当根据儿童的特点，提供适合患儿的就诊环境。

7. 急诊科抢救室应当邻近急诊分诊处，根据需要设置相应数量的抢救床，每床净使用面积不少于 12m^2。抢救室内应当备有急救药品、器械及心肺复苏、监护等抢救设备，并应当具有必要时施行紧急外科处置的功能。

尽管《急诊科建设与管理指南（试行）》对综合医院急诊科的设置做了上述规定，但由于我国地域广、各地区社会发展和经济水平差距较大，医院建设规模、占地面积、医院管理层对急诊科建设的理念以及不同地区对医院急诊科功能的定位均对急诊科建设有着很大的影响，使得急诊科建设存在巨大的差异。目前国内急诊科建设的模式大致分为三种：通道型（依赖型）、半自主型（支援型）、自主型（独立型）。各型的特点见表 3-1-1。

表 3-1-1　不同急诊科运行模式的功能设置

运行模式	工作特点	科室设置	人员配置	分布地区
通道型（依赖型）	接诊后，完成基本抢救后迅速分流到各专科	接诊室、抢救室、留观输液室等	医师由各科室抽组轮转，护士相对固定	县、乡、镇、部分三级和大部分二级医院
半自主型（支援型）	主要完成急诊内科工作，其他由专科支持	院前急救、分诊、内外科诊室、抢救室、留观室、输液室	固定的急诊内科医师、急诊护士	市级的三级、二级医院，县医院
自主型（独立型）	独立完成各类急诊急救工作，为急诊患者提供一站式服务	院前急救、分诊、内外科、专科（妇产、儿科、五官科）、EICU、胸痛、卒中、创伤中心、手术室、输液区、留观区、急诊病房、检验、放射、其他辅助部门（药房、收费、安保）	各类急诊专科医护人员和辅助人员	省市级综合医院

（1）通道型模式：是早期急诊室的模式，是门诊部的一个部门，从事急诊的医护人员由临床科室轮流出诊，急救理论和技能水平较低，其主要任务是分流急诊患者到医院相关科室处置，急诊室仅能进行基本的抢救工作，因此，科室配置简单，急救设备不足，只有接诊室和抢救室，而且医护人员配置严重不足。随着急诊医学的不断进步，这种模式的急诊室越来越少，目前仅存在于经济文化比较落后的地区和部分急诊医疗服务需求不高的二级医院或社区医疗服务机构。胸痛中心建设中对于这种模式的急诊科应该以培训基层医护人员和转运患者到有救治能力的胸痛中心的方式，解决其诊治能力不足的问题。

（2）半自主型：也称为支援型急诊科模式，这种急诊科的设置模式已经具备急诊科的基本功能，主要设置有急诊分诊、急诊内科和外科诊室、抢救室、清创室、留观室、输液室，辅助的科室检验、影像、药房收费等与门诊共用。部分急诊科还担负了院前急救工作，包括调度指挥和院前现场急救。人员配置以固定急诊专业的医务人员为主，急诊专业能力较强，能够承担日常的急诊门诊和急救工作，与专科配合能够完成各类重大抢救和突发公共卫生事件的救治任务。目前我国大部分地区的急诊科采取这种模式运作，在胸痛中心的建设中，这种模式能够较好地进行多学科联合，实现胸痛救治的一体化运作。

（3）自主型：这种模式重点体现快速、高效和一站式的急救医疗服务理念，设置上除基本的急诊内科和急诊外科外，还配置了儿科、妇产科、五官科、急诊手术室、急诊重症监护治疗病房（EICU）、急诊留观病房、急诊住院病房等。有些急救中心还建立了创伤中心、胸痛中心、卒中中心、中毒救治中心和大型突发事件应急救治区等。在急救中心功能检查方面配置了 CT、磁共振、数字减影血管造影（DSA）、超声等影像检查室、微创腔镜等。有急诊化验室、急诊药房、急诊收费等人员；配置上除急诊专业人才外，还配置了亚急诊专业的人才，如危重症医学、心血管、创伤、麻醉、中毒、介入、腔镜等专家。急救中心可以在任何时段提供全面的急救医疗服务，并能够展开高水平的专科急救。这一模式代表当今急诊医学发展的最新理念和方向，由于投入大，人才要求高，这种模式多在省级、教学医院或急诊专科培训基地等大型医院开展。这类医院建立胸痛中心由于部门多，协调复杂，主要取决于医院领导层的认识和决心。其成功的认证对推动区域的胸痛中心建设有着巨大的影响力。

总之，无论哪种急诊运作模式，在胸痛中心建设中都必须对急诊科的设置进行功能与结构改进，按照胸痛诊治的流程优化科室布局，设置胸痛诊治所需要的功能区，减少患者在急诊区域内的反复流转，使患者能够迅速到达诊疗区，医护人员能够在最短的时间内完成胸痛的诊疗工作。

二、胸痛中心建设对急诊科功能区的改进要求

医院急诊科是胸痛患者诊疗的主要场所，随时可能接收来自"120"急救网络、胸痛救治网络医院或社区医疗机构和自行来院的各类急性胸痛患者，包括猝死、休克严重心力衰竭和心律失常、严重缺氧的呼吸困难等重症患者。由于高危胸痛疾病的死亡率和对生活质量的影响是时间依赖性的，急救环节中任何环节的延误均可能影响患者预后。因此，胸痛中心建设中强调急诊科功能的分区必须方便患者进入，同时必须有利于对患者实施快捷救治。

1. 对急诊科进行功能区设置的意义　急诊科由于其业务和功能的特点决定了在这个区内要接诊所有常见的急诊和急救的患者。因此，任何级别的医院，急诊科的功能分区基本相似，主要有接诊区、抢救区、辅助检查区（检验、放射）、处置和观察区、辅助医疗区（挂号、收费、药房）。这些功能分区保障了急诊患者的就诊、抢救和治疗，但由于早期建设缺乏科学的设计和以流程主导的功能建设，导致了现在大多数急诊科功能分区方面存在着明显的缺陷，主要表现为：①功能设置不全，无法适应急诊工作的基本要求，如缺乏急诊分诊区、挂号处、留观室、处置室和检验室等。②功能区布局不合理，导致患者在急诊区或各个功能区之间来回穿插，影响诊治效率。③功能分区不清晰，普通急诊、危重患者和陪同人员等混杂在一起，功能分区不明显，没有明显标识和指引。④诊疗区内通道不畅，过于狭窄，转运车床通过困难。急诊科入口车辆和人流共用、急救患者进入急诊科困难。急诊区公共空间面积过小，人员拥挤，安全隐患频发。⑤急诊科各诊区滞留大量的等待处置或住院的患者，致使医护人员无法集中精力完成急诊诊疗工作。上述急诊科的功能分区的缺陷对胸痛的诊疗和救治带来极大的影响，由于胸痛病因多元化、个体对胸痛敏感性不一，就诊时胸痛患者表现可以从危重状态到类似正常人。根据中国人民解放军南部战区总医院胸痛中心的统计数据，高危急性胸痛患者入院方式中，通过呼叫"120"入院的约占30%，70%的患者选择了自行来院就诊。由于急性胸痛的潜在风险高，自行来院的患者往往要花费较长时间去挂号、排队，常常会耽误最佳救治时机，亦可能在此过程中发生心脏意外事件而导致严重后果。因此，胸痛中心建设中必须为所有来院的胸痛患者就医提供专门通道，将胸痛患者与普通急诊患者区分开来，及时有效地实现胸痛的快速诊疗。

2. 与胸痛诊治相关的急诊科功能区设置和改进　　胸痛中心建设中,急诊科功能区的设置和改进重点包括与院前急救救护车衔接的入口、急诊分诊台、胸痛诊室、急诊抢救室、胸痛观察室和其他辅助功能区(挂号收费、检查、检验和药房等)。

(1) 与院前急救衔接的功能区设置:我国院前急救模式不统一,有政府主导的独立型院前急救,该模式的急救调度指挥、救护车及人员均属于急救中心管辖和指挥。有以指挥调度和网络医院组成的指挥型模式(网络医院急诊科人员出车)和以依托区域中心医院为主的依托型院前急救模式(中心医院配置的调度指挥和院前急救),还有其他混合型模式的院前急救,这些模式都以不同方式与医院急诊科衔接。无论哪种模式,在胸痛中心建设中尤其强调院前急救与急诊科和心血管科的无缝对接。这就要求在急诊科功能区设置中必须考虑到与院前急救对接的接口和通道的相关问题,在医院的大门入口处应设立"120"急救和胸痛急救专用通道,并保证任何时刻都畅通无阻。在医院的主要入口处应有明显的标牌和地标,指引急救车辆迅速到达急诊科入口。在急诊科入口应设置"120"急救或其他急救车、床进入的专用通道并有明确的标识。急诊科应在抢救区或邻近抢救区处设立救护车卸载患者和与医院急诊科医护人员交接区,此区域的急救床位应确保任何时候能够接收"120"或其他医疗机构送入的胸痛急救患者。在此区域内应配置标准时钟、床旁心电图机、除颤仪、急救车、与急性胸痛急救相关的急诊检验抽血试管等,以方便胸痛患者到达后迅速展开胸痛诊疗处置工作。急诊科在日常值班中应指定在班人员中有专人负责与"120"急救或其他方式送入医院的医护人员对接,实现完整的患者和相关院前急救资料的交接(包括首份心电图、院前急救病历、胸痛时间节点记录表等)。急诊分诊区和急诊抢救区应配置用于与急救指挥中心和"120"出诊人员沟通的专线电话。有条件的急诊科在分诊台和抢救区可配置"120"急救出诊终端、救护车 GPS 跟踪显示屏、胸痛时间记录终端和心电远程传输采集设备等。

(2) 急诊分诊区的改进:急诊分诊区是接诊和分流所有急诊患者的地点,对于胸痛的患者,急诊分诊必须接待大量的自行来院的患者并引导他们到相应的诊区处置。此外,还必须接诊来自"120"院前急救胸痛网络医院或其他医疗机构送入的胸痛患者。因此,急诊分诊区的设置应遵循以下基本原则:①急诊分诊台应设置在易于识别且靠近抢救区的位置,方便患者进入急诊科时发现,并有醒目的标识指引急性胸痛患者得到优先分诊;对于夜间急诊量较小、不具备设置夜间急论分诊条件的基层医疗机构,必须指定急诊值班人员负责接诊急性胸痛患者,以确保患者能够得到快速诊疗。②急诊分诊台或功能替代区应配置专用的急救电话,以便进行院内、外的沟通协调,其中应包括与院前救护车、向本院转诊的基层医院的联络。有条件的医院,急诊分诊区应安装快速急诊分诊、患者信息及生命体征自动采集记录、时间管理、远程心电采集传输、中国胸痛中心认证云平台数据平台录入等系统,提高分诊的效率,缩短患者在分诊滞留的时间。③急诊分诊台配挂胸痛中心统一时钟,应常备急性胸痛患者时间管理节点记录表,以及伴随时钟(如果需要),以便在首次医疗接触时开始进行前瞻性实时记录时间节点,有条件的急诊科可在院前救护车、网络医院、急诊分诊等地点配置时间感应器和时间感应腕带,以减轻一线人员数据记录工作量并提高准确性和可靠性,应能够在急诊分诊台开始启动填报胸痛中心云平台数据库。④急诊分诊区有标准的急诊和胸痛分诊流程图,指引分诊护士在初步评估后将患者分流到胸痛诊室、急诊抢救室、胸痛留观室或直接送入导管室。⑤急诊科分诊处应配备足够的轮椅和担架车,方便多个患者同时就诊时使用；分诊有担负首份心电图检查工作的，应在靠近分诊区设立心电图检查室或专用于接诊胸痛患者的车床，并设立相应的隐私保护措施以方便操作人员迅速完成心电图检查。

（3）急诊科胸痛门诊的设置：目前国内各级医院的急诊科主要功能有两方面，一是急危重症的抢救；二是接诊日常非危重症的急诊患者，而在非正班时间还需接诊大量的并非真正需要看急诊的患者，从而导致急诊普通门诊患者较多，患者等候就诊时间多在30～60分钟，在大型综合医院的急诊科等候时间更长。在自行来院就诊的患者中，以胸痛、胸闷为主诉的患者高达20%，其中80%存在心血管疾病可能性。由于急性胸痛的潜在风险高，自行来院的患者往往要花费较长时间去挂号、排队，常常会耽误最佳救治时机，亦可能在此过程中发生心脏意外事件而导致严重后果。因此，急诊科必须为胸痛患者就医提供专门通道，以避免潜在的高危胸痛患者延误诊治。

胸痛诊室的设置要求：在急性胸痛患者多、流量大的医院，胸痛诊室最好为独立诊室，避免与其他急诊患者混为一体，部分医院急诊科将胸痛接诊和观察合二为一，便于医护人员更好地处置胸痛患者。但若急性胸痛或者整个心血管急诊量不大，尤其是基层医院，胸痛诊室可以与内科急诊室兼用，但必须建立急性胸痛优先的机制。①位置：要求设置在急诊科内邻近急诊挂号处、分诊台和急诊抢救室或 EICU 处，便于急诊患者及时发现和快速到达的位置。胸痛诊室周围交通便利，通道宽，标识清晰可见。②诊室面积：一般要求不少于 15m²；诊室内除满足一般接诊工作外，还必须满足突发心血管意外的抢救要求，有容纳一般性诊疗设备和展开现场心肺复苏抢救的足够空间，且便于转运车床的出入。诊室应将本院制订的与胸痛诊治相关的流程图（胸痛鉴别诊断流程图、ACS 诊断处理总流程图、STEMI 诊治流程图、NSTEMI 诊治流程图等）挂于诊室相关位置，便于急诊医师使用。③设备配置：诊室应配置检查床或多功能转运床（便于移动并能调节患者体位和高度）、多导联心电图机、心脏除颤器监护仪、紧急气管插管等初级心肺复苏设备、吸氧设备、血压计和血氧饱和度监测仪、急救车，有条件可配备 12 导联心电图远程传输设备，以便节省院内会诊时间。此外，诊室还必须配置胸痛的统一时钟、工作电脑及其相应的胸痛诊疗软件，该工作电脑能够访问胸痛云数据平台，实时记录胸痛诊疗的时间节点等。④急救药品的配制：硝酸甘油片及喷雾剂、硝苯地平片、阿司匹林、氯吡格雷或替格瑞洛、肝素或低分子肝素、多巴胺、肾上腺素、异丙肾上腺素、阿托品注射液、硝酸甘油注射液、硝普钠注射液、尼可刹米注射液、洛贝林注射液、吗啡注射液和哌替啶等强镇痛药根据具体情况决定是否备用，如果胸痛急诊室与抢救室或 EICU 毗邻则不必单独备用。⑤胸痛诊室的管理：胸痛门诊的运行和管理应根据医院的具体实际情况而定，多数情况下胸痛诊室应归于胸痛中心的急诊区域或急诊科管理，由急诊科医师或心血管内科出诊；其运行机制中最重要的是能在最短时间内完成胸痛的鉴别诊断和紧急救治，为后续专科救治创造条件。

胸痛诊室要求每天 24 小时、每周 7 天全天候开放，随时为急诊胸痛患者提供诊疗服务。负责胸痛急诊室的医师必须具备丰富的心血管内科和急诊科工作经验，接受过胸痛中心的严格培训，熟悉胸痛中心所制订的急、慢性胸痛诊疗流程，能独立承担急性胸痛的诊疗任务，出诊医师向胸痛中心总监或急诊科主任负责。同时，出诊医师必须具有调动围绕急性胸痛救治所需要的所有急诊资源，包括启动院内紧急会诊、远程会诊、急诊 CT 检查、超声检查、导管室,以及调动急诊护士、担架员等。出诊医师必须熟悉胸痛诊疗时间节点的定义、记录表格或云数据平台,要求所有接诊的胸痛患者必须做好相关信息的登记。急诊科应指定专门护士管理胸痛诊室的相关设备、急救药品、时钟校对等工作,并维持诊室的诊疗秩序,如遇 3 人以上同时就诊时应及时分流或请求支援。专科医师来会诊时,负责胸痛诊室的医师和护士应及时引导其到达患者身边并准备好相关的会诊资料。

(4)急诊抢救室的改进:急诊科抢救室是所有来诊的危重症患者的抢救及生命支持区域,也是高危胸痛急救和处置的重要场所。综合医院的急诊科抢救室往往存在抢救患者多、病情危急、医护人员和急救资源相对不足等情况。因此,必须对现有的抢救室进行相应的改造以适应高危胸痛患者的处置。

具体要求:①抢救区应当保证任何时刻有抢救床位,以便随时接诊高危胸痛患者,有条件的医院在抢救室内可以采取固定的胸痛急救区域或床位,以确保随时收治急性胸痛的患者。②抢救区内必须配置 12/18 导联心电图机、多功能监护仪、除颤仪、临时起搏器、心肺复苏机、大型呼吸机和便携式呼吸机、便携式供氧系统及吸引器、急救车、气道管理车、各类急救药品、多功能抢救转运床等,以满足高危胸痛的抢救和生命支持以及安全转运的要求,有条件的医院抢救室应配置床旁超声和 X 线检查设备。③抢救室应配置与胸痛相关的床边快速检测(POCT)设备,能够随时检测肌钙蛋白、D- 二聚体、脑钠肽(BNP)/N 末端脑钠肽前体(NT-proBNP)、血气分析、电解质、血糖和血乳酸测定。④为了缩短首次医疗接触到处置的时间,抢救室应备有抗血小板药物(阿司匹林、氯吡格雷、替格瑞洛)和抗凝药物(普通肝素或低分子肝素)等。承担溶栓治疗任务的抢救室,为了保证溶栓的时效性,抢救室应常备溶栓药品(尿激酶、阿替普酶、TNK 等)。⑤抢救区应在醒目的位置悬挂胸痛中心统一时钟,应备有时间节点记录表和伴随时钟,便于医护人员随时记录。有条件的医院抢救室应有无线局域网覆盖以便及时将急性胸痛患者的急救信息录入云平台数据库,采用远程心电传输系统的医院必须具备相应的网络环境。⑥抢救区应有专人负责,随时能够接诊高危急性胸痛患者,应将高危急性胸痛识别及鉴别诊断流程图悬挂或放置在岗位人员方便看见的地方,应指定专人负责胸痛中心的时钟校对工作,建立设备时钟校对制度,定期检查各类设备和药品,以备抢救使用。有条件的医院,在抢救区应建立标准的胸痛谈话间,房间内有急性胸痛、急性心肌梗死救治过程挂图或相关介入手术录像视频,有录像录音系统和各类签字文件等。

(5)胸痛观察室:是主要用于中低危胸痛患者进行医学观察和鉴别诊断的场所,此区的患者需定期复查心电图和肌钙蛋白,观察相关药物治疗后胸痛症状的变化,避免急性冠脉综合征的误诊漏治,防止过度医疗和不必要的住院治疗。多数医院将胸痛观察室设置在急诊科观察区内,床位数应以能够满足需要为原则,多数大型综合医院需要 3~5 张,部分医院设置在 EICU 内,还有些与胸痛门诊合二为一,无论哪种方式,必须按照规范的流程对患者进行足够时间的观察。胸痛观察室应配备多功能监护仪、心电图机、除颤仪和基本的抢救设备。应将规范的胸痛留观制度和流程图挂在工作区内,应有统一的时钟管理和相应的记录。留观患者的管理应实行首诊责任制,观察室应有完整的胸痛患者交接制度,交班内容包括患者留观病历和观察记录、心电图、肌钙蛋白、离院签字告知书、患者去向等。

以上介绍的是为了适应胸痛中心快速救治需要而进行急诊功能分区的基本要求,各医院应根据医院的急诊流量、急诊科医疗用房的布局、学科布局及人力资源分布情况等因素综合考虑后，以最有利于急诊患者救治的原则确定。

（唐柚青）

第二节　急性胸痛优先机制

急性胸痛优先包括了优先分诊、优先就诊、优先检查和优先治疗，是所有胸痛中心建设单位必须首先建立的最重要的机制，也是胸痛中心认证考核的重点内容。

一、急性胸痛优先的原因和意义

让真正的急危重症患者得到快速救治，这是急诊工作的主要宗旨之一。急性胸痛是常见的临床症状，其中高危的急性胸痛患者例如急性心肌梗死、主动脉夹层、肺动脉栓塞等，病情进展快，预后差，救治成功率与时间密切相关。在日常工作中，患者来院方式不同，病情轻重不一，临床情况复杂，医护人员既要快速识别高危胸痛患者，也要避免过度浪费医疗资源。因此在《中国胸痛中心认证标准》中，明确指出要在分诊、就诊、检验、检查、收费、发药等环节实行急性胸痛优先原则，确保那些潜在的高风险的胸痛患者能被优先识别，进入快速抢救通道，节省救治时间。

二、做到胸痛优先的方法

1. 设置醒目的标识指引，营造胸痛优先的环境和氛围。在分诊台、诊室、药房、检查室等所有胸痛患者可能停留的场所，设计醒目的胸痛优先的标牌，提醒医护人员关注胸痛患者，也让自行就诊的患者感受到胸痛中心对于胸痛患者的重视。为了尽可能统一管理，可以在门诊大厅、内科门诊、特殊门诊、体检中心、全科医学中心等非急诊入口的地方，安放明确的说明标牌，指引急性胸痛患者到急诊科就诊，这样可以避免部分患者因不了解自己的病情而在常规门诊按普通流程就诊，浪费大量的时间。也可以对门诊大厅的导诊员、挂号员，甚至保安、护工进行培训，使其了解胸痛优先的理念，以便在回答患者咨询时，给出正确指引。其中在分诊台和诊室以及各类检查场所设置胸痛优先的标识是至关重要的，既可以指引急性胸痛患者优先就诊，也可以减少或者避免因急性胸痛患者优先引发其他排队患者的不满。

2. 高度重视急诊分诊工作，设置专职分诊护士，提高分诊能力。分诊护士水平的高低直接决定急诊科的管理和急救水平。认证标准明确指出：急诊分诊台应易于识别且靠近抢救区，方便步行患者进入时发现，并有醒目的标识指引急性胸痛患者得到优先分诊；对于自行来院的患者，急诊分诊护士不仅要根据患者生命体征，严格按照四级三区的分诊方法对患者进行分流，还要特别重视识别急性胸痛患者。对于主诉为胸闷、胸痛的患者，优先进行分诊，将患者快速送入诊室或者抢救室，进行首份心电图检查。另外，还要关注那些不典型的胸痛患者，即患者未能明确表达有胸闷、胸痛的症状，但通过护士的询问，发现存在一些不典型症状，例如上腹痛、呼吸困难、不明原因的晕厥，甚至老年人的左肩痛、牙痛，判断其可能存在急性胸痛相关的疾病，均应该按照胸痛流程执行，进行优先分诊。分诊护士不是导诊护士，也不仅仅只做登记和分流工作，而是应该加强自身学习，熟悉常见的急性胸痛相关疾病的症状,提高警惕性。分诊工作是胸痛筛查的第一关,一旦出现疏忽和遗漏,后续工作将很难弥补。

认证标准还提到:对于夜间急诊量较小、不具备设置夜间急诊分诊条件的医院,必须建立替代机制以确保急性胸痛患者得到快速诊疗。根据《急诊预检分诊专家共识》的要求,每日接诊量在 300 人以上的急诊科,应至少安排 2 名专职分诊护士,300 人以下的,可以安排 1 名分诊护士。对于急诊量比较小的医院,并不一定要求分诊护士全天在岗,要设置替代措施,在夜间或者分诊护士不在位的时候,保证患者能快速得到救治。常见的替代方式有胸痛按铃、指示牌、呼叫器、专用电话等。

3. 医护做好交接,防止诊治流程脱节。通常对胸痛或者怀疑胸痛的患者,第一时间做完心电图后,护士应即刻将心电图交给当班的胸痛诊室医师或者抢救室医师,有能力的护士也可以先对心电图进行初步判断,如果是下壁导联有缺血变化的患者,可以直接加做 18 导联心电图。医师应立即对心电图进行判读,对于心电图表现不典型或者心电图与症状不一致的患者,医师应即刻上传心电图,请心内科医师共同参与诊疗。即使首诊医师认为患者目前生命体征稳定,心电图暂无明显改变,也要做到优先接诊和进一步处理,避免草草看图后,让患者长时间轮候,导致诊治延误。同时,要及时给其他患者进行必要的解释和沟通,避免造成诊疗秩序的混乱。

4. 胸痛诊疗的全程也要做到胸痛患者优先。不仅是分诊和接诊环节,其他各诊疗环节也要尽可能做到胸痛患者优先。如果患者需要进行相关检查,例如超声、CT 扫描等,均应告知相关技师及工作人员,做好优先检查的准备工作,必要时建议由护士或护工陪同,保证诊疗过程的顺畅。如需患者家属去补充缴费或者取诊疗结果,也要做好指引和相关设置,保证家属能尽快返回。对于胸痛患者的科间会诊,尤其是心内科的专科会诊,会诊医师应高度警惕,快速响应,不论是现场会诊还是远程会诊,均应快速应答,个别情况下未能成功拨打一键手机请求会诊时,护士在接到相关电话后要即刻寻找值班医师或住院总医师,并尽可能将相关信息传达完整,保证临床医师能迅速做出评估和预判。因此,专科护士也应加强学习和培训,对相关术语和流程要非常熟悉。肌钙蛋白及 D- 二聚体通常由急诊护士在床边完成,但其他的检验项目,例如血常规、肝肾功能、凝血四项、电解质等,都要送检验科检测,这些检验结果的快速获取对医师进行危险分层至关重要,也要设置相应的流程,例如专人送检、专人检查等方法,保证检验科能优先完成检测,并及时反馈结果。另外一些细节问题,也需要引起关注,例如设置专门的电梯、优先办理住院手续、优先发药等,都可以根据医院的实际情况,在各种细节层面做到急性胸痛患者优先。

5. 院前急救系统的胸痛优先。当前我国医疗资源分布不平衡,尤其是院前急救系统,人员和车辆紧缺,调配难度大。但胸痛中心对于院前急救调度的一个基本原则是“就能力优先”,也就是要根据本地急救资源的分布情况,优先指派那些具备胸痛尤其是心肌梗死救治能力的医院出车。若车辆暂时无法协调,也可以指派附近其他医疗机构的车辆出车,但要加强监管,保证在任何一辆救护车上都能严格按照胸痛患者院前急救的流程,尽快完成心电图并及时传图,就近将患者送到具备救治能力的胸痛中心进行后续救治。

总之,急性胸痛患者优先是胸痛中心常态化运行的一个基本理念和原则,各岗位工作人员应结合自己的工作职责和岗位要求,积极思考,发挥主观能动性,对旧有工作习惯和医疗模式进行梳理,简化环节,无缝对接,从流程管理的角度尽可能缩短急性胸痛患者的救治时间。

(易绍东)

第三节　先救治后收费机制

尽管我国已建立起比较完善的医保支付制度和保障体系,但"先交钱,后看病",仍然是绝大多数医院运行的主要模式,即使是患者和家属,也认为这是天经地义、合乎情理的。在面对突发需要紧急抢救的疾病时,患者和家属往往会因为筹钱难、费用贵而犹豫不决,耽误了宝贵的救治时间。另一方面,院方也担心如果不先交钱,特别是需要进行花费较大的抢救或者急诊手术时,由于急诊抢救效果的不可预知性,当患者预后不好时可能会面临恶意欠费甚至医疗纠纷,给医院或者医护人员带来不必要的麻烦,也会导致医院和医护人员在面临急救患者时不能全力以赴。建立胸痛中心的目的就是要以挽救患者的生命和健康为核心,对原有的流程进行优化,以最大限度地缩短患者的救治时间,不能因为先收费而延误患者的救治。比如胸痛中心认证标准要求首次心电图的完成时间小于 10 分钟、肌钙蛋白的获得时间小于 20 分钟、D-to-W 时间小于 90 分钟等,就必须要求各医院重新解构流程,舍弃既往的工作模式,简化环节,才有可能提高效率、缩短时间。其中先救治后收费机制就是非常重要的手段之一。认证标准中明确要求:在急性胸痛患者就诊时首份心电图、肌钙蛋白等辅助检查,急性冠脉综合征的抗血小板药物,ST 段抬高患者的抗凝、溶栓、急诊介入治疗环节等应实行先救治后收费的原则,以适应优化诊疗流程、最大限度缩短救治时间的需要。

一、分诊环节的先救治后收费

患者到达急诊后,通常都要先挂号才能就诊。如果因为排队、缴费,导致挂号时间长,则很难达到 10 分钟内完成心电图的目标。因此,在运行规范的胸痛中心,分诊台是患者的第一接触点,无须挂号,分诊护士应该立即给患者进行病史的询问和生命体征的采集。若判断为胸痛患者,应严格按照生命体征是否平稳,进入诊室或者抢救室给患者行心电图检查。很多医院还会有先交押金、先办诊疗卡才能给患者进行建档和开单等情况,这些都需要与急诊科及医院信息管理部门和财务部门进行协调,制订相关的解决办法,保证急性胸痛患者到达急诊后,无须挂号,直接进行分诊。同时对挂号员、导诊护士,甚至保安、护工都要进行培训,对前来咨询的急性胸痛患者,都要明确告知直接到急诊分诊台,而无须排队挂号。有些医院在大厅安置了自助挂号机,也需要有人指引或设置一些标牌,对自助挂号的患者进行提醒。网上预约挂号系统也可以设置一些弹出菜单,对急性胸痛患者进行宣教和必要的告知,以免患者通过自主挂号进入普通门诊、专家门诊而延误首次医疗接触时间。对于经救护车入院的患者,如需绕行急诊和 CCU,直接行 PPCI 手术,也可以设置远程挂号,远程办理入院,便于医师及时建档,下达医嘱及书写病历。

二、接诊和首次医疗接触以后的先救治后收费

在分诊完毕后,护士应主动将胸痛患者和医师做交接。首诊医师应对急性胸痛患者按

照急性胸痛优先的原则立即接诊，如因特殊情况例如抢救其他患者无法分身时，应有备用机制，保证急性胸痛患者能在第一时间得到首诊医师的评估。首诊医师不能因为患者未挂号、未缴费、无其他相关资料等拒绝接诊。在接诊后，根据病情需要开具心电图检查、肌钙蛋白检查时，均要做到先救治后收费。先行完成心电图、先进行肌钙蛋白采血并送检后，最后再补开单和补充缴费。对于急性胸痛确诊非常重要的辅助检查如高危胸痛患者高度怀疑主动脉夹层或肺动脉栓塞的患者进行急诊 CTA、急诊心脏超声等检查，也应实行先救治后收费，若有家属陪同，则也可以让家属同时去缴费。对于病情稳定的中低危胸痛患者，对诊断及鉴别诊断不具有决定性价值的一般性检查项目，不一定要列入先救治后收费项目。但对于急性胸痛早期筛查具有决定性价值的辅助检查，以及高危急性胸痛患者的一般检查均应列入先救治后收费项目。

三、双联抗血小板药物、抗凝药、溶栓药物及其他抢救药品的先救治后收费

在紧急情况下，例如急性冠脉综合征患者，需要立刻开始抗血小板和抗凝治疗。既往流程是开具处方后，让患者或家属去缴费，然后去药房取回，交给当班护士，再由护士执行。根据胸痛中心认证标准要求，从确诊急性冠脉综合征后服用双联抗血小板药物的时间要小于 10 分钟，这就需要急诊科常备双联抗血小板药物，并随时取用，无须缴费。普通肝素、低分子肝素等抗凝药也是如此。对于基层医院，溶栓是主要的再灌注手段，要求 D-to-N 时间小于 30 分钟，因此，建议将溶栓场所前移到急诊科或者救护车上，溶栓药能随时取用，先用药再补缴费用。需要注意的是，部分溶栓药物价格较贵，需要提前跟患者及家属做好沟通，良好的沟通是避免恶意欠费的主要方法，并且要做好记录和签字。对于其他常用的抢救药品、急诊科抢救室及救护车，均应常规配备，及时补充，一切为抢救让路，最后再去补缴费用。

四、急诊 PCI 手术的先救治后收费

若患者需要进行急诊 PCI 手术，也要改变过去的观念，严格做到先救治后收费，因为急诊 PCI 是急性心肌梗死患者关键性治疗，任何延误都可能导致患者的死亡或者丧失生活或劳动能力。急诊手术通常费用较高，如再加上额外的抢救设备的使用，例如主动脉内球囊反搏（IABP）、临时起搏等，花费至少数万元甚至十余万元不等，很多医院或临床医师担心如果不先交齐费用，万一患者出现手术意外或者医疗纠纷，可能无法收回费用，医师和科室要承担相关损失。在胸痛中心的承诺中，已经有明确的先救治后收费的表述，各单位行政管理部门要做好预案，一旦有恶意欠费，相关损失应由院方进行协调解决和弥补，不能简单地将责任压到临床科室甚至个人身上，否则，处于一线的急救人员和科室就都不会愿意再去冒风险挽救急危重症患者的生命了。对于医保患者，要明确告知可能自负的费用，签署经济担保书，并做好记录，欠费的可能性极小。对于自费患者，要充分告知手术的费用，并取得患者及家属的充分同意并签署先救治后收费协议，必要时做好录音、录像供溯源。对于家属不在身边的患者，可通过微信截屏、短信、语音录音等方式留取知情同意证据。对于"三无"人员，紧急情况下为了能挽救患者的生命，可以由医院授权的医疗管理部门负责人签字，先行救治，费用问题由行政管理部门再进行协商处理。

我国胸痛中心建设十余年的经验表明，虽然总会有极个别恶意欠费的事件发生，但总

体概率是极低的。不能因为小概率的事件而耽误多数患者的救治,只要做好告知,做好记录,做好知情同意资料的留存,是否先行缴纳费用不应成为急性胸痛救治的阻碍。各胸痛中心的管理部门要转变观念,一切以救治患者为中心,简化烦琐的缴费程序,做到各关键诊疗环节先救治后收费,才能更好地节省时间,提高救治成功率。

（易绍东）

第四节 时钟统一方案与方法

时间节点管理是胸痛中心日常工作的核心内容之一。为了能缩短总救治时间,最有效的方法是将患者诊疗环节全程的关键时间节点记录下来,并拆分成不同的时间段,对延误的原因进行分析,并找出改进的方法。在实际工作中,要求从发病到救治的全过程,每一个关键环节的时间节点记录要来自同一时间源及标准时钟,同时参与救治过程的每一台医疗设备、急救过程使用的通信设备的内置时钟、用于指示时间的各类挂钟、电子钟等,应与标准时钟保持走时一致,误差不能超过 1 分钟。因此,在每个岗位,都需要有一个统一的参照时间,同时还必须让工作人员养成严格按照统一时钟进行记录的习惯和定期对相关设备进行校对。在国家胸痛中心认证标准中,对时钟统一的要求有以下三点。

一、建立时钟统一方案

所谓时钟统一方案,就是目前所采取的时钟统一的标准、基本原理和方法,用以确保各关键诊疗环节的时间节点记录的准确性。目前普遍采用的时钟统一方案有以下四种。

1. 在固定岗位安装石英钟、电子钟　可由医院统一购置一批同一品牌、同一型号的计时器,可以是石英钟,也可以是电子钟。在每个岗位或功能分区,都布置同一型号的时钟,并注明为"胸痛中心统一时钟",要求所有岗位工作人员都严格按照该计时器进行时间登记。该方法的好处是价格便宜,可以立刻着手安装,容易理解。缺点是每个岗位的计时器,虽然误差不会太大,但仍需定期更换电池,定期与北京时间进行手工校对,管理较为麻烦。

2. 伴随小挂表　在每个患者的时间节点表格或者病历日志上,伴行一个夹式的小挂表或电子表,跟随患者的诊疗全程。在需要记录时间的时候,全部按照该小挂表的时间进行记录。该方法也可以保证对同一个患者的时间参照系是一样的,价格便宜,但缺点是不太容易集中管理,经常丢失,也需要定期与北京时间进行校对,不够方便。

3. 电波钟　电波钟是在普通时钟内增加了接收无线电长波信号的装置,并增加了能进行自动数据处理、自动校正的功能结构,这样就能接收地面发射站以长波发送的标准时间信号,接收到精确信号后,由内置的数据处理器进行处理,即可自动校正走时误差,使每个电波钟的走时都受统一精确的时码控制,从而实现了所有电波钟高精度的计量时间和显示时间的功能。我国的授时中心设在河南省商丘市,通过长波发射台向全国发射授时电波,各地的电波钟通过接收授时中心的电波进行时间校准。商丘授时中心从 2008 年起正式开始 BPC 码的试发播,每日发播时间不少于 16 小时,初定发播时间为 9：00—17：00 和 21：00—5：00。各胸痛中心可以利用这一特点进行时钟统一,免除了定期与北京时间进行校对的麻烦,能确保参照系时钟统一,并且不需要人工干预。价格适中,购买也很方便。缺点是电波信号可能会有衰减和干扰,尤其在山区或者离河南商丘 2 000 公里以上的地区、密闭空间、面向商丘方向有信号阻挡物（高山、高大建筑物等）时不够稳定，可能不能及时进行时间的自动校对。需要注意的是，电波钟购置回来后，一定要在各岗位进行试用，尤其在室内，要看看能否自动接收信号及自动校对，必要时要调整安装地点及方位。当室内环境不能接收授时信号时，应定时将时钟转移至室外进行校准。因此，电波钟并不适用于远离商丘的地区，最适合的是中原地区，尤其是离河南商丘较近的医院。

4. 网络时钟　包括 GPS 时钟、北斗卫星系统时钟、CDMA 时钟等。随着科技的进步，时钟的计算和传播方法也有了很大的飞跃。GPS 时钟是基于最新型 GPS 高精度定位授时模块开发的时钟产品，能够按照用户需求输出符合规范的时间信息格式，从而完成同步授时服务，是达到纳秒级授时精度和稳定度最有效的方式。北斗系统是由我国自主建设的全球卫星定位通信系统，观测卫星的情况即可实现无源授时的功能，产品主要面向军队、电力、通信等需要导航定位以及时间同步的系统。CDMA 校时系统内置 CDMA 时间接收模块，独有的 CDMA 接收机能精确同步于 UTC（格林尼治世界时），它通过 CDMA 手机移动通信网络获取 GPS 时间信息。这些网络时钟系统已经广泛用于民用领域，购买也较容易。优点是产品美观、形式统一，安装以后几乎不再需要人工校对，将这些网络时钟的显示终端安装在各功能分区，就能很好地起到提醒计时的作用。缺点是价格略贵，需要医院层面额外拨出经费专门采购。

二、制定时钟统一管理制度

制定时钟统一管理制度能够确保关键时间节点所涉及的各类时钟、诊疗设备内置系统时间、各类医疗文书记录时间的高度统一。时钟统一管理制度对时间基准的设立、统一时钟的方法、统一时钟配置科室及地点、定期检查和校对制度（核查时间、人员、方法、范围）、固定时钟和伴随时钟的校对等，均会进行详细的描述和限定。时钟统一制度要作为本院胸痛中心的核心管理制度之一，与"两会"制度、奖惩制度等一样，不仅要建章立制，还要严抓落实。该条款的要求是不仅要做到硬件设施上的达标，还要有相匹配的管理制度和方法。管理制度包括本院所采用的时钟统一方案的具体说明和展示，时钟统一管理条例，例如哪些部门、科室或功能分区要安置统一时钟，每个功能分区的时钟校对由谁来执行，多长时间校对一次，遇到故障该如何处理，哪些医疗仪器需要进行校时，如何进行校对，校对的频率和方法甚至厂家的联系方式等，事无巨细，都应该在全院的时钟统一管理制度中进行详细说明。条款内容要丰富和具体，避免过于笼统，权职不清，必要时设置考核指标和奖惩机制，确保所有岗位工作人员高度重视时钟统一的重要性和规范性，落实时钟统一管理制度。时钟统一的内容除了计时系统的统一外，还应该高度重视各医疗仪器及设备的内在时间统一。例如心电图机、肌钙蛋白检测仪、DSA 机等，这些机器的内在时钟也需要与本院采用的统一计时系统保持一致，因为这些内在时钟的输出是进行原始溯源的方法。心电图机打印出来的时间、DSA 的影像记录所显示的实时时间，均应该做到统一。同时也建议各单位利用胸痛中心时钟统一的契机，将全院的医疗管理都纳入时钟统一范围，对未来医疗工作的开展将会大有裨益。

三、提供落实时钟统一管理制度的客观记录

没有记录就没有发生，该条款要求跟时钟统一相关的所有原始记录均应规范且留存，

例如"120"救护车、急诊科、CCU、导管室的时钟校对记录表都需要做好记录和留存。记录表要设计合理,杜绝造假,并做好当事人签名。有关时钟统一的相关会议、工作进度、财务决算等,都应该保留原始资料和记录,这也是证明持续改进的重要资料。

在日常工作中,部分工作人员尚未养成规范的时钟统一的概念和意识,对时钟统一和校对敷衍了事,未能严格按照本院制定的时钟管理制度执行。另外,较多工作人员常常会在需要记录时间节点时,以自己的手表、手机或者工作场所的电脑时间为参照,这些都需要在日常管理中加以规范,加强培训,严格监督,保证时间节点记录的统一性、唯一性。要认识到,时间要求是胸痛中心建设的关键,时间管理是发现缺陷的手段。各胸痛中心可根据各自的实际情况采用各自的时钟统一方案,也鼓励各单位自主创新。没有时钟统一方案的胸痛中心是不可能通过认证的。时钟统一的落实情况是重点,建议做到全院时钟统一。时间管理意识要常抓不懈,"随手记、实时记"是保障时间节点不出现逻辑错误的重要举措。

(易绍东)

第五节 时间节点记录与管理

胸痛中心建设最为重要的过程是将指南的救治要求在临床实践中通过流程化贯彻落实,也可以简称为指南流程化。此外,尚需将流程化的临床行为通过时间节点进行客观测量和管理,从而形成胸痛救治的时间节点管理体系。对每一个患者的关键救治环节,都必须有清晰准确的时间节点记录,必须精确到分钟。时间节点数据也是胸痛中心认证和质控管理最基本、最重要的依据。无论是认证指标,还是质控指标,绝大多数指标的阶段性结果及趋势均是基于准确的时间节点记录的。完整且可溯源的时间节点是胸痛中心数据管理水平的重要体现,也是认证过程中现场核查重点内容。因此,胸痛中心的所有工作人员,都应该对时间节点记录的内容非常熟悉,同时,胸痛中心要加强管理,做好监督,确保时间节点填报准确、及时、完整。特别对于护理团队来说,护理环节所涉及的时间节点较多,护士也是数据填报的主体之一,各胸痛中心要加强培训,对医护团队做到同质化管理。

一、记录时间节点的方法

1. 利用时间节点表格手工填写   时间节点表格是整理时间的工具,会跟随患者的诊疗全程。每个岗位工作人员,在自己所负责的范畴内,将相关的关键时间节点记录下来,并填写到纸质版的时间节点表格上。该方法简单易学,经过短期培训就可以立刻开展工作,无须额外投入。需要注意的是,日常工作中,有可能会出现补填或随意填写的不良习惯,建议各工作岗位也可以设置本岗位的工作日志,并尽可能留下原始资料,做好签名,便于时间节点的溯源,然后再由工作人员将纸质版表格上的数据,抄录到云平台数据库。

2. 直接在云平台数据库进行填写   该方法要求在急性胸痛患者经过的每个诊疗岗位,都有联网电脑、平板或手机终端,能保证实时在网上直接填报数据。适合那些已经配备了远程传输设备,并将设备与云平台数据进行一体化管理的单位。该方法简化了数据填报流程,减少了抄录的工作量,但需要进行规范培训,并安置足够的终端设备,投入较大。

3. 部分远程传输系统配备了蓝牙适配器,进行时间节点的自动采集   该方法可以作为以上两种方法的补充。佩戴蓝牙腕带的患者,在经过医院大门、导管室大门、CT室大门等地时,会自动感应,自动采集时间。该方法进一步减少了工作人员的工作量,也提高了时间节点记录的准确性。但该方法并不是万能的,目前不是所有时间节点都可以自动采集,只能自动采集患者首次医疗接触时间、上下救护车时间、进大门时间、进出急诊室、CT室、导管室等几个关键时间节点,部分系统也可以实现心电图自动传输、肌钙蛋白自动抓取。但仍有不少时间节点需要人工填写、校对及审核。目前的时间节点采集系统的自动化过程还需要进一步完善。

二、获取时间节点的方法

1. 首次医疗接触之前的时间节点　由于医护人员尚未接触患者,只能通过问诊或者查看电话通话记录等方式获得。在接触患者后,仔细进行询问,获得第一手资料。通过问诊患者获得的时间节点有发病时间、呼叫"120"或医疗机构时间、首次医疗接触时间等。某些非网络医院转诊来的患者,如果在首诊医院未能严格进行时间管理和记录的话,也暂时只能通过询问其他医疗机构来获得具体的时间节点,例如首份心电图完成时间、给予抗血小板药物时间、入门与出门时间、溶栓时间等。

2. 首次医疗接触之后的时间节点　分为两种方式:①在诊疗活动中由医护人员直接记录,这是日常主要的工作方法。各岗位工作人员在诊疗活动中直接用随手记的方式,将与本岗位相关的时间节点记录下来,例如对于院前急救部门,要注意记录出车时间、到达现场时间、首次医疗接触时间、传图时间、初次与患者沟通时间等。对于急诊医护人员,要直接记录医师接诊时间、心电图确诊时间、传图时间、通知专科会诊时间、会诊医师到达时间、双联抗血小板给药时间,患者离开急诊科时间等。对于心内科、CCU病房、导管室工作人员,要记录启动导管室时间、知情同意开始时间、签字时间、导管室激活时间、开始穿刺时间、开始/结束造影时间、导丝进入/球囊扩张时间、手术结束时间等。②用客观的系统或诊疗设备的原始记录确定时间节点。医院的管理系统以及医疗设备,均有时间记录,在某些时候,尤其是进行时间节点的溯源和佐证时,可以利用这些资料来证明时间节点的真实性。例如挂号系统记录的挂号时间、心电图图纸上的打印时间、CT片的检查时间、检验报告记录的出结果时间、指挥调度系统记录的相关时间,还有原始护理记录、DSA光盘记录、微信记录等,都可以作为时间采集的来源。这些时间节点通过拍照、截图等留取保存以备溯源。在胸痛中心进行时间统一设计的时候,都要考虑这些可能用到的时间信息,最好从一开始就做到全院、全设备的时间统一,为未来的工作带来许多方便。另外,通过追查微信群里的相关信息也能做到一些时间的提取,例如远程传输时间、远程会诊时间等。

三、时间节点的溯源

时间节点的溯源是一种监督时间节点是否规范管理的方法,也是认证工作考察的主要内容之一。各单位要高度重视数据的日常监督工作,保证数据的真实性、准确性和完整性。要建立分级审查体制,进行常态化的三级审核。设置各岗位的责任主体、责任到人,精细管理。充分发挥数据管理员及数据质控负责人的职能,对每天的宏观数据要利用早交班、微信平台等形式进行播报,起到督促和提醒的作用。各岗位工作人员要养成保存溯源数据资料的习惯,例如问诊得到的时间节点一定要详细记录在门急诊病历或入院记录中,并要尽可能精确到分钟。检验、检查和各类设备自动采集的时间节点可通过拍照、复印或截图留取资料，纸质版时间节点记录以及中低危门急诊患者在离院时，都要做好资料的复印、扫描或者拍照留存，并妥善保管。建立常态化的监督管理制度，每天的数据应由数据员监督检查，杜绝回顾性填报和补报。还要利用典型病例分析会和质量分析会检讨数据填报质量，设置奖惩制度，将数据填报管理作为胸痛中心的核心工作主线，做到全员重视、全程管理、全时覆盖。

四、常见的时间节点定义

1. 发病时间　导致本次急诊就医，出现胸闷、胸痛或者不典型胸闷、胸痛等系列症状开始的时间。症状的时间限定以本次就诊的最后诊断为判断标准。比如，一个不稳定型心绞痛的患者，两天前开始反复发作性胸痛，但持续时间均为数分钟至十余分钟即可自行缓解，今晨8：00开始出现持续性胸痛，于9：40就诊，其发病时间应为今晨8：00而不是两天前，因为促使患者就医的是这次严重的发作。发病时间通过询问患者本人或者家属得到，要多方询问，保持病历记录的统一。

2. 呼救时间　指患者呼叫"120"的时间，注意某些患者在基层网络医院首诊，后由基层医师呼叫"120"出车转诊来院，这种情况不属于呼叫"120"。该条目主要用于统计呼叫"120"比例及判断患者来院方式时使用，希望通过胸痛中心建设，逐步提高普通民众呼叫"120"的比例。

3. 首次医疗接触时间　患者发病后首次同医务人员接触的时间，强调是首次。医务人员包括救护车医护人员、网络医院首诊医师、分诊台护士等。

4. 到达本院大门时间　胸痛患者到达本院大门的时间，转运及"120"来院的患者，必须精确记录。自行来院的患者，当不好确定时，可根据医院实际情况，参考挂号或患者到达分诊台时间进行估算，前提是本院分诊台或挂号台离大门较近，若相隔一段距离，可适当进行估算。

5. 首诊医师接诊时间　对于自行来院的患者，患者到达本院后，院内医师首次接诊时间。

6. 转出医院入门时间　对于从网络医院转诊来的患者，患者到达首诊医院大门的时间。

7. 决定转院时间　指首诊医疗单位医师根据患者病情决定转至上级医院的时间。

8. 离开转出医院时间　离开首诊医院大门的时间。

9. 首份心电图时间　指患者在首次医疗接触后的首份心电图完成时间。这个非常重要，也经常容易被混淆。所谓心电图完成时间，是指12导联或18导联心电图做完的时间，通常以心电图纸上打印出来的时间为准，绝大多数医院都是由护士完成首份心电图的，当班护士应即刻做好登记，并做好心电图机的时间校对。

10. 首份心电图确诊时间　发病后专科医师针对首份心电图解读并确诊的时间。

11. 肌钙蛋白获得时间　从抽血完成开始算起，到获得床旁肌钙蛋白检测结果的时间。该条标准的导向是必须具备床旁快速检测设备，同时护士在抽完血后，即刻送检，并追踪结果，及时向医师汇报。

12. 开始知情同意时间　拟行溶栓或急诊介入治疗时，医师开始与患者/家属谈话的时间。

13. 签署知情同意时间　拟行溶栓或急诊介入治疗时,患者/家属签署知情同意书的时间。

14. 决定介入手术时间　医师根据患者实际病情决定应该采取介入治疗的时间。

15. 启动导管室时间　首次通知导管室值班人员的时间,也就是电话通知时间。

16. 导管室激活时间　最后一名介入手术相关人员到达且导管室可接收患者进入导管室开始手术的时间。要强调全部人员到齐,不能将第一名导管室护士到达的时间作为导管室激活时间。

17. 导丝通过时间　是指介入手术过程导丝通过导致此次发病的罪犯病变的时间,其取代原来的"球囊"时间,为了便于溯源和校对,要求术者必须留下导丝通过病变的影像。

在时间节点记录中,不可避免会出现一些错误,各岗位工作人员要加强学习,尽力避免。例如时间节点定义不清,理解错误,导致某项指标长期出现不合理数值。如首次心电图完成时间,是指心电图做完的时间,常常被误认为是开始做首次心电图时间,因此经常会出现 0 值,这是不符合逻辑的。还有时间记录不精确,在病程记录中常常出现"大约""左右"等字样,也是不提倡的,尤其是一些能够精确到分钟的时间,一定要记录清楚,不能估算或者自己随意填写。另外常见的错误还包括关键时间节点的大量缺失、各岗位时钟不统一造成参照系不一致、回顾性记录、数据员集中补填、三级审核制度形同虚设等,都应该避免。

(易绍东)

第六节　云平台数据库填报与管理

中国胸痛中心认证数据管理云平台是全国胸痛中心数据填报平台,该平台最早由广东省胸痛中心协会依托中国人民解放军南部战区总医院(原广州军区广州总医院)搭建,作为全国胸痛中心的认证平台,称之为中国胸痛中心认证云平台数据库。2016 年胸痛中心总部在苏州成立后,建立了胸痛中心数据填报平台,上述两个平台正在逐步融合。目前认证执行委员会及认证办公室依托上述平台对申请认证单位进行网上评估,根据各项认证指标的改进趋势决定是否进入现场核查和暗访环节做进一步评估。该平台同时也是中国胸痛中心质控和再认证的数据来源。也就是说,中国胸痛中心认证数据管理云平台的数据是各胸痛中心申请认证、质控、再认证的基础,也是中国胸痛中心执行委员会对胸痛中心进行评价的主要依据。因此,建立针对云平台数据填报和管理的机制至关重要。

《中国胸痛中心认证标准》对数据库的要求是要确保数据库的完整性、准确性、及时性及可溯源性,要实现上述要求,建立岗位化的前瞻性实时填报机制和审核机制是根本,同时需要相应的组织架构和管理制度作为保障,以下分别加以介绍。

一、建立数据库管理组织架构,制定管理制度,明确职责分工

为保证各项时间节点记录翔实,数据录入准确及管理到位,胸痛中心在成立之初就建立数据库管理的组织架构,并制定管理制度以明确各级人员的职责,加强分级管理,具体架构见图 3-6-1。

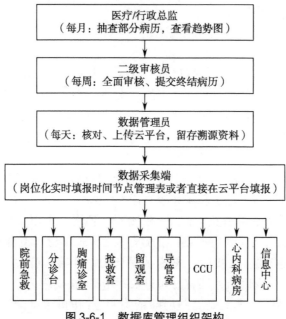

图 3-6-1   数据库管理组织架构

（一）胸痛中心总监在数据管理中的职责

1. 每月核实数据的完整性、有效性、持续改进情况，对重点病例和疑难病例进行复审，对已保存数据必要时进行随机抽查，并可在依据确凿情况下提出修改意见，由数据管理员核实后执行修改。

2. 对下级录入人员进行分工，指导下级正确录入数据，定期对相关人员进行培训，统一填写标准。

3. 每日关注微信播报情况并进行及时点评，及时发现问题并提醒责任人解释延误或修正错误，同时及时解决各岗位人员遇到的问题。

4. 定期组织胸痛中心"三会"（即联合例会、质量分析会和典型病例讨论会），通过分析病例，总结经验教训，进一步完善流程。

（二）数据审核员职责

1. 由高年资主治医师或副主任医师兼任，指导数据管理员进行数据管理。

2. 每周对所有数据进行审核，重点是防止数据错误，确认极端数据产生的原因，同时从专业角度审查诊疗流程是否规范。审核中发现不合格数据时以"审核拒绝"退回，并与数据管理员讨论不合格的原因，数据管理员完善修改后再次提交审核；合格的数据审核通过后，保存病例，进行归档。

3. 发现胸痛中心各环节衔接不当之处并及时同上级沟通，以便修订；发现数据录入软件不合理情况，及时与中国胸痛中心认证数据管理云平台技术支持人员沟通，以便进行软件升级。

4. 定期向总监汇报数据统计结果，负责在"三会"会前整理和审核数据及提交讨论的病例，并在会议中向全体参会人员进行数据汇报。

5. 负责胸痛中心质量控制，出席胸痛中心常态化质控现场数据库核查。

（三）数据管理员的职责

1. 收集急性胸痛病例的时间节点表，并进行初级审核，查漏、督促补缺，收集、留存原始资料等常规工作（详见第四章第十四节）。

2. 若胸痛中心采用的是纸质时间节点记录表，则负责首诊后 5 个工作日内将数据转报云平台。

3. 全部诊疗结束后的病例及时（原则上 1 周内）完善数据补充并与原始资料核对无误后提交给数据审核员审核。

4. 复核数据审核员退回病历并及时纠正，对于修改原始记录的部分应在数据库备注栏说明原因。

（四）临床一线工作人员职责

1. 建立常态化岗位责任制的前瞻性数据填报机制。前瞻性实时填报急性胸痛病例的时间节点是确保数据库准确性的最重要措施，就是要求从首次医疗接触开始记录患者的诊疗时间节点，随着诊疗过程的进展，所有诊疗环节发生的事件和时间均在发生的当时进行客观、准确地记录，而不能采取等急救结束后进行回忆性补记。

2. 确定时间节点记录责任人。要求院前急救人员、急诊科医护人员、心内科医护人员、导管室技师／护士、网络医院的各岗位医务人员为数据记录的第一责任人，实时填写急救信息与胸痛诊疗等相关资料，即时间节点的记录必须岗位化。

3. 各岗位人员在记录时间节点时应同时保存原始记录以供溯源。

4. 对于采用纸质版时间节点记录表的胸痛中心，各岗位人员应将时间节点记录表和患者其他病历资料一并列入移交，并对自己岗位发生的诊疗过程即时间节点记录的完整性、准确性、及时性和可溯源性负责。如果胸痛中心采用直接在云平台填报数据，则各岗位人员在保存前应核对自己填报的部分，以防错误，并要接受数据管理员的质询。

二、数据填报中的几个基本原则

1. 数据填报人员需提高认识，认真填写患者各项信息和数据，实行首诊负责制，谁接诊谁填写。必须客观、准确、真实、及时、完整地填写各项数据，包括急救信息、胸痛诊断、患者转归及实时监测、影像信息 5 个模块。

2. 杜绝造假、防止漏填项目，这是提高质量的首要工作，减少填写错误则是提高数据质量的关键。

3. 定期统计分析数据填报过程中是否存在不合理之处，制订合理的改进计划，不断完善数据填报机制。

4. 确保数据填报的完整性。所有急性胸痛患者均应从首次医疗接触开始启动时间节点记录。急诊分诊台应建立分诊登记制度，确保所有急诊就诊患者（包括但不限于急性胸痛患者）均能在同一入口登记，可以使用电子分诊系统或纸质记录本进行登记，并能对其中的急性胸痛病例进行检索或标记。所有进入医院（包括就诊于门诊、急诊或绕行急诊直接入院患者）的高危急性胸痛（急性冠脉综合征、主动脉夹层、肺动脉栓塞及其他重要急性胸痛疾病，明确的创伤性胸痛除外）均应上报至胸痛中心数据填报平台。STEMI 患者的录入必须达到 100%，且各项关键时间节点的填报应齐全。NSTEMI/UA 患者院内、出院等关键时间节点的记录完整性应达到 100%，初步诊断为 NSTEMI/UA 均需进行缺血风险及出血风险评估，以便能够及时根据患者的评估情况进行合理救治。

5. 确保数据填报的时效性。云平台数据库的填报及最后一次修订不得超出患者出院后30天，数据建档不得超出院内接诊后7天。

6. 确保数据资料的溯源性。确保STEMI患者的关键时间节点可以溯源，其中发病时间、呼叫"120"、到达医院等时间应能从急诊病历（电子病历或复印件）、入院病历、首次病程记录、心电图纸、检验报告、病情告知或知情同意书等原始记录中溯源，并要求尽可能精确到分钟。

三、数据库的三级审核机制及工作内容

所谓数据库三级审核机制就是要求所有急性胸痛病例的数据在云平台正式提交前必须经过三级审核，其中一级审核主要是"保全、保准"，即防止出现漏填、漏报，且要保证准确性及与原始记录的一致性；二级审核的重点是"保质量"，即从专业层面对急救过程进行审核；三级审核主要是"保压力"，即确保一、二级审核不会流于形式。以下详细介绍三级审核的工作内容。

1. 一级审核 由数据管理员担任，每日上午对前一日的电子病历资料，尤其是前一日新增病历资料进行审核，包括：

（1）审核病例是否符合急性胸痛标准，核对姓名、性别、年龄、住院号等基本资料。

（2）核对发病时间、首次医疗接触时间、首份心电图完成及确诊时间、进入医院大门时间、抽血到获取肌钙蛋白报告时间、负荷量双抗给药时间、抗凝给药时间、溶栓时间、导管室激活时间、球囊打开时间、主动脉或肺动脉CTA完成时间等时间点。

（3）核对各检验数据、检查结果，做到可以溯源。

（4）追踪患者是否发生心力衰竭、死亡，尤其要对怀疑脑死亡出院患者进行核查。

（5）核对诊断分类，尤其注意某些修改诊断患者，及时更新电子病历。

（6）查看急诊科诊治登记册，核对是否有遗漏病历。

（7）数据库监督员在二级审核过程中发现的问题应进行重新审核。

数据管理员发现数据有缺失、错误或可疑时，均需同当事工作人员沟通，及时改正。所有经过一级审核的病历都进入等待审核状态，提交给数据库监督员进行二级审核。

2. 二级审核 由心血管内科或者急诊科高年资主治医师或副主任医师兼任，主要职责是从专业角度对数据库进行审核，对不符合逻辑或错误的数据病历返回给一级审核后的数据进行校对，如无异常，及时提交归档。二级审核员具有对急性胸痛患者评估和救治的专业知识，了解本胸痛中心从院前急救系统、住院到患者出院、随访的一系列流程，并熟悉云平台数据库，可以熟练使用云平台提供的统计功能。在确认数据客观、真实的基础上进一步对诊疗过程和诊疗质量进行评估，比如诊断及危险分层是否正确、再灌注策略是否得当、诊疗过程是否符合本院胸痛中心流程图，各诊疗环节的时间是否延误（是否达到本院胸痛中心的质控要求），若有延误则应对延误原因进行判断和归类。对所有完成原始资料填写、等待审核的病历均需再次审核。对每个具体病历，首先查看胸痛急救时间轴，对计算机提示的可能异常时间点进行重点核查，一般通过对比数据库数据与原始资料数据，同当事医务人员、患者沟通，基本可以确定可疑异常数据是填写错误还是真实情况。然后对此病历进行人工核查，重点核查以下项目：

（1）诊断是否正确，有无矛盾之处，比如 ST 段抬高是否与原始心电图符合，某些病历诊断 NSTEMI，但心肌酶是阴性，此时需要进一步审核。

（2）急性冠脉综合征的再灌注措施选择和时机是否正确。

（3）危险分层是否正确。

（4）对发生心力衰竭、死亡、脑死亡出院等特殊病情变化是否正确记录。

（5）关键时间点记录是否正确。比如急性心肌梗死患者发病时间应记录导致本次急诊来院的胸痛开始时间，而不是数天前不稳定型心绞痛发作时间。首次医疗接触时间是指患者本次发病后首次接触医务人员的时间，可以是外院人员，而不是首次接触本院心内科医师的时间。某些病历时间点可能出现矛盾，比如初步诊断时间早于首次医疗接触时间，发现这种情况，一般都是填写错误，需进一步核查。

（6）是否有数据缺失，有些数据因无法得到，允许缺失。

数据库二级审核员除每天审核当日病历外，每周进行数据统计，如发现相关数据统计明显异常，也需进一步寻找原因。另外有些急性胸痛病历未能按要求登录，数据库监督审核员需要定期检索医院病案室资料，发现未登记急性胸痛病历应查找原因，即使这次无法补录，也需要完善流程，以免以后再发生类似情况。数据库监督员对不合格者进入审核拒绝状态，反馈给数据管理员，数据管理员完善修改后病历数据再次返回等待审核状态，审核通过则保存病历。

3. 三级质量控制　由胸痛中心医疗总监担任，不定期抽查数据库，主要目的是检查一、二级审核的工作质量，阶段性评估各项质控指标的运行趋势，分析可能存在的问题，并实时解决或者在定期召开的"三会"上协调解决。

四、云平台数据库安全性管理

云平台数据库录入的是急性胸痛患者的诊疗信息，其中也包含患者个人信息，管理不善容易导致个人信息泄露及隐私泄露；此外，各医院胸痛中心经历一段时间的建设后都会累积大量病例，大数据的泄露也将对单位造成巨大的损失，甚至有可能招致法律风险。因此，必须强化云平台数据库的安全管理。云平台数据库的安全管理涉及两个方面，一是云平台数据库的云端安全，是由云平台建设方负责。云平台在构建时就必须充分设置安全性规则以确保云端的数据安全。另一方责任者就是云平台的用户端也就是医院的胸痛中心，通常在医院成立胸痛中心并在云平台注册时，平台会要求医院在线签署制式的安全承诺书，主要内容就是要求医院必须严格管理用户名和密码，以防泄露或者无关人员登录云平台。为做好用户端的安全性工作，要求所有胸痛中心必须严格执行云平台数据管理规则。

1. 胸痛中心云平台数据库被激活后，先在"系统管理"菜单栏中设置"数据管理员"及"网络医院"，以便在填写数据时使用人的权限应用及网络医院的统计；设置的数据管理员为一级权限，只可以录入病历资料等数据信息；机构用户为二级权限，可以审核并修改病历资料。

2. 胸痛中心云平台的账户和密码实行保密制度，仅对数据填写、数据质量管理人员开放，实行分级管理制度。其中云平台数据库的录入、核对、修改等权限由医院胸痛中心委员会协商确定，经其授权的数据管理员才能对云平台上的用户数据库进行操作和管理，并妥善保管用户名及密码；须防止未经授权人员使用或盗用用户名及密码，尤其要严防泄露数据库中的患者个人信息而产生的法律后果。

3. 胸痛中心的数据管理制度中应明确数据使用权限，相关医务人员或者研究人员若需引用胸痛中心的数据，须得到管理制度中明确授权的管理层批准，未得到批准的情况下，数据管理员不得向他人提供相关数据；经过批准使用云平台数据时，必须由有登录权限的人员协助进行数据调用，严禁向非数据管理人员提供云平台登录账号及密码。

（夏　斌）

第七节　信息共享平台与即时响应机制

胸痛中心强调的是区域协同，要在不同医疗机构、院前急救体系之间建立快速响应机制，就必须有一个信息共享平台，使首次医疗接触人员获取的患者病情信息能够被区域协同范围内的值班医师看到，方能进行远程诊断、决策和协调。因此，信息共享网络平台是所有胸痛中心必须建立的平台。平台的主要作用在于胸痛中心网络的沟通与联系，解决急诊患者的快速诊断和及时治疗问题，涵盖即刻远程会诊机制和联络机制。远程会诊是指有别于传统的会诊机制，传统的会诊活动是当基层医院有需求时向大医院提出申请，由大医院派出专家赶到基层医院对患者进行现场诊查后给出诊疗建议，再由基层医院负责实施。由于急诊胸痛患者的死亡多发生在发病后的早期，能改善预后的治疗也只是在早期才有效，任何时间的延误往往就意味着患者的死亡或者长期预后不良。因此，这种传统的会诊方式并不能适应急诊胸痛患者的救治需要。基于上述原因，在胸痛中心建设中强调必须建立以现代信息技术为支撑的远程会诊机制，以解决急性胸痛相关疾病尤其是急性心肌梗死患者在首次医疗接触后的早期诊断和治疗决策问题。而远程会诊的基础是诊断信息的共享和即时响应机制，其中即时响应机制也称为一键启动机制。以下简单介绍目前国内广泛使用的信息共享平台及一键启动机制。

一、区域协同信息共享平台种类及工作机制

在我国开展胸痛中心建设的早期所建立的信息共享平台主要是 12 导联心电图远程实时传输监护系统，目前同类设备已有多种选择。从 2014 年之后，微信群的应用日渐成熟，目前绝大多数胸痛中心采用微信群作为常规区域协同共享信息平台。近年来，也有部分企业开发了与认证平台对接的数据采集应用程序（APP），可以直接在手机上填报数据并进行时间节点管理，其中部分 APP 也是通过组建群而实现信息共享的，从原理上仍属于微信群，只是将工作微信群建立在 APP 之中，而不是在微信 APP 中建立工作群。但总体上还是属于微信群的概念，本书就不单列介绍了。以下分别介绍远程实时传输监护系统和微信群的各自工作机制、特点和注意事项。

（一）依托远程实时传输监护系统的信息共享平台

远程实时传输监护系统最早源于中国人民解放军南部战区总医院胸痛中心在建立之初提出的区域协同救治的概念，通过开发 12 导联心电图远程实时传输系统，把周边地区的基层医院与胸痛中心所依托的 PCI 医院连接起来，形成一个区域协同救治的网络群，当任何基层医院收治了急性胸痛患者后，将具有 12 导联心电图等生命监测信息的远程

实时传输性能的监护设备连接上，专家就可以通过手机、联网电脑、心内科或急诊科的监护设备等查看患者的实时 12 导联心电图、血压、血氧饱和度等监护参数，该系统还可以显示患者肌钙蛋白、D-二聚体、血糖等诊断和鉴别诊断所需要的常用检验指标值，以便对患者进行远程监控和诊断，同时通过电话指挥基层医院的现场抢救，从而大大提高基层医院的抢救成功率，使生命体征不稳定的急性胸痛患者得到早期及时救治，为后续救治创造条件。对于 STEMI 患者，医院专家将根据患者的发病时间、临床情况和转诊所需要的时间等进行综合分析后决定是应该在当地先行溶栓治疗再转诊还是直接转诊行 PPCI 治疗；对于主动脉夹层患者，原则上应尽快转诊直接进入胸痛中心医院 CT 室进行增强扫描后决定是应该进行紧急介入治疗还是紧急升主动脉置换手术，如果基层医院有急诊主动脉 CTA 条件，也可以在当地先确诊再转诊；对于急性肺动脉栓塞患者，只要当地医院能够进行 CTA 检查明确诊断，原则上不需要转诊，在专家远程指导下就地进行抗凝及必要时的溶栓治疗。对于需要转诊到胸痛中心医院的急诊胸痛患者，双方共同商议转诊方式，若基本生命体征稳定，原则上由基层医院救护车实施转运任务，若患者生命体征不稳定，转诊途中风险较大者，则由胸痛中心医院派出具有移动 ICU 功能的救护车实施转诊任务。移动 ICU 是指完全按照 CCU 标准配备的救护车，车上装备有上述 12 导联心电图等远程实时监护系统，同时配备有呼吸机，必要时配备主动脉内球囊反搏仪、心肺复苏机、心脏临时起搏器等生命支持设备，车上医师和护士可以在救护车行进中完成深静脉穿刺、气管插管、各种生命支持系统的应用等操作，专家可以通过远程监护系统随时监控转运途中的情况，在病情变化时随时指挥车上的抢救，从而大大提高了转运途中的安全性。

2014 年后，先后有多个厂家开始研发远程实时传输监护系统，促进了胸痛中心信息共享平台的逐步优化和完善。总体来看，远程实时传输监护系统的工作原理相当于通过信息技术对原有的多导联心电监护仪或者心电图机进行集成，再利用 3G/4G/5G 网络将现场获取的监护信息或者心电图传输到预先建立的信息平台，胸痛中心所依托的医院医护人员可以利用该平台支持的终端设备（手机、平板电脑、监护设备等）远程查看上述信息，并远程指挥现场急救。其显著的特点是实时性好，能够同时保存资料及时间节点（包括信息采集和上传时间），有些设备已经具备自动获取关键诊疗活动的时间节点功能，可以减少一线人员记录时间的工作量，真实性和可溯源性好。缺点是需要一定的费用购买和维护设备，随着认证标准的修订，各厂家的设备和各胸痛中心自身的数据平台也要做相应的更新。

（二）基于微信群的信息共享平台

微信群是 2014 年之后开始新兴的大众社交平台，后被引入胸痛中心建设作为一种医疗信息共享基础上的会诊和信息交流平台，因具有不需要成本、使用方便、传输速度快的特点，被各胸痛中心广泛应用。目前几乎所有胸痛中心都在不同层面使用微信群作为主要的沟通渠道。即使拥有远程实时传输信息平台的医院，几乎也离不开微信群作为常规工作平台。因此，微信群的引入为胸痛中心建设提供了一种实用的技术平台。其工作机制也相对简单，通常是胸痛中心主动与具有转诊关系的基层医院建立微信群，将双方承担急性胸痛救治工作的相关人员，包括一线医护人员以及管理层均拉进微信群之中。当基层医院接诊急性胸痛患者后，按照急性胸痛的诊断及鉴别诊断流程，首次医疗接触人员在 10 分钟内完成首份心电图检查，并通过智能手机拍照上传心电图至微信群，然后拨打胸痛中心的一键启动电话，通知胸痛中心心内科值班人员进行远程会诊，值班医师在阅读分析心电图后通过电话了解患者的病情，进行综合分析后协助基层进行诊断和鉴别诊断，对于明确诊断的患者给出治疗或转诊建议，从而完成远程会诊任务，可以大大提高会诊效率。相对于远程实时传输监护系统，微信群具有无成本、及时、多人同时参与便于进行群体讨论等优势；缺陷是所显示的是单一心电图，不能提供实时动态心电图供上级医院分析，同时目前尚不能与胸痛中心认证云平台实现自动对接，所承载的急救信息和时间节点管理信息尚不能直接进入认证云平台数据库，需要人工转入。但该技术已经能够解决最重要的早期心电图诊断问题，对于主动脉夹层和肺动脉栓塞而言，亦可以通过相似的工作模式完成 CTA 的上传，以便进行远程会诊。

　　微信群的共享模式方便了医护人员之间及不同单位之间的信息交流，有利于快速反应，但也存在一定的法律风险。建议所有胸痛中心和基层医院之间建立微信群之前应该注意以下两个方面的问题。

　　1. 胸痛中心应及时与基层医院签订联合救治协议。因为联合救治协议是双方共同使用患者个人信息、共同参与急性胸痛中心患者救治的法律依据，如果没有此协议做基础，又没有经过常规书面会诊邀请等流程的即时远程会诊机制就可能面临着违规的风险，一旦发生医疗纠纷，双方均会比较麻烦。联合救治协议为急性胸痛患者进行即时远程会诊和双方共同使用患者的信息奠定了符合法律要求的依据。

　　2. 胸痛中心应分别与各家基层医院建立独立的微信群。目前许多胸痛中心使用微信群作为信息共享平台的通常做法是将所有与胸痛中心具有合作关系的基层医院全部纳入同一个信息平台，尽管该方式具有一定的兼顾培训和教育平台的作用，一份心电图或者一个特殊病例可以供多家基层医院人员分享和学习。但从法律的角度考虑，笔者不建议此种模式，因为存在可能泄露患者隐私的风险，一旦患者的个人信息等隐私被泄露，可能会承担法律上对患者隐私保护不足的责任。因为从理论上讲，胸痛中心所依托的医院分别与各家基层医院签订了联合救治协议，但各家基层医院之间并未签署联合救治协议，胸痛中心医院与患者首诊的基层医院医护人员接触和使用该患者的信息属于正常的诊疗范围，如果另一家基层医院的人员也接触并使用了该患者的信息，就属于个人隐私的泄露，万一相关信息被不正当使用或泄露到更大范围，尤其是一旦发生医疗纠纷，医院将面临对患者隐私保护不足的责任。鉴于此，强烈建议胸痛中心应分别与各家基层医院建立独立的信息共享平台，而不是将所有基层医院与胸痛中心放在同一个微信群之中。如果遇到具有教学意义的病例，可以通过一定处理隐去患者个人信息后再转发到其他群中供学习和讨论。

二、一键启动机制

（一）一键启动的定义及要求

　　所谓的一键启动是指在区域协同救治体系所涵盖的范围内，包括院前救护车、基层医院或者胸痛中心所在医院的急诊科或其他科室需要启动急性胸痛快速救治流程时，只需要拨打一个电话就能解决后续的诊疗全部问题，不需要急救人员拨打多个电话才能完成会诊或者后续急救工作，从而为一线急救人员节省时间、提高急救效率，这个电话便称之为一键启动电话。一键启动电话与前述心电图信息共享平台共同组成了区域协同救治的快速会诊响应机制，这与传统的会诊机制形成了鲜明对照，传统的会诊通常需要拨打一线值班人员、二线值班人员、手术决策者、手术人员（多名），会诊请求者会花费很多时间拨打电话，且很容易出现找不到人、记不清应该找谁会诊等问题，因而延误急诊患者的诊疗时机。胸痛中心认证标准中，强制要求各胸痛中心必须建立一键启动电话机制，也就是要求有一个统一的会诊电话。这个电话属于值班工作电话，必须满足以下要求：一是全天候通畅，不能出现无人接听状态；二是电话持有者必须具备对急性心肌梗死等心血管急危重症的诊断和治疗、急诊 PCI 手术决策以及启动导管室的能力，确保一线人员拨打该电话后就不用再拨打其他电话解决同一问题；三是一键启动电话必须对外公布，写进流程图，且应保持恒定，不能经常更改；四是此电话必须是公用电话，采用值班制，不能使用私人电话替代，以确保不值班的人员得到足够的休息。

一键启动电话应由心血管内科的高年资值班医师负责响应，如果一线值班医师年资较轻不具备决策能力，就必须由二线医师承担，以确保一旦接听电话就能解决后续问题，防止出现因再次请求二线会诊而耽误诊疗时机的情况。

（二）一键启动的工作机制

1. 传统的一键启动电话工作机制　　主要是以电话语音或者短信为主的工作机制。一旦一线急救人员需要紧急会诊时拨打一键启动电话→具有独立诊断能力的心血管内科值班医师响应→远程或者现场会诊→若需要急诊手术→一键启动电话发出急诊手术指令（群发电话语音或者短信）→手术人员（术者、助手、护士、技师，必要时通知 CCU）接收指令→在导管室激活时间内到达导管室→接收患者开始手术。

2. 基于微信群的一键启动工作机制　　以胸痛中心微信群为工作基础，能够大量快速发送图片及文字信息，并能进行即时沟通，实现胸痛患者信息的快速共享与交流。胸痛中心群内可以加入急诊科、心内科、介入医师、助手、导管室护士、技师等人员，首诊医师可将急性胸痛患者的基本信息、病史、心电图、生化检验结果等信息以照片形式上传，一键启动电话响应医师可以在群里直接回复会诊意见、手术指令并激活导管室。其工作流程为：一线急救人员首诊时立即上传相关信息至微信群→需要紧急会诊时拨打一键启动电话→具有独立诊断能力的心血管内科值班医师响应→远程或者现场会诊→若需要急诊手术→直接在微信群发出急诊手术指令→手术人员（术者、助手、护士、技师，必要时通知 CCU）接收指令→在导管室激活时间内到达导管室→接收患者开始手术。

一键启动电话的主要目的是使院前救护车、基层医院或者本院其他科室在需要紧急会诊时能及时响应，确保不延误患者的救治。但胸痛中心必须事先制订一键启动工作流程，作为所有会诊工作应遵循的依据，以防出现"有电话、无规则"，一旦出现延误，难以界定责任。尽管一键启动工作机制要求电话持有者必须及时应答电话，但总是有意外情况可能发生，比如手机进入无信号区、临时故障、值班医师正在抢救等，为防止意外情况发生时可能导致的延误，一键启动机制中必须包含备用方案，以防万一——键启动电话不能及时应答时有备用机制确保一线急救需求。图 3-7-1 为中国人民解放军南部战区总医院胸痛中心一键启动电话会诊流程图，可供各胸痛中心参考。

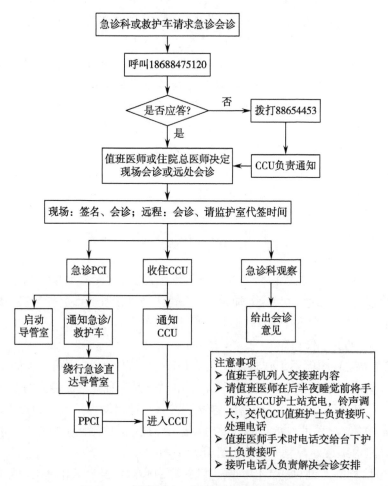

图 3-7-1　胸痛中心一键启动电话工作流程图

（向定成　龙　锋）

第八节　流程优化、流程图制订与修订

一、流程图的基本概念

所谓流程，就是解决问题的步骤和方法。在胸痛中心建设和运行中，规范执行流程是避免医护偏差、缩短救治时间的最重要手段。合理顺畅的流程能够使临床一线医护人员熟悉统一的宏观概念、具体的执行细节，分工明确、职责清晰，流程高效是胸痛中心建设走向规范化和标准化的必备条件。流程主要涉及医疗、护理、行政管理、检查、检验等各方面，在进行胸痛中心顶层设计的时候，每个岗位的工作人员都要积极参与本岗位的流程制订，集思广益，共同制订既符合指南要求又能在实际诊疗过程中被遵照执行的流程。流程主要通过流程图来体现。

所谓流程图就是用简单的图标符号来表达问题解决步骤的示意图。规范的流程是胸痛中心高效运作的保障，而高质量的流程图就是缩短救治时间的最佳工作手册。一个好的流程图不仅要结构清晰、逻辑严密，还要简明扼要、便于理解。在胸痛中心的工作中，制订所有医护人员都必须遵循的流程图是保证医疗行为统一和规范的重要举措，也是在进行认证准备过程中的工作重点和难点。

二、流程优化及制订流程图的意义

流程图的目的是规范医疗行为，使所有参与胸痛急救工作的相关人员都按照相同的流程来进行工作，防止由于学术观念、个人经验、理论学识等因素的不同所产生的医疗偏差。因此，流程图在内容上需要有一定的广度和深度。所谓广度是指流程图要全面而丰富，与再灌注时间密切相关的所有节点均应有清晰明了的流程图。在《中国胸痛中心认证标准》中，流程图应该涵盖从接受胸痛患者呼救电话或自行到达医院大门之后的所有关键救治措施的每一个环节。为了便于理解，我们可以把流程图的涵盖范围划分为急救系统与急救呼叫、院前救治与网络医院急救、院内救治这几个主要环节。例如：胸痛中心接收的急性胸痛患者的来院方式包括了自行来院、呼叫本地"120"由救护车接入、网络医院转送以及院内发病四种，不同来源的患者，其初始环节会略有不同，针对这些差异，应对每种可能均制订不同的流程图，使任何流程都有章可循、有据可依，避免按习惯处置、按上级指示、按经验办事带来的不确定性。同时，不仅仅是医护人员，与诊疗环节有关联的每一个工作人员，包括救护车司机、保安、护工、门卫、收费员等，都应该有可以阅读和遵循的流程。未来胸痛中心的工作流程还将会延伸到患者出院后的社区康复等后续环节。所谓深度是指流程图要有详尽的内容，所有医疗行为不仅要纳入流程图之中，还要能为执行者提供明确的指示、详细步骤与时间要求。空洞的流程图是没有价值的，过于简单和笼统的流程图也起不到具体的指导作用。例如："120"系统的工作人员接到胸痛患者的呼救电话以后，首先是询问相关情况，如果这一步骤在流程图中仅仅概括为"询问病史"四个字，是很难做到规范和迅速的。应该将最为关键的信息以及相应后续的处理策略简明地标注出来，如"胸痛部位""疼痛性质""发病时间""具体地址""联络人电话"等，只有这样，才可能使任何一个工作人员从容不迫地完成调度任务，避免由于慌乱和随意造成信息遗漏。再比如，分诊流程图中，会要求在规定的时间节点完成某项操作，如10分钟内完成首份心电图、20分钟内获得肌钙蛋白结果等，这些时间要求都要在流程图中明确地标注出来，可以采用文本框图注的方式，让执行者有明确的时间观念。另外，对于一些需要进行危险分层或者病情评估的步骤，都要注明采用哪些参数或者工具，可以标出生命指征参数或者所采用的评分工具，如GRACE评分等。

三、制订流程图的基本原则及要求

流程图是胸痛中心诊疗工作的基础和质量控制的依据，在制订流程图的过程中，还需要满足以下基本要求：

1. 以减少就医环节和提高救治效率为最终目的　胸痛中心急救的主要疾病是急性冠脉综合征、主动脉夹层、肺动脉栓塞等，这些疾病的主要特点是病情凶险、复杂多变，随时可能危及生命，救治的关键就是要缩短救治时间，在最佳的时间窗内开始最适宜的治疗。因此在制订流程图时，要突出"快速诊断和救治"的原则，一切以缩短救治时间为目标。要打破传统、减少环节,制订最快捷的诊疗途径,避免患者无序等待和无谓的时间浪费,在最短的时间内明确诊断,尽早开始规范的治疗。要以"精、简、快、准"为原则。所谓"精"就是流程图所提供的路径一定要是最核心的诊疗内容,对于细枝末节应给予舍弃。例如在分诊时,心电图是最重要的环节,在流程图中要突出心电图的地位。若心电图提示为 STEMI,则应有引向再灌注策略的筛查评估,最后再指引到不同的再灌注手段。"简"有两层含义,一是指流程图要简洁明了,一目了然,避免过多的曲线和符号造成误解。二是指流程图要尽量简化非必需环节,要勇于打破传统,重新解构现有的诊治模式,建立最简洁、最直接的诊疗途径。比如在传统模式下,自行来院的急性心肌梗死患者的就诊顺序依次是挂号、分诊、急诊科值班医师接诊及检查、心内科会诊、办理入院、术前准备、送入导管室,看起来有条不紊,实际则耽误了大量的时间。在流程图中,我们可以将分诊优先,事后再补办挂号手续,分诊后即刻完成心电图,一旦心电图提示急性心肌梗死,急诊科接诊与心内科会诊同时进行,或者采用远程无线传输心电图的方法,对于明确诊断的患者提前启动导管室,形成绕行CCU 直接送进导管室,最后再补办入院手续、补交押金。灵活的流程安排和中间环节的简化,可以非常有效地节省救治时间。"快"就是指在流程图中要突出时间节点的要求,比如10 分钟内完成首次心电图检查、20 分钟内获得肌钙蛋白结果、30 分钟内进行 CT 检查等,明确的时间节点要求有助于医、护、技及医疗辅助人员加快工作节奏,最大限度节省救治时间。"准"就是指在遇到需要进行判断的情况时,要有最准确的思路引导鉴别诊断过程,考虑到鉴别诊断的各种可能性,避免遗漏。另外,"准"的概念也包含了为患者选择最规范、最准确的临床路径和最佳的治疗方案。

2. 以专业指南和临床路径为主要依据　从某种程度上来说,胸痛中心的工作就是将指南流程图化。流程图是把专业学术组织所制定的指南落到实处的最佳途径,好的流程图会明显缩短专业指南与临床实践的距离。现在的指南和共识层出不穷,不同国家的指南和不同时间发布的指南可能存在一定的差异,应以哪个指南为准呢?其原则应是就高不就低,有条件的机构尽量采用最新的指南和最高标准的指南,尽可能结合医院的实际情况,为患者选择最佳的治疗策略。比如最新的 STEMI 指南突出了 FMC-to-W 的时间要求,有条件的医院就应该在流程图中体现这一理念,并不仅仅局限于 D-to-W 时间,因为 FMC-to-W把院前急救也纳入考量范围,而未来很可能还会重点关注从症状发作到开通血管时间,即 symptom-to-W 的时间,这才是再灌注治疗的最终目标。再比如我国国家卫生健康委对STEMI 患者制定了临床路径,但鉴于我国各地的实际情况,并没有考虑到绕行急诊对缩短再灌注时间带来的巨大效益。有条件的医院可以利用远程无线心电图传输系统,或者利用其他创新方式,在患者达到医院之前就明确诊断,并提前启动导管室,这样就可以绕行急诊和CCU,直接将患者送入导管室,这将会明显缩短 FMC-to-W 的时间。

3. 兼顾理想和可行性的原则　理想的流程图应高度契合指南要求,有最短的诊疗路径,最大程度地缩短再灌注时间。但我国各地的医疗水平参差不齐、每家医院的硬件水平和软件实力也千差万别,要求所有胸痛中心的流程图执行同一个最高标准是不现实的。在实际工作中不能被遵循的流程图有可能是太过理想但不具备可行性,工作人员在执行过程中遇到了阻力或障碍,流程图成了一纸空文或面子工程,这样的流程图也发挥不了实际作用。最合适的流程图才是最好的流程图。我们应该以指南精神为蓝本,结合本地的实际条件,制订切实可行的流程图。在某些方面达不到指南要求时,应量体裁衣,采用尽可能完善的替代方法，既能够体现指南精神，又可以在实践中顺利执行下去。例如院前传输心电图是缩短再灌注时间最有效的措施之一，最理想的方法是采用远程无线实时传输 12 导联心电图甚至 18 导联心电图，但现实情况是很多医院在短时间内并没有条件达到这一要求，因此，就可以采用其他的变通方式，例如手机拍摄心电图并通过微信传输、电子邮件或者传真进行院前信息传输等，同样也可以达到缩短再灌注时间的目的。

4. 持续改进的原则　　流程图并非是一劳永逸、一成不变的。治疗策略发生改进、专业指南进行更新以后，我们都应该积极对流程图进行修订，使其符合最新的指南，达到最佳的治疗要求。修订的方法也不能是一两个人在办公室拍着脑袋就可以做出来的，而应该集思广益，多方征求意见。新的流程图改变了传统的习惯、改变了原来人们熟知的旧有工作模式，一定会遇到来自各方面的阻力，这时就应该采取民主会议和商讨的方式，把与此流程图有关的各个部门的工作人员召集在一起，共同改进流程图，以期达成一致认识。新的流程图在确定之前，应经过实际工作的检验，改进前的流程图也要做好存档，并注明改进的时间、参加的人员、改进的内容等，保存好原始资料，这些都是胸痛中心进行持续改进的最好证明，可作为关键要素四的重要内容和辅助资料。

在形式上，流程图一般分为上下流程图和关系流程图。上下流程图是最常见的一种流程图，它仅表示上一步与下一步的顺序关系。大多数流程图就是上下流程图，要求清晰明了，逻辑明确，在遇到不同的决策方向时，每一个方向都应该有完善的流程执行方向。关系流程图也叫矩阵流程图，其不仅表示上下关系，还可以表示左右关系，并能看出某一过程的责任部门。关系流程图可以说是多个上下流程图的综合，特别是那些涉及部门比较多的流程图，例如急性冠脉综合征的总体救治流程图，用关系流程图可以清晰表明每一步骤的责任部门和人员，这样工作人员在执行过程中既能够明白整体的运作原则，也能够清晰明确自身应该完成的任务，便于执行和理解。流程图的图例一般有起始和终止框，用椭圆形框表示。执行框一般为方形，判断和决策框一般用菱形并有多个出口。流线标志应画出箭头表示执行方向。还可以在流程图中加入注释框做进一步的说明和解释。流线走向要简单，避免交叉或太多弯曲。推荐用 Office 软件套件中的 Visio 软件进行流程图的绘制。

（易绍东）

第九节　区域协同与绕行机制

区域协同是由中国人民解放军南部战区总医院首创的围绕急性心肌梗死等急性胸痛疾病的急救提出的一种新型医疗模式，是以具有急诊 PCI 能力的医院为核心，通过建立信息共享平台和即时联络机制将周边的医疗资源整合，建立医疗体系内的快速反应系统，使急危重症患者一旦发生首次医疗接触即可进入快速救治流程，由首诊人员完成基本病史采集、首份心电图检查后，立即将相关信息传输到信息共享平台上，通过一键启动电话通知 PCI 医院心血管内科值班医师远程协助确诊，并指导现场救治及后续的转运决策，在最短的时间内将患者送至具备救治条件的地点接受最佳治疗。这是我国胸痛中心建设的基本理念和实践模式，其中绕行机制是通过流程优化实现快速救治的基础，所有胸痛中心建设者必须熟悉区域协同救治理念和绕行机制，才能理解胸痛中心的各类优先机制和优化的流程，自觉执行流程并积极参与到流程优化过程之中。

一、区域协同的必要性及基本理念

我国地域辽阔,人口分布和经济发展不平衡等多种原因导致我国医疗资源分配和布局不合理,主要表现为优势医疗资源主要集中在发达城市的大医院,而社区、农村尤其边缘贫困地区的医疗资源相对溃乏,从而导致基层医院技术水平低下。已有数据表明急性心肌梗死患者发病后约 70% 首诊于基层医院,不只是在农村,即便在城市也有很多患者发病后会首先就诊于基层医院。广州军区广州总医院的早期研究显示,既往急性心肌梗死患者在基层医院平均停留时间约为 5 小时,而在这期间并未得到及时规范的治疗,这是导致再灌注延迟的主要原因。如何提高基层医院的急救技术水平是当前医疗体制改革的重点之一,也是提高我国整体急救技术水平的关键。如何真正让基层医疗机构的技术水平得到提高呢?大医院帮助小医院的传统模式有进修、代职、会诊、定期查房等,虽然在国内已开展多年,但对急危重症这类患者的救治效果并不明显。

鉴于上述困境,广州军区广州总医院于 2011 年 3 月 27 日率先在国内提出并建立了区域协同为基本理念的胸痛中心模式,胸痛中心建设从根本上打破了这种僵局。区域协同救治体系建设要求以具备 PPCI 能力的医院作为核心,联合本地"120"以及不具备 PCI 能力的医院共同为急性胸痛患者建立一种快速诊疗体系。建立该体系的目的是要在最短的时间内将急性胸痛患者送至具备救治能力的地点接受最佳的治疗。胸痛中心建设引起了国家卫生行政主管部门的高度重视和大力支持,2015 年 3 月 17 日,《国家卫生计生委办公厅关于提升急性心脑血管疾病医疗救治能力的通知》下发,重点强调积极建设急性心肌梗死区域急救体系。目前全国胸痛中心已遍布偏远地区、贫困地区包括广大基层医院,建立了由三级医院、二级医院和社区医院等基层医院胸痛中心组成的多级区域协同救治体系。

区域协同救治体系的基本理念就是要缩短从首次医疗接触至患者接收到关键治疗的时间。该体系的核心在 PCI 医院,处于核心地位的 PCI 医院负责建立急性胸痛指挥平台,并有专人 24 小时值班,负责及时回复网络内的问题并给下一步治疗方案提出建议。区域协同救治体系通过无线终端远程传输 12 导联心电图、血压、血氧饱和度等生命监护系统,将院前救护车、非 PCI 医院和 PCI 医院连接起来,实现了"患者未到,信息先行"、由 PCI 医院心血管医师通过远程实时传输系统统一协调指挥院前急救和院内救治过程的新型救治模式。重要的是,对所有的胸痛患者均制订了统一而规范的诊治流程,根据患者的胸痛特点进行初步诊断及分层,通过发病后到达首次就诊医院的时间和距离 PCI 医院的时间决定具体的再灌注方式。制订了区域内协同救治急性心肌梗死的流程图,流程图完全按照最新指南的基本要求,制订了再灌注策略的实施条件和时机,包括根据患者从发病到就诊的时间、生命体征是否稳定、转运至 PCI 医院所需要的时间以及 PCI 医院导管室的使用情况等决定是采用就地溶栓、转运 PCI 或溶栓后再转运的具体再灌注实施策略。

区域协同救治体系建设从向定成教授提出该理念到现在已经十年,区域协同救治体系做到了只要患者进入区域内的医疗体系(发生首次医疗接触),包括救护车或者任何基层医院,都是采用统一的急诊救治流程,防止因急救一线人员专业能力或经验的差异所导致的诊治延误。如果基层医院决策面临困难,则可随时通过电话联系上级医院的专家,后者通过手机查看远程实时监护系统上的 12 导联心电图等实时监测信息后直接指导基层医院的救治。在这种运行机制之下，PCI 医院的优势技术力量能在首次医疗接触后即参与到救护车和基层医院的急救之中，而不再是在医院坐等患者的到来，从而彻底改变了院前急救与院内救治分离的局面，真正实现了二者的无缝衔接；对于基层医院而言，通过强化培训和实施统一的救治流程，尤其是与大医院专家共同参与实时救治，大大提高了自身的临床诊疗能力，显著提高了区域内急性胸痛患者的救治成功率。区域协同救治体系建立后，区域内急性心肌梗死患者接受早期再灌注治疗的比例显著增加，院内心力衰竭的发生率和死亡率均显著降低，患者的人均住院时间和住院费用已明显下降，取得了显著的社会效益和经济效益。

二、绕行的概念及前提条件

传统的医疗急救模式是以医院的急诊科为枢纽的，无论是自行来院看急诊还是呼叫"120"入院，包括绝大多数转院患者，几乎都是将患者送至急诊科，先挂号，再由急诊科医师接诊、开具检查检验申请单，患者或家属缴费、检查，拿到结果后再找回急诊医师，如果初步考虑急性心肌梗死，则通知心血管内科会诊，确定诊断后与家属商议是否住院，同意后再办理住院手续、缴费，等患者进入 CCU 后由心血管内科介入医师询问家属是否同意介入治疗，家属签署知情同意书后补交押金，送患者进入导管室，同时呼叫手术相关人员。上述过程环节多、流程复杂，使许多患者失去了抢救的时机，这也是长期以来我国急性心肌梗死患者院内死亡率居高不下的主要原因，也是区域协同要解决的关键问题。

所谓绕行，就是要打破原有的急救模式，将需要紧急救治或者确诊的高危急性胸痛患者尽快送至实施关键治疗或者检查的地点，而不再是统一送至急诊室，以最大限度地节省救治时间。包括经救护车入院且需要紧急介入治疗的急性冠脉综合征患者绕行急诊室、绕行 CCU 直达导管室，自行来院的患者绕行 CCU 直达导管室等；需要通过 CTA 确诊的主动脉夹层或肺动脉栓塞等患者绕行急诊直达 CT 室；外院确诊的 A 型主动脉夹层绕行急诊直达心脏外科监护室甚至手术室等。实现绕行的前提条件是必须实现"患者未到、信息先到"，就是要将救护车等院前或者基层医院患者的关键诊断信息提前传输到具有决策能力的医师手上。目前，大多数的区域协同救治体系所依托的是现代信息技术与医疗技术的融合，但信息技术的快速发展也为区域协同救治体系提供了更多的选择。比如微信、APP 的迅速普及，为远程传输心电图和其他医疗信息提供了快捷、几乎是无成本的手段。近年来，各单位基本都建立了胸痛急救微信群，急救现场即使不具备远程实时传输设备，也可以通过利用智能手机拍照发送微信的方式将医疗接触后的首份心电图等相关信息即刻传输给 PCI 医院的值班人员，以便更早决策、更早开始实施关键性救治措施。微信的低廉成本和微信群的灵活性特点使其在医疗活动中的应用前景无限广阔，其不仅适用于目前广州的指挥型院前急救体系，也适用于独立型和依托型的院前急救模式。作为远程实时传输监护系统的补充，微信群的应用已经大大推动区域协同救治体系的进一步完善和普及，成为目前很多网络体系的主要传输方式，为不同地区实现院前急救系统与院内绿色通道的无缝衔接提供了更多选择。但微信群在区域协同救治体系中仅仅是作为主要信息技术的一个补充而不能替代实时传输系统，因为其自身有着不可改变的不足之处，如不能满足心电图等资料的远程精确分析和后处理，资料的保存也存在显著的不便利性，更不能满足自动采集和储存的需求，同时拍摄和传输毕竟比实时传输要滞后一些。因此，在条件具备时应尽可能将具有现代化的数据自动采集功能的系统作为胸痛中心建设和区域协同救治体系的技术支撑，与微信技术相辅相成。

PCI 医院应继续发挥心血管领域的专业和技术优势，利用自身的影响力，对周边网络的基层医师和"120"急救医师进行定期的培训，提高其早期识别和诊断治疗能力，更新知识，更新观念，基层医院和"120"急救医师也应该积极主动参加 PCI 医院开展的胸痛中心会议提升自我；基层网络医院应该按胸痛中心建设的要求，通过国家相关补助政策或企业支持，以满足转运急性胸痛患者途中急救车上配备除颤仪、心电监护等基础设备的需求，提高院前急救人员对于高危胸痛的专科救治能力，使得患者能够及时、安全地转运至 PPCI 医院进行进一步诊治。

除了上述介绍的绕行基本条件之一——信息共享平台外，实现绕行的另一必备条件是即时响应机制，也就是说一旦基层医院或者院前救护车接诊了急性胸痛患者，将基本信息传输到信息共享平台后，就必须由上级医院的心血管或者急诊专家远程协助确诊并共同制订后续治疗方案。这种即时响应机制是以一键启动电话为标志的，所有胸痛中心必须建立一键启动电话，并确保 24 小时全天候响应，只有联络畅通，区域协同体系才能顺利运行。

三、需要绕行的急性胸痛疾病的常规绕行路径

需要强调实行绕行的急性胸痛疾病主要是需要尽快到达实施关键治疗或者进行关键检查的地点，以下分别介绍。

1. 对于 STEMI 患者而言，若不在 PCI 医院首诊（救护车或者基层医院首诊），首诊医护人员接触患者后应该按照要求在 10 分钟之内完成首份心电图检查，并及时传输到 PCI 医院心内科值班人员手中，值班人员协助现场医师明确诊断，并进行下一步治疗方案的选择。若具备急诊 PCI 适应证且能在 120 分钟内开通血管则实施转运 PCI，尽快实施转运，并在救护车上启动术前准备（包括患者的药物准备、知情同意及激活导管室等），此时跟以往不同的是尽可能实行"三绕"：绕行基层医院、绕行 PCI 医院急诊科、绕行 PCI 医院 CCU，直达导管室行急诊介入诊疗。若不能在 120 分钟内实施转运 PCI，患者有溶栓适应证且无溶栓禁忌证，则尽快开始溶栓治疗，现在指南推荐可将"战线前移"实行院前溶栓，也就是在救护车上溶栓，也可以转运至基层医院急诊科进行溶栓，根据救护车是否具备院前溶栓条件而定。然后实施转诊，根据溶栓结果决定是否施行补救性 PCI，如果考虑再通，则绕行 PPCI 医院急诊科直达 CCU，2～24 小时内完成冠脉造影；如果考虑溶栓失败，则应随时进行补救性 PCI，此时须绕行 PCI 医院急诊科及 CCU 直接入导管室。

2. 对于诊断为 NSTEMI 的患者，如果在院前救护车评估为非极高危患者，可以绕行基层医院急诊科和 PCI 医院急诊科到达 CCU；如果院前救护车评估为极高危 NSTEMI 患者，可绕行基层医院急诊科、PCI 医院急诊科和 CCU 直达导管室进行急诊冠脉造影。

3. 对于高度怀疑主动脉夹层或者肺动脉栓塞的急性胸痛患者，尽快将患者直接送至最近的具有急诊 CTA 条件的医院，绕行急诊科直接进入 CT 室进行 CTA 检查，以便尽快确诊。对于在基层医院已经确诊的主动脉夹层患者，若是 A 型主动脉夹层，应直接送至心脏/大血管外科，有条件时最好能够直接进入手术室，尽快实施外科手术，因为 A 型主动脉夹层每延

误 1 小时死亡率增加 1%；若是 B 型主动脉夹层，应直接送至能开展介入治疗的医院心内科 CCU 或其他相关科室。

4. 对于初步诊断不明确的急性胸痛患者，可以送达 PCI 医院急诊科，进行进一步的检查以明确诊断。

5. 只有当患者生命体征极不稳定或者症状提示为非心源性胸痛的患者可送至就近的医院进行抢救或者进行常规检查。

以上绕行机制应在当地的区域协同救治体系框架下实施，必须严格遵循胸痛中心所制订的诊疗流程图实施转诊，并同时做好流程图和诊疗常规要求的相应的紧急处理，以最大限度地减少救治环节的延误，提高抢救成功率。

（顾晓龙）

第十节　持续改进机制

持续改进是胸痛中心运行的精髓，也是认证工作考察的重点。不论是医疗工作、行政管理工作以及护理工作，都应该秉承持续改进的理念。评价胸痛中心能否通过认证，运行是否高效和规范，并不能仅仅依靠某些具体的指标当前达到的绝对值，更为重要的是要考察胸痛中心是否在常态化运行以及是否取得了明显的改进趋势。例如，《中国胸痛中心认证标准（第六版）》要素五中将 D-to-W 时间趋势描述为："D-to-W 时间已明显缩短，平均时间应在 90 分钟以内，且至少 75% 的病例能达到此标准；如果目前无法达到上述要求，至少近 6 个月已经呈现出明显的缩短趋势且至少 50% 的病例达 90 分钟以内，并已制订合理计划以确保在通过认证后的第 1 年内达到平均 90 分钟以内且 75% 以上的合格率"。可以看出，虽然 D-to-W 时间的中国指南及认证标准是小于 90 分钟，但认证标准并非一刀切，暂时没有达到此指标绝对标准的胸痛中心，只要能证明其运行的趋势是明显改进的，且有持续改进的计划和目标，同样也被视为合格的胸痛中心。因此，胸痛中心的持续改进包含两方面含义，既要给出持续改进的计划、方案和流程，也要展示出持续改进的证据和资料。持续改进是胸痛中心追求的核心理念，而质量控制就是持续改进能够顺利进行的保障和方法。在胸痛中心的规范化运行过程中，胸痛中心委员会、医疗总监和行政总监应当宏观把控持续改进的路径和方向，将质量控制作为监督、考核和评价的重要手段，通过对胸痛中心内在的质量管理和监控，借鉴现代管理学的理念和方法，不断建立目标、规范流程、整合能力和协调利益，保证持续改进的顺利进行。持续改进和质量控制应从以下几方面入手。

一、组建具有执行力的行政架构，明确管理人员的职责要求

胸痛中心委员会在持续改进和质量控制方面起着至关重要的作用，胸痛中心委员会是胸痛中心的最高领导结构，具有调动医院所有资源为胸痛中心建设和运行提供保障的权力，同时也是质量监控和评价的决策机构。通常应由医院院长或副院长担任胸痛中心委员会主任委员，主持胸痛中心委员会的建设和重大决策。胸痛中心总监是持续改进和质量控制过程中的核心人物，总监由经过胸痛中心专业培训、具备对急性冠脉综合征患者进行急救和诊断能力的临床医师担任，需要有一定的专业背景和高级职称，其临床技能、

组织和协调能力尤其重要,特别是对胸痛中心的全局运行和细节管理,均要尽心竭力、了然于心。胸痛中心协调员在胸痛中心组织结构中的角色定位是承上启下、内外协调,不仅要协助总监完成胸痛中心常态化运行中的日常事务管理,还要对多个部门之间的衔接和沟通起到协调和联络的作用,同时还应负责胸痛中心的对外联系以及认证工作的具体实施。除行政架构之外,还应设有专职或兼职的数据管理员。数据管理员应当有医学相关教育背景,有理解急性冠脉综合征相关疾病救治流程的能力,在日常工作中对胸痛中心的数据进行整理和核对,同时还要对相关人员进行数据库使用方法和相关制度的培训。在刚刚修订的《中国胸痛中心认证标准(第六版)》中,还增加了质量控制负责人这一角色,以便更好地做好数据的分析和管理。在持续改进和质量控制中,数据管理所占比重较大,因为根据数据整理出来的趋势和结果是现状的客观总结,是分析和决策的基础。部分医院还自己增设了护理总监,参与胸痛中心常态化运行中护理相关工作的管理和监督,也是值得借鉴的好方法。

二、制定与持续改进和质量控制相关的规章制度

胸痛中心建设的基本的管理制度包括联合例会制度、质量分析会制度、典型病例讨论会制度、数据管理制度、培训制度、奖惩制度等。会议制度为会议的召开制定规则,主要内容包括会议主持人的界定、参与讨论的人员范围、举行会议的时间间隔、会议流程等。联合例会是胸痛中心为协调院内外各相关单位和部门的立场和观念、共同促进胸痛中心建设和发展而设立的专门会议。胸痛中心与院前急救系统以及其他具有转诊关系的单位必须定期召开例会并做好原始记录。质量分析会通过对胸痛中心运行过程中的阶段性数据分析,肯定取得的工作成绩、发现存在的问题并制订改进的措施,为胸痛中心委员会提供胸痛中心建设和运行质量的评价依据。典型病例讨论会是改进胸痛中心工作质量最有效的工作形式之一,可与质量分析会同时举行,但主要是针对急诊科、心内科等参与一线救治的实际工作人员。一般是从质量分析会中发现宏观问题,再将存在问题的典型病例挑选出来作为剖析的对象,将所有与执行胸痛中心流程相关的人员集中进行讨论和分析。机构应该为流程改进和质量监控制订切实可行的计划和措施。胸痛中心应根据当前的实际情况确定本中心关键监控指标,例如:首次医疗接触至首份心电图时间、从抽血到获取肌钙蛋白结果时间、导管室激活时间、门-球时间、院内死亡率等,并确立关键性效率指标和预后指标的近期奋斗目标值,原则上应每年修改一次奋斗目标值以体现持续改进的效果。在召开"两会"时,要高度关注护士的参与度。条件许可时,心内科及急诊科全科护士均应参加,尤其是参与了需要讨论的典型病例诊疗过程的护士,不得缺席,任何人都应该从自己的岗位角色去思考和反省,找出原因,吸取教训,进一步改进本职工作。

三、掌握流程改进和质量分析的方法

首先要制订流程改进和质量监控计划,胸痛中心管理层应对胸痛患者的诊疗流程进行长期的质量监督和评估。根据流程执行过程中的一些关键节点,制订监控和改进计划并对流程图进行定期修订,明确流程图修订的基本条件(如根据监控指标的变化或典型病例讨论会发现的问题或流程执行人的反馈意见等作为启动流程改进的基本条件),并落实到具体

责任人。其次在发现问题-分析原因-解决手段-实践检验的过程中,充分运用归纳、统计、对比等手段,对临床实践的偏倚进行纠正和改进。实际上,这类似于现代管理学中的PDCA循环模式。PDCA循环又叫戴明环,是全面质量管理所应遵循的科学程序。胸痛中心质量控制的全部过程,也就是质量计划的制订和组织实现的过程,这个过程就是按照PDCA循环,不停顿地周而复始地运转的。P(Plan,计划)代表从问题的定义到行动计划,即对应在胸痛中心的质量控制中发现问题。D(Do,实施)代表实施行动计划,也就是分析延误原因和制订改进措施。C(Check,检查)和A(Act,处理)是评估结果、标准化和进一步推广,即在胸痛中心的持续改进中通过实践和时间来检验改进的监控的效果,并长期落实在胸痛中心的规范运行当中去。

　　流程图的改进是整个持续改进和质量控制的关键措施之一。从某种角度来说,胸痛中心的运行手段就是将指南流程化,将临床实践图表化。治疗策略发生改进、专业指南进行更新以后,我们都应该积极对流程图进行修订,使其符合最新的指南,达到最佳的治疗要求。修订中要集思广益,多方征求意见。新的流程图改变了传统的习惯、改变了原来人们熟知的旧有工作模式,一定会遇到来自各方面的阻力,这时就应该采取民主会议和商讨的方式,把与此流程图有关的各个部门的工作人员召集在一起,共同改进流程图,以期得到各方的许可并达成一定妥协,新的流程图在确定之前,应经过实际工作的检验,改进前的流程图也要做好存档,并注明改进的时间、参加的人员、改进的内容等,保存好原始资料,这些都是胸痛中心进行持续改进的最好证明。在典型病例讨论会中,时间轴分析是最有效的工具。将典型急性冠脉综合征病例救治过程中的所有关键时间节点用一根数据轴串联起来,既可以一目了然地发现耽误救治的关键环节,也可以对总缺血时间的分布有更清晰的了解,更容易明晰改进和努力的方向。

　　持续改进和质量控制是胸痛中心管理中的重要内容,持续改进医疗质量是胸痛中心工作的核心理念。各单位护理团队也要积极融入胸痛中心的持续改进工作中,例如"两会"主要围绕医疗质量和时间趋势管理展开,临床医师相关的诊疗流程通常都比较清晰,方便梳理,也容易找出存在的瑕疵和改进的方法。但与护理相关的流程往往不被重视,其实某些细节问题,特别是不为人关注的护理细节也会对整个流程运行产生重大的影响。例如分诊护士分诊不仔细,可能造成疑似病例未能及时进入胸痛筛查流程而造成延误,抢救室护士在采血后,未能及时将标本送检,可能造成肌钙蛋白获得时间的延迟甚至由于肾功能等结果延迟送血,造成医师无法及时进行危险分层,耽误后续的规范质量。目前我国各地胸痛中心建设面临的主要问题是重视技术细节而忽略顶层设计,还没有建立起管理医疗模式的基本理念。要明晰现代医院工作模式正从科技兴院向管理兴院转变,持续改进和质量控制作为管理模式中的关键环节,不仅对胸痛中心的建设管理规范起到纠偏和扶正的具体作用,还对现代医疗模式的形成和转变有十分重要的借鉴意义。

(易绍东)

第十一节　培训与教育

　　培训与教育是胸痛中心必须坚持完成的一项重要工作,在《中国胸痛中心认证标准》和《中国基层胸痛中心认证标准》中均作为独立的一个要素单列,说明在胸痛中心建设中培训与教育的重要性。为了提高读者对培训与教育的认识,本节重点从培训与教育的必要性及各类人员的培训要求进行介绍,以期对各胸痛中心建设单位做好培训与教育工作提供帮助。

一、培训与教育的必要性

培训与教育工作是胸痛中心建设的重要内容和职责之一,由于胸痛中心建设所涉及的部门较多,比如在医院内部,除了以心血管内科和急诊科为核心外,心脏外科、胸外科、呼吸科、皮肤科等相关临床学科,放射科(含 CT 室)、超声科、检验科等辅助检查科室以及医务管理等部门均与胸痛中心的规范化建设及日常运作具有密切的关系;此外,胸痛中心必须与当地的医疗急救部门即“120”系统和周边的基层医院或社区医疗单位等进行紧密的合作才能充分发挥其技术和社会效益。因此,规范化胸痛中心建设是一个系统工程,必须建立整体的救治原则、快速反应体系、协同和管理机制以及制订相应的实施细则,但上述原则通常由心血管内科和急诊科协调制订,其他相关部门对胸痛中心的运作原则、要求、体系和各项流程并不了解,必须经过反复培训与教育,使胸痛中心所涉及的各有关部门、人员在全面了解胸痛中心的主要目标和运作机制的基础上,明确自身的职责和任务,才能使整个胸痛中心系统正常运行,并发挥各部门和人员的主观能动性,推动胸痛中心工作质量的持续改进,最终达到提高区域性协同救治水平的目的。

二、培训与教育的主要目标及内容

规范化胸痛中心的培训与教育内容很多,所涵盖的范围几乎涉及与胸痛急救相关的所有部门和环节,为便于开展工作和增强实际工作中的可操作性,我们将胸痛中心的培训与教育工作分为以下几个方面,并分别阐述其主要目标和内容。

(一)针对医院领导、医疗管理、行政管理人员的培训

1. 培训意义　胸痛中心建设是一项“院长工程”,建立胸痛中心的第一件事就是需要给院领导“洗脑”,灌输胸痛中心的重要性和意义,院领导理解了胸痛中心的理念,就会大力支持胸痛中心工作并指导应该如何抓好胸痛中心的关键工作,胸痛中心的建设便会事半功倍。反之,如果没有得到院领导有效支持,则胸痛中心建设可能事倍功半,甚至举步维艰。通过培训让院领导理解胸痛中心的基本理念与发展现状,医院进行胸痛中心建设的必要性与现实意义,整合院内外各个相关优势技术和力量来为急性胸痛患者提供快速的诊疗通道,负责协调和管理,全力支持胸痛中心的建设与认证,承诺分配相应人力、设备和财政资源,并做好监察、考核、质量控制等工作,确保胸痛中心规范化运行。胸痛中心建设发起者在启动前,要对本院基本条件与资质进行全面分析(比如胸痛中心相关医疗制度的制定和执行、胸痛中心质量建设的管理、各类标识的制作、电子病历和信息管理系统的服务、各网点医院的建设和衔接等),充分做好客观评估后,向院领导进行汇报,说服医院启动胸痛中心建设项目,承担起胸痛中心建设所要求的区域协同救治体系建设任务。

2. 培训目标　让医院的主要领导、医疗管理部门领导以及护理部领导了解胸痛中心的核心理念、胸痛中心建设的必要性及建设目标。

3. 培训对象　医院书记、院长、分管副院长、医疗(质量)管理部门负责人、急诊科主任、心内科主任、导管室主任、急救中心主任、放射科主任、超声科主任、CT 室主任等。

4.培训内容

（1）区域协同救治体系胸痛中心的基本概念。

（2）在胸痛中心建设和流程优化过程中需要医院解决的主要问题。

5.培训方式 理论授课（PPT）与圆桌会议讨论形式。

（二）针对胸痛中心核心科室的培训

1.与胸痛中心密切相关的急诊科、心血管内外科、ICU 医护人员的培训

（1）培训意义：专业人员的教育与培训是胸痛中心建设中的重点培训人群，应让所有人员熟悉胸痛中心的基本概念和目标、运行机制、各种诊治工作流程图、诊疗常规、数据管理及各类管理制度等公共知识，以此为基础，才能保持胸痛中心有效运行，也才能充分调动核心团队成员的主观能动性，使其积极参与到胸痛中心的持续改进和流程优化过程之中。

（2）培训目标：通过培训让核心科室的护理人员掌握急救胸痛的救治与护理，做到急性胸痛优先，快速地评估病情，10 分钟内完成首份心电图，并且能够识别典型的急性心肌梗死心电图，20 分钟内完成肌钙蛋白的检测，做到胸痛患者先救治后收费，缩短导管室激活时间，落实好核心科室的时钟统一与校对工作，实时记录各项时间节点，并做好数据的填报工作。通过培训不断完善、优化护理工作流程，以便在最短的时间内完成护理配合与救治工作。

（3）培训对象：急诊科、心血管内外科、ICU 医护人员。

（4）培训内容：急诊科、心血管内科、导管室等直接参与急性胸痛救治工作的护理人员，与医师一起全面参与各项培训，且培训时间建议在正式成立胸痛中心后 1 个月内完成，以后每年进行一轮，以确保新增人员得到及时培训。培训内容如下：

1）基于区域协同救治体系胸痛中心的基本概念。

2）急性胸痛的问诊要点、分诊及紧急处理流程。

3）本院胸痛中心的各种救治流程，其中分诊流程、急性胸痛的诊断与鉴别诊断流程、STEMI 从首次医疗接触至球囊扩张 / 溶栓流程、NSTEMI/UA 的危险分层及治疗流程图是重点。

4）《中国胸痛中心认证标准》《中国基层胸痛中心认证标准》。

5）ACS 发病机制、临床表现，最新的 STEMI、NSTEMI/UA 诊治指南。

6）导管室的启动流程、响应机制及备用导管室的激活机制。

7）绕行急诊方案及工作流程。

8）急性心肌梗死溶栓治疗的标准操作规程（筛查表、溶栓流程图、结果判断、并发症处理）及转运至能施行 PCI 医院的联络机制。

9）急性主动脉夹层的诊断及治疗指南。

10）急性肺动脉栓塞的诊断及治疗指南。

11）心肺复苏，该培训应包括讲课、演示及模拟操作。

12）胸痛中心的时钟统一、时间节点的定义及时间节点管理要求。

13）胸痛诊疗过程中的数据采集及胸痛中心认证云平台数据库填报。

14）胸痛中心的各项管理制度，重点是联合例会制度、质量分析会制度、典型病例讨论会制度以及奖惩制度。

15）急性心肌梗死、常见心律失常的心电图诊断。

（5）培训方式：讲授法（PPT 理论授课）、视听技术（胸痛中心视频）、网络培训法（胸痛学院远程视频会）、讨论法（联合例会、质量分析会）、案例研讨会（典型病例讨论会）、模拟示范（心肺复苏理论与实操、数据库平台填报）。

2. 院前急救队伍的培训

（1）培训意义：目前我国各省级、地市级大部分地区的"120"急救系统多为指挥调度型院前急救模式，也有部分城市是独立型院前急救模式与依托型院前急救模式。无论哪种模式，院前急救队伍的培训对于急性致命性胸痛患者的及时诊断及启动救治流程都至关重要。急性胸痛的院前急救专科性很强且对时间要求很高，如何规范、快捷地展开现场紧急救治是决定许多急性胸痛患者能否接受后续院内专科治疗的关键。因此，提高院前急救水平对降低心肌梗死死亡率和改善远期预后具有重要意义。

（2）培训目标：急救中心的领导了解和理解胸痛中心和区域协同救治体系建设的概念及意义，明确急救中心在其中的作用；急救中心调度人员熟悉急性胸痛优先调度机制；院前急救队伍完全掌握急性胸痛现场救治相关的基本技能；院前急救护理人员能完全按照胸痛中心的统一救治原则和流程图实施，3～5 分钟出车，救护车到达现场后能够快速评估患者生命体征、10 分钟内完成首份心电图，及时通知医师读图。途中监护患者生命体征，做好呼吸、心搏骤停的急救准备，开通静脉通道、给氧，遵医嘱让患者嚼服双联抗血小板药物，记录急救的各时间节点、将患者快速送达胸痛中心医院或绕行急诊及 CCU 直接送入导管室。实现院前急救和院内胸痛中心无缝对接，提高院前护理人员对胸痛患者的处理能力和主观能动性。

（3）培训对象：急救中心领导、"120"调度人员、院前急救队伍（医师与护士、担架员与司机）。

（4）培训内容

1）区域协同救治体系胸痛中心的基本概念。

2）急性胸痛的问诊要点及鉴别诊断思路。

3）急性心肌缺血的心电图识别。

4）心电图传输流程。

5）ACS 的诊疗常规及诊治总体流程。

6）STEMI 的再灌注流程。

7）院前溶栓及溶栓筛查表。

8）NSTEMI 的危险分层和再灌注流程。

9）导管室的启动流程、响应机制及备用导管室的激活机制。

10）绕行急诊方案及工作流程。

11）移动 ICU 的概念及车载生命监护和支持设备的应用技术。

12）急性主动脉夹层的诊断及治疗常规。

13）急性肺动脉栓塞的诊断及治疗常规。

14）心肺复苏。

15）远程会诊流程。

16）胸痛中心的时间管理流程和数据库录入。

（5）培训方式：讲授法（PPT 理论授课）、视听技术（胸痛中心视频）、网络培训法（胸痛学院远程视频会）、讨论法（联合例会、质量分析会）、案例研讨会（典型病例讨论会）、模拟示范（心肺复苏理论与远程指导）。

3. 导管室人员的培训

（1）培训意义：急性致命性胸痛患者大部分均为 ACS，其中危险分层极高危的患者需立即行早期药物或机械再灌注治疗，其中优先选择机械再灌注治疗即介入治疗；但是由于目前客观条件所限，具备 PCI 能力的医院人员条件及硬件设施可能差异较大，因此，为保证急诊 PCI 的高效顺利进行，最大限度地缩短心肌再灌注的时间，导管室人员的培训尤其重要。

（2）培训目标：导管室护士的培训必须树立强烈的时间观念，建立"时间就是心肌、时间就是生命"的概念，要求能做到全天候 24 小时应急准备，一旦接到导管室启动指令，能以最快的速度到达岗位，即使在周末、假日或下班时间，这些成员全天候能在 30 分钟内集结到位，直接进入工作状态。导管室的护理人员必须逐步提高时间统筹能力，严格按照最优化的流程要求、以最合理的顺序安排患者及介入准备，让患者在最快的时间内得到再灌注治疗。

（3）培训对象：介入室主任、技师、护师。

（4）培训内容

1）区域协同救治体系胸痛中心的基本概念。

2）导管室的启动流程、响应机制及备用导管室的激活机制。

3）绕行急诊方案及工作流程。

4）同时到达多个 ACS 患者时的处理流程。

5）为急诊手术让台患者的安置流程。

6）急性心肌缺血的心电图识别。

7）ACS 的诊疗常规及诊治总体流程。

8）STEMI 的再灌注流程。

9）NSTEMI 的危险分层和再灌注流程。

10）胸痛中心的时间管理流程和数据库录入。

（5）培训方式：讲授法（PPT 理论授课）、视听技术（胸痛中心视频）、网络培训法（胸痛学院远程视频会）、讨论法（联合例会、质量分析会）、案例研讨会（典型病例讨论会）、模拟示范（心肺复苏理论与实操、数据库平台填报）

（三）针对全院医师、护士、药师和技术人员的培训

1. 培训意义　急性胸痛患者可能出现在医院内各种诊疗活动中的任何地方，例如：门诊部、胸外科、呼吸科、皮肤科等许多临床科室，同时还涉及放射科（CT 室）、磁共振室、超声科、检验科等辅助检查科室的积极支持和配合。因此，为了提高现场救治水平，必须对在医院工作的所有人员包括医、护、药、技、管理人员进行全员培训。为了达到良好的培训目标，全员培训前最好能根据各家医院的实际情况按照岗位不同将全体人员进行分类，结合不同的岗位可能面临的应急处理能力的需求进行针对性教育和培训。

2. 培训目标　通过培训让全院护理人员掌握急性胸痛的问诊要点及紧急处理流程，做到急性胸痛优先、先救治后收费、10 分钟内容完成首份心电图，掌握急性心肌梗死患者急救药物使用方法和注意事项、院内外协调机制、心肺复苏技术操作和呼叫流程，这些是所有人员必须演练并接受考核的内容。所以，教育和培训工作是胸痛中心建设重要的内容和职责，

而其中医院内部的全员培训,是胸痛中心持续改进和发展必不可少的措施和途径。

3.培训对象　全院的医师、护士、药师、技师、挂号员、收费员、机关工作人员、信息科人员、病案室人员、器械科人员、供应科人员。

4.培训内容

(1)最常接触急性胸痛患者的部门如急诊科、心血管内外科、导管室等应进行系统的胸痛相关疾病的专业诊疗培训,培训内容详见上文"(二)针对胸痛中心核心科室的培训"。

(2)其他临床学科的医护人员则重点是急性胸痛的初步筛查、院内发生 ACS 的处理流程、心肺复苏操作技术、呼叫流程等。

(3)全院护理人员的培训重点则是急性胸痛的初步筛查、急性心肌梗死患者急救药物使用方法和注意事项、胸痛中心的时间节点管理要求、心肺复苏技术操作和呼叫流程等。

(4)机关工作人员的培训重点是胸痛中心的院内外协调机制和质量监控体系。

其中胸痛中心的基本概念和目标、运行机制、心肺复苏和应急呼叫流程是所有各类人员必须接受的培训内容,院内发生 ACS 的处理流程、心肺复苏的技术操作和呼叫流程则是所有人员必须演练并接受考核的内容。

5.培训方式　讲授法(PPT 理论授课)、视听技术(胸痛中心视频)、模拟示范(心肺复苏理论与实操、数据库平台填报)。

(四)全院医疗辅助人员及后勤管理人员的培训

1.培训意义与目标　对于自行来院就医的急性胸痛患者或者在医院非医疗场所如收费室、停车场等发病的急性胸痛患者或者住院期间突发意外的患者,第一目击者不一定是医护人员,有可能是在医院工作的保安、清洁工等医疗辅助人员,当没有医护人员在场的时候,他们可能是挽救患者生命的唯一希望。因此,针对这类医疗辅助人员的培训必须纳入胸痛中心建设之中。希望通过培训,使在医院工作的医疗辅助人员学会及时地呼救,学会简单的心肺复苏技能。

2.培训对象　保安、清洁员、物业管理员。

3.培训内容　胸痛中心的基本概念、院内紧急呼救电话、心脏按压的基本要领。

4.培训方式　讲授法(PPT 理论授课)、示范及模拟演练。

(五)基层医疗机构的培训与教育

1.培训意义　根据北京急性胸痛注册研究和广州军区广州总医院(现为中国人民解放军南部战区总医院)基线调查结果,我国只有大约 25% 的 STEMI 患者在发病后直接就诊于具有急诊 PCI 能力的大医院,而 75% 的患者是直接就诊于不具有急诊 PCI 条件的基层医院,经过基层医院再转诊到具备 PCI 能力的大医院接受进一步治疗。因此,规范化胸痛中心的建设不能仅仅满足于在 PCI 医院建立绿色通道,必须将周边的转诊医院纳入胸痛中心建设的系统之中,建立区域协同救治的体系才能真正使绝大多数急性胸痛患者受益,提高整体的急救技术水平。要实现这一目标,必须使基层转诊医院完全按照胸痛中心的统一诊治规范、流程图和时间要求开展早期救治工作,因此,对基层医疗机构人员进行培训与教育至关重要。

2.培训目标　基层医疗机构的培训与教育主要分为两种形式,一是基层医疗机构全员培训;二是基层医疗机构专业人员培训。

(1)基层医疗机构的全员培训目标:主要是解决对胸痛中心建设的认识问题,使整个医疗机构认识到建立胸痛中心和依托胸痛中心建立急救网络的重要意义,同时提高全体人员对胸痛症状的警觉性和识别能力。

(2)基层医疗机构的专业人员培训目标:重点是经常接触急危重症尤其是胸痛急诊的相关医护人员完全掌握急性胸痛的诊断流程、鉴别诊断要点,学会 ACS 的诊疗常规,能够根据 STEMI 患者的发病时间和临床情况确定正确的再灌注策略,能够正确地对 NSTEMI 患者进行危险分层并采取相应的治疗措施,掌握 STEMI 和急性肺动脉栓塞的溶栓方案等。最终使基层医疗机构从事急性胸痛相关专业的人员能完全按照胸痛中心的统一救治原则和流程图实施医疗活动,而不是各自为政,根据个人的经验行事。

3. 培训对象 基层医疗机构的院领导,从事心血管专业、急诊专业和重症监护专业的相关医护人员。

4. 培训内容

(1)胸痛中心及急救物联网的基本概念。

(2)急性胸痛的问诊要点及鉴别诊断思路。

(3)急性胸痛的诊断流程。

(4)ACS 的诊疗常规及诊治总体流程图。

(5)STEMI 的再灌注流程图。

(6)NSTEMI 的危险分层和再灌注流程图。

(7)远程 ICU 的基本概念及运行流程图。

(8)远程会诊的响应机制和流程图。

(9)绕行急诊方案及工作流程。

(10)急性心肌梗死的溶栓方案及溶栓筛查表。

(11)急性主动脉夹层的诊断及治疗常规。

(12)急性肺动脉栓塞的诊断及治疗常规。

(13)心肺复苏。

(14)胸痛中心的时间管理流程。

5. 培训方式 现场授课(PPT 理论授课)、网络培训(胸痛学院远程视频会)、讨论(联合例会、质量分析会)、案例研讨会(典型病例讨论会)、模拟示范(心肺复苏理论与实操)。

(六)社区人群培训与教育

1. 培训意义 根据 CPACS 结果,我国 ACS 患者的就诊时间明显延迟,从胸痛症状出现到二级医院就诊的时间平均为 5 小时,三级医院为 8 小时。而 STEMI 患者的最佳再灌注时间为发病后 3 小时,因此,绝大多数患者到达医院时已经错过了最佳再灌注治疗时机。其主要原因是患者对胸痛症状缺乏足够的警觉性,以为胸痛没有什么大不了,扛一扛就挨过去了,也有些夜间发病的患者不想麻烦别人,总想等到天亮再说,等等,结果可能在等待中丧失了生命或者侥幸活下来但已经错过了最佳救治时机。上述现状充分说明我国的胸痛和冠心病的健康教育水平处于非常落后的状态,必须要通过多种途径普及常识性教育,其中社区人群的教育是至关重要的形式之一。胸痛中心的社区培训与教育的重要意义就在于提高社区人群对胸痛症状的警觉性以及现场自救和施救的能力,避免不必要的就诊延迟。

未来的胸痛中心对社区的培训与教育必须由胸痛中心所依托的大型医院、基层医院和社区服务中心、乡镇卫生院、胸痛救治单元共同承担，因为限于人力资源的制约，大医院不可能承担全部的社区培训与教育任务，但可以通过对基层医院和社区服务中心、乡镇卫生院、胸痛救治单元的培训，使其具备进行社区教育的能力，再共同分担大众培训与教育的任务。

2. 培训目标　提高公众对胸痛的认识以及胸痛发作后自救及互救技能，缩短发病后就诊决策时间，避免急性胸痛患者救治延误或院前处置不当，从而降低急性心肌梗死患者的死亡率，改善临床预后。

3. 培训对象　高危人群和重点人群需要有针对性地进行重点干预。这些人群包括：心脏病患者以及冠心病高危人群（吸烟、糖尿病、高血压、血脂代谢紊乱患者）、老年人、儿童、青少年和妇女等。

4. 培训内容

（1）识别有关心脏病症状和体征以及早期诊断。

（2）心脏病发作症状的紧急处理方法。

（3）急救医疗服务（"120"电话）的角色及重要性。

（4）心肺复苏技能的基本培训和教育。

（5）戒烟的重要性和方法。

（6）饮食健康及营养课程。

（7）冠心病患者运动指导等。

5. 培训方式　定期举办讲座或咨询活动，发放有关科普的书面材料，提供心脏健康筛查服务（如体检、义诊），借助大众媒体（如报纸、书籍、电视、广播、网络、社区宣传栏等）进行健康宣教，有条件者最好能投放公益广告，通过现场演示心肺复苏技术教授急救和与健康有关的技能等。培训场所：社区内小区居民、学校、各类工作场所和社区医院等。

三、培训的资料整理

1. 培训计划　建议在胸痛中心成立之际制订培训计划，包括预计培训时间、参加培训对象、培训内容、授课人、培训时长、会议实际召开时间。

2. 培训讲稿　要有针对性，不能一概而论，针对不同的对象组织不同的培训课程，且内容要侧重点区分，强调标准、规范、可实用性。

3. 培训记录　培训记录要体现议程与幻灯片重点知识内容，听课时实实在在地做笔记，端正学习态度，收获培训目标。

4. 培训签到表　要体现培训时间、培训主题、授课人、参会人数、参与培训对象的基本信息（单位、职务、类别、个人姓名及签名）。

5. 培训照片　能显示授课时间、授课人、第一张幻灯片在内的照片，以及听众在内的授课场景的照片，每堂授课保留2~10张照片归档到胸痛中心，以便认证资料的核查。

总之，胸痛中心建设强调规范化和持续改进，培训与教育工作不可能一蹴而就、一劳永逸，必须在边实践边改进中逐步完善和提高，使之紧跟最新专业指南的变化，始终处于领先的专业水平。此外，胸痛中心的人员和规模在不断变化之中，也要进行不间断地培训和教育，才能使所有与胸痛中心建设相关的从业人员均能始终熟悉各自的职责、正确地履行岗位职责。同时培训与教育工作还要分不同阶段进行，根据胸痛中心运行情况组织第一轮和第二轮培训，第一轮培训主要解决理念、目标、制度与流程等关键内容，第二轮培训则主要解决运行中发现的问题、流程与管理、医疗技术水平的提高等内容。在管理制度中已经明确，一旦诊疗常规和流程图被修改，必须及时启动新一轮培训，这类培训主要是针对修订部分的专门培训，同时进行新指南的解读。

（夏　斌　孔冉冉）

第四章

胸痛中心建设相关的护理岗位职责与管理

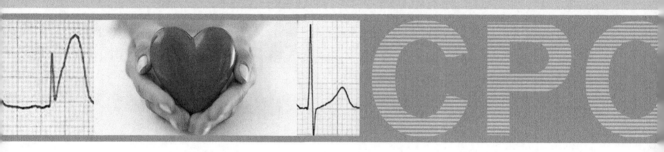

第一节　胸痛中心流程管理与护理质量的关系

胸痛中心是通过制订标准化诊疗流程以指导临床一线医护人员对急性胸痛患者进行规范、快捷地救治,最终改善患者的预后。其中流程化管理是胸痛中心的最大特点之一,也是防止各岗位人员因经验不足、观念差异导致患者诊疗过程延误的最有效手段。对于胸痛中心的护理工作而言,实行流程化管理也是降低在急救过程中发生护理差错、提高工作效率的必由之路。本节拟从流程管理的基本概念入手,循序渐进到胸痛中心护理岗位流程管理的实践,以期让护理同行能够深刻理解流程管理对提高胸痛中心护理质量的重要性。

一、流程

1. 流程的概念　对于流程的定义有很多说法,在《牛津英语大词典》中对流程的定义是"一个或一系列有规律的行动,这个行动以确定的方式发生或执行,导致特定的结果出现",强调的是"有意识的一系列活动或事件"以及"特定的结果";迈克尔·哈默曾定义"业务流程是把一个或多个输入转化为对顾客有价值的输出的活动",强调的是"顾客的需要";ISO 9000则将业务流程定义为"一组将输入转化为输出的相互关联或相互作用的活动",强调了"逻辑相关性"。不论是哪种说法,流程都具有输入资源、活动、活动的相互作用(即结构)、输出结果、顾客、价值六个要素。简而言之,流程就是为特定的顾客或特定的商场,提供特定的产品或服务所精心设计的一系列活动,任何单位,在为顾客提供产品或服务时,都有其特定的流程。如胸痛流程就是为胸痛患者所设计的,以缩短心肌缺血时间为目的所精心设计的一系列活动。

2. 流程的特点　受单位的特点或文化的影响,如想法、价值观或行为模式的差异影响,不同单位流程不同,但都具有以下5个特点。①目标性:流程需要有明确的输出结果,即目标和任务,可以是一次满意的客户服务,一次及时的产品送达,一次有效的救治等。②动态性:流程中的每项活动都是一环扣一环连续进行的,如果中途停顿就不可能实现流程的目的。如在胸痛患者救治流程中各科室各环节都是紧密联系、环环相扣的。③有序性:流程中的每项活动都是有序排列的,这种有序性有它内在的逻辑联系,决不能杂乱无序地进行。④结构性:流程的结构可以有多种表现形式,如串联、并联、反馈等。表现形式的不同,影响流程的输出效果。⑤层次性:组成流程的活动本身也可以是一个流程,可以继续分解若干子流程。如在胸痛患者救治流程中亦可分解成胸痛患者分诊流程、胸痛患者心电图检查流程、胸痛患者抽血流程等。

3. 流程的本质　一个单位要做什么事,取决于能否拥有或者是否可以配置做此事情所需要的资源,在所配置资源的平台上,单位做此事情的方法表现为单位的流程。医院资源是医院流程运行的支撑,不同的流程设计反映了不同的工作目标与工作理念,不同的流程设计有不同的流程绩效。因此,流程的本质反映单位的工作目标与服务理念。如在胸痛急救流程中以任务为导向,为缩短患者心肌缺血时间,制订先救治后收费的流程;以患者结局为导向,实行分区分类管理,提出不同病情的急诊救治流程与时间的流程管理思路。正是基于流程的本质特点,评价一个流程的绩效是看该流程在多大程度上满足了客户的需要,如对一个胸痛急救流程的评价,可以看该流程是否减少患者等待时间提高护士工作效率,是否安全、优质、有特色，是否能为患者提供及时、准确、温馨、有效、个性的服务，是否降低各项成本开支等。

二、流程管理

1. 流程管理的概念　　流程管理是从流程的层面切入，关注流程是否增值，形成一套认识流程、建立流程、优化流程、E化流程、运作流程的体系，其中认识流程、建立流程、运作流程是流程管理体系的整体建设，是"面"的概念；而优化流程、E化流程是围绕具体的一些流程进行提升，是"点"的概念。流程管理就是"面 - 点 - 面"的循环，并在此基础上，同时需要运用流程描述与流程改进的一系列方法、技术与工具。因此，流程管理是一个长期持续改进的过程。

2. 流程设计的原则　　流程设计时应达到顾客满意、员工满意、提高效率、降低成本的目标，应遵循以下5个原则。①遵循环境要求的原则：考虑好环境要求是设计各类流程的前提，其中重要的是环境要求要符合政府的法律法规。如所设计的救治流程是否符合《医疗事故处理条例》《医疗废物管理条例》等要求。②以顾客满意为中心的原则：这是流程设计的核心，顾客满意是流程质量的最终评价标准。在医院流程管理中，对流程评价标准的重点包括医疗质量、服务、价格和响应时间等，其中医疗质量的基础是安全，安全性原则是顾客满意原则的基础。③顾客需求决定流程的内容及方式的原则。④体现员工第一的原则：在流程设计中既要充分考虑顾客需要，也要考虑员工的需要，在强调为顾客提供优质高效、低耗安全服务的同时，也要注意员工的省时省力和安全。⑤流程的资源约束原则：任何一个单位都是在一定的资源约束下运行的，这种资源包括外部资源和内部资源，外部资源主要是客户和渠道，内部资源包括组织资源、知识资源和技术资源等。

三、流程管理与护理工作

1. 护理流程体系　　护理流程体系是医院流程体系中不可分割的重要组成部分，根据护理工作的内容、范围和特点，医院护理工作的流程可分为管理流程、服务流程、操作流程、保障流程等。

管理流程包括人员管理流程、护理计划编制流程、质量管理流程、风险管理流程、感染控制流程、实习进修管理流程、岗位"练兵"组织流程、规范化培训与继续教育学分管理流程、科研管理流程、信息管理流程、业务技术管理流程、经费管理流程、安全分析会流程、护理会诊流程、护理查房流程、岗前培训流程、文书和档案管理流程、日常事物管理流程等。

服务流程包括患者从入院到出院所涉及的全部护理活动，涵盖了门急诊接诊、出入转办理、交接班、治疗、查对、健康教育、围手术期护理、特殊事件处理、陪护探视人员管理等流程。

操作流程是护理业务流程中最体现护士工作技术含量的流程，包括基本护理技术、专科护理技术、新业务新技术、特殊病情观察与处理、急危重症抢救、仪器设备使用等流程。

保障流程包括药品供应、物资请领、设备购买与维护、被服管理、饮食供应、保洁运送等流程。

护理服务流程和操作流程构成了护理流程体系的核心流程，集中体现了医院以患者为中心的护理服务理念，这两类流程运行质量的高低，直接影响患者满意度；管理流程是护理流程体系的支撑,反映了护理管理部门为临床服务的理念和以人为本的管理思想,这类流程的质量与效率的高低,决定了以患者为中心的各项工作流程的质量和效率;保障流程是护理流程体系的基础,可影响核心流程运行的质量和效率。四类流程虽作用不同,但相辅相成、缺一不可。

2. 流程管理与护理质量的关系　护理人员对流程的使用早于对流程管理理论的认识,为了方便护士培训与提高培训质量,护理管理者首先运用流程图将常用的操作描述出来,达到了较好的效果。在流程管理思想的影响下,流程规范和描述的应用范围越来越大,对日常护理工作、各种护理活动都进行了规范并制订了相应的流程,同时还将人文关怀思想、新业务新用具、信息化手段等融入原有流程,重新设计原有的操作流程,实现流程的优化和再造。如今每一项护理服务活动都是一个流程,而护理管理实际上就是对一项项具体工作流程的管理,流程成为护理管理的基本单元。

不同的护理流程设计能显现出不同的流程绩效,研究如何改进护理服务与质量,就是要研究如何改进护理流程。总而言之,优质的护理服务质量来源于对护理服务流程的管理。流程运行质量决定了护理工作的效率与质量,要提高流程质量就必须协调和管理好所有的流程活动,确保流程活动的整体性和一致性。而实施流程管理必须确定流程所有者和流程管理组织,保证有专人对规定范围内的流程负责,有专门的组织对整个流程进行管理和协调。

3. 护理流程管理的步骤　护理流程管理包括流程是否按要求运行,有无瓶颈;通过调查患者和护士的意见和建议,分析流程失效或存在缺陷的信息,与流程所有者合作解决流程存在的问题。护理流程管理是一个"规范 - 管理 - 完善"的循环过程,主要分为四个步骤:第一步,组织对职责范围内的流程进行规范与描述,如对急诊科制订胸痛患者急诊救治流程;第二步,监督流程运用情况与效果,即在时间轴管理时重点考评胸痛患者的进门 - 球囊扩张时间、第一份心电图制作等以判断流程运用情况和效果;第三步,协调流程接口、反馈流程运行问题,如在联合例会上对流程运行中发现的问题进行剖析;第四步,流程的优化和再造,即针对问题打破或缩减不必要的环节,重建完整高效的新流程,从而根本上改善护理服务质量和效率。在这四个步骤中,第一步是"规范"的过程,第二步和第三步是"管理"的过程,第四步就是"完善",这四个步骤循环往复,才能促进护理质量的提升。

4. 胸痛中心护理流程图的绘制　护理流程管理的第一步就是对流程进行规范和描述,通常是以流程图的方法来描述流程的运行过程的。流程图是一种运用简单的符号、线条和语言,用图形展示流程中各项作业及作业先后次序的方法,流程图是人们了解各项流程内部作业和各作业相互关系的工具,为阅读使用流程图的人提供了一种快速掌握业务流程的方法;另外,流程图还是护理流程管理中第四步的"完善"的基础,也就是说流程图是流程的优化和再造的基础。通过流程图的绘制,将医院内各种工作流程关系,清晰直观地表现出来,有助于识别关键环节,找出流程中存在的瓶颈和多余的步骤,绘制流程图就是流程优化和再造的起点。因此,流程图绘制的优劣,直接关系到流程再造的成功与否,是通过流程管理提升护理质量的基础所在。

流程图有很多类型,如方框流程图、标准流程图、矩阵式流程图、矩阵时间表流程图、地理流程图等,可根据需要选择合适的流程图。但不论哪种流程图,绘制的基础步骤都是一样的。首先,需要提出业务流程清单,如制订胸痛中心护理流程时,需要先成立流程绘制专项小组,确定在大的框架下应当有哪些子流程项目,按流程体系梳理子流程项目之间的职责、界限有哪些，按项目分配到人。其次，是对流程要素的描述，即针对上述所列的每一个流程项目，由专门的项目人员对现有工作进行分析，要明确流程内各子流程间的关系、所涉及的岗位和操作、患者和信息传送的路线等，同时要明确每个流程、各个环节甚至是每项操作的责任人。再次，才是使用统一的描述符号，按子流程、各环节之间的关系绘制流程图，可借助 Visio 等流程工具软件来绘制流程图。最后，流程绘制专项小组需要收集患者及家属、各学科、各部门的反馈意见，检查是否存在缺陷，如无问题则将流程图文件化留存。

5. 胸痛中心护理流程管理与护理质量   流程制订好后，管理者需要进行流程管理，一方面是对流程运行情况进行管理，胸痛流程运行效率的高低决定了胸痛患者救治的成功率，管理者需要评价各岗位护士执行流程的符合性、时效性、有效性，是否存在瓶颈；另一方面是遵循持续质量改进的管理原则，对流程失效或存在缺陷的信息进行分析，根据患者的需求、胸痛中心整体资源发生变化等状况不断进行流程的优化与再造，以解决流程中存在的问题或反馈问题。

流程的优化与再造是流程管理的重要内容，但两者有所区别。流程优化是持续改进，而流程再造是根本性的改革，其区别在于单位组织结构和基本业务流程是否发生变化。在服务改进时，不需要改变单位组织基本业务流程，只是随着服务改进而改善业务流程，提高流程的运作效率，这就是业务流程的优化；流程再造是对业务流程重新进行构思，从根本上重新设计组织结构和流程，从而使诸如"成本、质量、服务、速度"等关键性指标得到显著的提高。在护理质量管理实践中往往采用的是渐进式流程优化，全新设计的流程再造的方式并不多见。在胸痛救治联合例会上，相关部门的医护人员会以时间和患者受益为目标对胸痛患者急救流程中存在的问题和缺陷不断进行改进，这就是流程优化的环节；而我们在最初救治流程运行后又提出区域协同理念，同时信息化建设的发展以及多学科协作机制的调整等资源的变化，均需对原有的流程进行再造，这种再造是在新的资源体系的条件下，以时间为管理目标的流程再造。评价胸痛中心护理流程的优化和再造是否成功，其评价标准包括：优化和再造的流程能体现患者受益的总体目标；能体现科学管理的原则；服务起点与终点延伸到位，起于胸痛中心救治的现状，止于患者预后改善及医务人员的满意度；流程自然流畅没有多余环节，打破各部门之间的壁垒提高工作效率；增加具有新意和高新技术的服务；流程负责人能统管流程，同时向一线放权；有助于改善医疗单位声誉，重点是改变各类员工的行为。

胸痛中心开展流程管理不但为护理管理者提供了新的管理视角，提高了管理的规范化水平，在护理质量的持续改进方面起到了重要的作用，而且也营造了全员参与管理的氛围，充分调动了员工主观能动性。总而言之，胸痛中心流程化管理是促进护理质量提升的有效方法，而护理质量管理又能影响流程化管理实施的效率，两者之间相辅相成。

6. 护士在胸痛中心流程化管理中的作用   护士是胸痛中心流程化管理中不可替代的重要成员。首先，护士在缩短或避免流程过程的延误与等待中发挥重要作用，如在标识指引的设计、环境改造设计、工作规范的修订以及内部合作和多学科之间的合作、科间流程衔接协调等方面显现出重要的作用。其次，护理人员在人文护理方面的作为，也在流程的特色建设中显现出独特的作用，如对胸痛患者的疼痛护理的关注。再次，护士作为整个流程过程的记录者，为整个流程运行管理提供了完整翔实的数据支持。当然最重要的是护士本身就是流程的执行者和观察者，应当加入到护理流程化质量管理的项目小组中，成为流程持续改进的参与者。

护理人员在实施护理流程管理时应当注意以下几点：一是在流程制订过程中要加强流程涉及其他部门的沟通与协调，通过召开胸痛相关科室各学科人员的协调会，确保制订的流程得到认可并有效运转；二是要重视示范在流程推广中的作用，示范的形式可以是示教、现场观摩，也可以网络直播等方式，通过示范以达到有效推广、规范运作的目的；三是要加强流程制订后的管理，可以成立专项流程管理小组，指定专人，有责有权地进行跨科室、跨学科指挥和协调，将规范的文件化的流程纳入督导检查和例会讨论的内容中；四是与其他管理理论相结合地实行流程化管理，以达到更为科学全面的管理目的；五是当护理工作发展要求、患者需求和环境资源等条件发生变化时，应对流程不断进行改进和调整，实现流程的优化和再造；六是要建立学习型护理团队，营造良好的护理文化氛围和价值观，从组织上、知识上为优化和再造流程创造有本之源。

总之，临床护理工作可分解成为一个个作业流程，这些流程反映了医院护理工作的方法与理念，对护理服务流程开展流程化管理是实行优质服务行之有效的方法。对于胸痛中心流程化管理来说，流程图的绘制是起点，胸痛患者的受益是评价流程的重要标准，胸痛流程运行效率的高低决定了胸痛患者救治的成功率，胸痛中心流程的不断优化与再造的过程就是护理质量持续改进的过程。胸痛中心的流程化管理将参与胸痛流程中的多学科人员整合成一个团队，全体人员对于任务的完成不再画地自限，而是群策群力地协作，这种协作是缩短胸痛患者心肌总缺血时间的关键，也是胸痛中心流程高效运行的根本保证。

（谢红珍）

第二节　救护车上胸痛患者的急救护理与管理

院前急救组是配置在急诊科承担院外发病的胸痛患者紧急转运及抢救任务的急救团队，是胸痛患者救治的最前线团队，也是经呼叫"120"入院胸痛患者的首次医疗接触者，院前急救组医护人员对胸痛患者的辨识及救治能力直接影响胸痛患者的救治效果。胸痛中心建设要求院前急救必须与院内救治绿色通道实现无缝衔接，改变长期以来救护车将所有急救患者送至急诊科交给急诊科才开始启动急救流程的局面，将急救战线迁移至首次医疗接触地点和时刻，以上任务都是院前急救组在胸痛中心建设中要实现的目标。护士是院前急救组的重要成员，熟练掌握胸痛院前救治及转运流程，提高胸痛急救能力才能做好胸痛患者的院前急救护理及安全转运工作。

一、院前急救组人员

1. 组长　通常由院前急救组的出诊医师承担。
2. 出诊护士　在急诊科工作满3年及以上且经过胸痛救治专项岗前培训。
3. 出诊司机　经过胸痛救治专项岗前培训。
4. 出诊担架员　经过胸痛救治专项岗前培训。

二、护士岗位职责

1. 配合院前医师做好胸痛患者院前安全转运工作。

2．配合院前医师做好胸痛患者院前救治工作。

3．负责胸痛患者院前转运途中护理及治疗。

4．负责救护车车载仪器设备物品管理，包括仪器设备检查，物资清点、补充。

5．负责胸痛患者的护理工作交接。

6．负责完善填写院前出诊护理记录。

7．负责记录胸痛患者院前处置各个时间节点。

8．参与院前急救胸痛护理质量管理。

三、护士工作内容

1．接受"120"指挥中心指派的胸痛患者院前急救任务

（1）联系现场：接到"120"指挥中心通知后，护士立即呼叫出诊医师和司机，3分钟内出诊（夜间4分钟）。根据"120"中心提供的现场联系方式联系发病现场，确认发病地址及接车地址，询问目前病情，指导现场进行必要的处理（如稳定情绪、平卧休息、心肺复苏等）。

（2）现场救治：判断患者神志，测量生命体征，根据病情进行必要的现场处置（如心电图检查、心肺复苏等）。经过评估进行现场分诊，结合病情决定转运去向。

（3）安全转运：转运途中密切观察患者病情变化，遵医嘱予以处置（如心电监护、吸氧、口服用药等）。联系医院急诊科/心内科/导管室做好接收准备。

（4）护理工作交接：交接内容包括生命体征、基本病情、胸痛症状变化、既往病史、院前处置情况、时间节点记录单等。

（5）整理车载物品，完善填写出诊记录及院前时间节点，做好出诊费用管理。

2．胸痛患者院间转运

（1）联系患者所在医院：接到出诊通知后立即通知出诊医师、司机，一线班3分钟、二线班10分钟内出诊。建立出诊信息单，启动胸痛急救。联系对方医院，了解患者病情、家属意见，进行必要的物资准备。确认接车地点。

（2）患者交接：到达对方医院，了解评估患者病情及转运风险，与患者家属做好转运风险及费用沟通，签署转运知情同意书。

（3）安全转运：转运途中动态监测患者心电图变化，观察患者胸痛症状变化，备好抢救设备及物品。与家属做好病情沟通，联系接收转运医院心内科/急诊科/导管室做好接收准备。必要时可联系心内科专家通过远程会诊指导转运途中的抢救处置。

（4）护理工作交接：将患者转运到医院后必须进行详细的交接，交接内容包括生命体征、胸痛症状及病史、外院用药及治疗情况、外院检查结果（心电图、心肌酶、其他相关检查）、溶栓情况、转运途中主要处置及病情变化、患者留置的管道及皮肤情况。

（5）整理车载物品，完善填写出诊记录及院前时间节点，做好出诊费用管理。

四、工作流程

1．接"120"指挥中心指派的胸痛患者院前急救流程如图4-2-1所示。

2．胸痛患者发病现场分诊流程如图4-2-2所示。

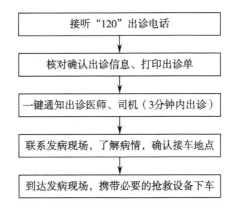

图 4-2-1　接听"120"电话到到达现场工作流程

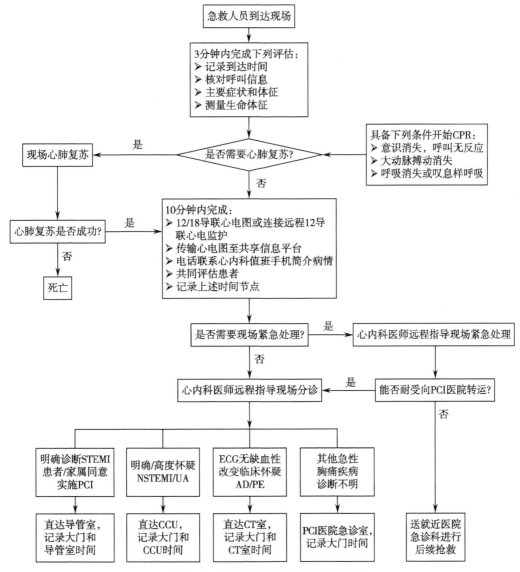

图 4-2-2　胸痛患者发病现场分诊流程

3.院前院内 STEMI 患者救治流程如图 4-2-3 所示。

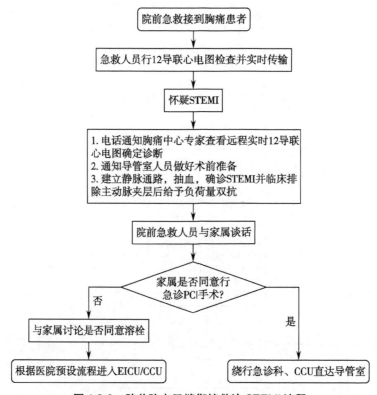

图 4-2-3　院前院内无缝衔接救治 STEMI 流程

4.胸痛患者院间转运出诊流程如图 4-2-4 所示。

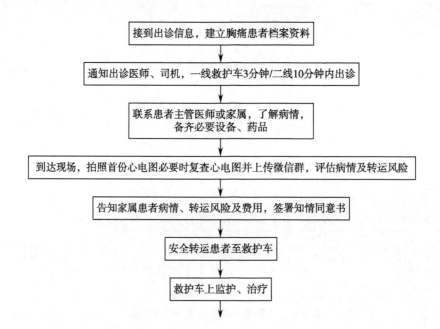

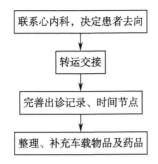

图 4-2-4　胸痛患者院间转运出诊流程

五、车载物品、药品管理

1. 物品配备及管理要求　胸痛中心对承担转运胸痛患者的救护车要求必须配备心电图机、心电监护仪（有条件时使用远程实时传输监护系统）、除颤仪、便携式呼吸机、血压计、吸氧设备、呼吸球囊、吸痰器、注射泵、气管插管包等。值班护士每班交接班时清点物品，检查各类设备和物品是否处于备用状态，发现问题及时解决，用后的吸痰装置各班及时清洗，特别是心电图机、除颤仪、呼吸机等急救设备必须严格检查，确保出诊前所有设备和物品处于备用状态。

2. 药品配备及管理要求　胸痛患者专用口服药如阿司匹林、氯吡格雷、替格瑞洛、硝酸甘油、肝素等用专用小药箱存放，便于拿取。抢救药品如盐酸肾上腺素、去甲肾上腺素、多巴胺、毛花苷 C、胺碘酮、利多卡因等固定基数存放。毒性药品、麻醉药品和精神类药品如哌替啶、吗啡等药品需要上锁存放。所有药品需要护士每班清点，查看有效期，用后及时登记，请领补充。

六、关键时间节点控制与记录

1. 出诊时间　未出诊时医师、护士、司机均在值班室待命，通过一键启动出诊，减少反应时间，出诊时间要求出发时护士自行记录，要求 3 分钟内启动救护车出发，夜间为 4 分钟。

2. 救护车到达现场时间　为减少路途时间耽搁，途中尽快联系确认接车地址，司机不熟悉路线时进行导航定位，下车时护士记录到达时间。

3. 首次医疗接触时间　若患者不在医疗机构，出诊医护人员接触患者的第一时间即为首次医疗接触时间。若患者已在医疗机构，则询问患者此次发病初次就诊时间即为首次医疗接触时间。

4. 院前心电图检查时间　患者明确胸痛、胸闷时，接触患者后 10 分钟内完成 18 导联心电图检查，心电图检查时间记录由心电图机自动生成，平时定期校对心电图机内置时间是否准确。

5. 患者上车时间　现场救治分诊后尽早将患者转至救护车，车厢内安装胸痛中心统一时钟，方便护士记录上车时间。

6. 给药时间　患者上救护车以后立即行心电监护，遵医嘱给药，护士记录给药时间。

7. 到达医院大门时间　到达医院大门时手动记录时间，若有远程传输系统安置的蓝牙感应系统,可自动记录时间;若无可在大门处安装统一时钟,定期校对时间,方便到达时快速准确记录时间。

8. 到达急诊科 / 冠心病监护室(CCU)/ 导管室时间　在相应地点醒目位置安装统一时钟,方便护士快速准确记录。

七、常见问题与处理

1. 救护车到达现场时需要携带哪些设备下车?

应根据出车时电话联系现场初步了解的病情决定,常规携带心电图机、血压计、氧气袋、常规抢救药品等,考虑需要心肺复苏的携带除颤仪。

2. 返回途中救护车上是否必须建立静脉通道、静脉采血?

根据路程及具体情况判断。若路途很近,病情稳定,10 分钟左右即可到达医院,可优先给予心电监护、吸氧、口服药、病情告知、心理安慰;若病情较重,路程较远,可尝试尽快建立静脉通道,以备及时静脉用药。静脉采血、建立静脉通道不做硬性要求,出诊人员根据具体情况合理安排。

3. 院前心电图做 18 导联还是常规 12 导联?

目前胸痛中心要求院前首份心电图需做 18 导联。若发病现场患者病情危重(如合并心力衰竭),且场地及空间受限,不能配合做 18 导联心电图,可暂做 12 导联心电图,待情况允许时再做 18 导联心电图。

4. 院前胸痛患者是否口服双抗(即双联抗血小板治疗)药物?

若院前心电图提示 STEMI,且临床症状和体征能够排除主动脉夹层,患者无胃溃疡、出血、近期大手术等病史的情况下,与心内科专家沟通后遵医嘱给予双抗口服。

5. 转运胸痛患者的救护车必须配备的仪器设备及药品有哪些?

仪器设备包括心电监护仪、心电图机、除颤仪、便携式呼吸机、血压计、吸氧设备、呼吸球囊、吸痰器,其他设备根据自身条件配备。口服药包括硝酸甘油、阿司匹林、氯吡格雷 / 替格瑞洛,静脉注射类抢救药品常规配备详见第二章第六节。

(孙大虎)

第三节　分诊台的设置与工作流程

急诊分诊是按照预定的规则,根据患者就诊时的严重程度对患者实施分类管理,在医疗机构允许的能力范围内合理统筹调配急救资源以落实危重症患者优先诊疗的原则,是一项确保有限的急救资源与患者的急救需要合理匹配的措施。

在胸痛中心建设中为什么一定要强调分诊台的重要性?因为到医院看急诊的患者病情差异性很大,有些患者可能随时面临生命威胁,有些患者的病情可能已经处于生命危险之中,还有更多的急诊患者可能并不面临直接的生命威胁,只是因为轻微不适或者时间不方便白天就诊而看急诊。因此,急诊科必须建立分诊制度,通过分诊使不同紧急程度的患者分流到相应的急诊流程之中:具有生命危险的患者立即进入抢救室,生命体征稳定但不能排除潜在生命危险的患者经过优先简单筛查后再分流,普通急诊患者按照常规急诊流程,非急诊患者则按照排队就诊原则就诊。只有这样才能避免因相对轻症患者挤占急救资源而延误危重症患者救治的情况。因此，所有急诊科都应该建立常规的急诊分诊制度，而胸痛中心建设中更是将分诊台作为重点环节。

一、分诊台和分诊区的基本要求

1. 急诊分诊区是接诊和分流所有急诊患者的功能分区，其中急诊分诊台是核心，也是执行分诊任务的主要场所。急诊分诊台可能会接诊自行来院、"120"院前交接、胸痛网络医院以及其他医疗机构送入但未实施绕行急诊的胸痛患者，分诊台的主要功能是将这些患者在危险分层基础上进行合理分流，让真正需要紧急诊断及处理的急性胸痛患者得到及时救治，而低危患者进入常规急诊流程。

急诊分诊区的设置应遵循以下基本原则：

（1）急诊分诊台应设置在急诊患者进入时容易识别且靠近抢救区的位置，方便患者进入急诊科时发现，并有醒目的标识指引急性胸痛患者得到优先分诊。

（2）急诊科必须设置分诊台，一般要求设置全天候分诊机制，但对于夜间急诊量较少、不具备夜间急诊分诊值班条件的基层医疗机构，必须建立分诊替代机制，以确保能够及时接诊急性胸痛患者。

（3）急诊分诊台或功能替代区应配置专用的急救电话，以便进行院内、外的沟通协调，其中包括与院前救护车、向本院转诊的基层医院的联络。有条件的医院，急诊分诊区可安装电子分诊系统、患者信息及生命体征自动采集记录系统、时间管理系统、远程心电采集传输系统、认证云平台数据平台录入等，提高分诊的效率，缩短患者在分诊滞留的时间。

（4）急诊分诊台配备胸痛中心统一时钟，应常备急性胸痛患者时间管理节点表（纸质版），以及伴随时钟（如果有需要），以便在首次医疗接触时开始进行前瞻性实时记录时间节点。有条件的急诊科可在院前救护车、网络医院、急诊分诊等地点配置时间感应器和时间感应腕带，以减轻一线人员数据记录工作量并提高准确性、可靠性，应能够在急诊分诊台开始启动填报胸痛中心云平台数据库。

（5）急诊分诊区有标准的急诊和胸痛分诊流程图（上墙），指引分诊护士在初步评估后将患者分流到胸痛诊室、急诊抢救室、胸痛留观室或直接送入导管室。

（6）急诊分诊区应配备足够的轮椅和担架床，方便多个患者同时就诊时使用。部分医院人力不足，分诊护士可能还要承担首份心电图检查工作的职责，应在靠近分诊区设立心电图检查室或接诊胸痛患者的车床，并设立相应的隐私保护区以方便操作人员迅速完成心电图检查。

2. 急诊分诊应建立分诊登记制度，确保所有急诊就诊患者（包括但不限于急性胸痛患者）均能在同一入口登记，可以使用电子分诊系统或纸质记录本进行登记，并能对其中的急性胸痛患者病例进行检索或标记。

二、分诊护士岗位职责

1. 急诊预检分诊护士必须由熟悉急诊急救业务、责任心强、有急诊临床工作经验 5 年以上的护士（师）担任。所有的分诊人员必须经过胸痛知识的专科培训，具备识别各类型 ACS 临床表现的能力，并能够完成初步的检诊工作（心电图、生命体征及对症处理等）。必须坚守岗位，临时因故离开时必须有人替代或者启动替代机制。

2．每日交接班时分诊护士应清点分诊台常备物品、设备的数量及状态；贵重财物，如有遗失及时追查；若有尚未完成的分诊工作，必须做好交接。

3．预检接诊时分诊护士指导患者就医问诊，5 分钟内对患者进行处置。正确分诊，根据轻、重、缓、急分为生命体征稳定和不稳定两大类，对前者应做好预检分诊，依次办理就诊手续，并登记（包括患者姓名、性别、年龄、职业、接诊时间、初步判断、是否有传染病、患者去向等项目），书写规范，字迹清晰；对生命体征不稳定的胸痛患者，应直接送进抢救室或 EICU 救治（实行先救治后补办手续原则）。

4．保证心电图机设备、12 导联心电图远程实时传输系统等与分诊处理相关的设备正常运行，如遇多个胸痛患者同时到达急诊科或设备故障时，应立即启动备用设备。任何时候均应保证 10 分钟内完成 12 导联或 18 导联心电图检查（给予患者行心电图检查时应细致操作，保证高质量完成 12 导联或 18 导联心电图检查，完成心电图检查后应做好记录，如姓名、时间、导联标号等）。问诊、检查中应有人文关怀理念，解除患者紧张情绪，注意隐私保护。

5．经常巡视分诊区域内的轮椅及担架床，及时迁出占床患者，确保任何时间有接诊患者到达时都有轮椅或担架床可用。

6．熟悉各种分诊设备，尤其是通信设备，保证通信设备正常，能够处理区域内各类胸痛患者的咨询电话和求救要求。做好"120"出诊指派，及时通知医师、护士、担架员、出诊司机。

7．做好每日急诊胸痛就诊人次及去向统计工作，并填写报表。

8．确保在分诊区患者的安全。

三、分诊工作内容

分诊工作始于急诊患者到达分诊台，其主要内容包括：

1．确认是否为急性胸痛患者。对以任何方式来院的胸痛患者，预检护士首先询问确定是否为胸痛患者，急诊分诊护士应第一时间采集病情、尽快分诊，对于确定是胸痛以及需要按照胸痛流程进行筛查的其他主诉患者（如胸闷、晕厥、上腹痛等），及时建档，记录首次医疗接触时间及基本信息，如果具备时间节点自动采集系统，则在确认应纳入胸痛流程管理后即刻给患者戴上时间节点自动采集设备。

2．快速评估病情危重程度。①3～5 分钟内完成初步评估，其重点是：A．气道通畅情况；B．呼吸情况；C．循环情况。凡出现持续胸痛、腹痛、面色苍白、大汗、肢体湿冷、恶心呕吐、意识障碍、呼吸困难、低血压、口唇发绀、心悸、脉搏不规则、端坐呼吸或点头样呼吸、末梢循环差等危重征象的患者均应迅速将其引导进入抢救室。如在接诊中患者突发神志不清、脉搏消失应立即开始心肺复苏，并通知相关人员配合抢救。②进一步评估，主要包括收集主观和客观信息，主观信息包括：A．自然情况，如姓名、年龄、地址等情况；B．主诉与现病史，了解疼痛或不适的性质、部位与范围、程度、病程、持续时间、相关症状以及好转与恶化的因素；C．既往史与过敏史。

3．根据初步评估结果实施分诊。①对于初步评估为生命体征不稳定的患者，即刻用轮椅或者平车送进 EICU 进行抢救，同时完成时间节点的记录。②初步评估生命体征稳定的急性患者，在排除外伤、肋软骨炎、肋间神经炎、带状疱疹等非心源性胸痛后，纳入生命体征稳定的胸痛患者流程管理。在完成胸痛病历建档及基本信息填写后，带患者进入胸痛诊室或其他区域完成首份心电图检查，通知负责胸痛诊室的医师接诊患者并阅读心电图，完成相关时间节点记录。③分诊时根据问诊和简单视查和检查就能明确是外伤、肋软骨炎、肋间神经炎、带状疱疹等导致的胸痛患者，归因于非心源性胸痛，进入普通急诊流程。此类患者可终止胸痛流程及时间节点记录。

4. 上述心电图检查过程中如果首份心电图提示是STEMI，应加做右胸及后壁导联即完成18导联心电图记录。若首份心电图提示为STEMI、左束支传导阻滞（left bundle-branch block，LBBB）、右束支传导阻滞（RBBB）、ST段压低、严重心律失常（快室率心房颤动、阵发性室上性心动过速、多形性频发室性期前收缩、室速或室颤）应即刻给予吸氧（2~4L/min）、心电监护、迅速将患者转入抢救室进一步诊疗或急救。

5. 心电图无明显异常者，由胸痛诊室医师决定后续诊疗流程，并应明确后续流程执行人。后续工作可能涉及留观室，通常不应该由分诊台承担后续工作，若医院的实际工作流程明确由分诊台承担，分诊台就必须安排足够的人员，不能影响分诊台的分诊工作。

6. 对于需要进行肌钙蛋白检测者，应根据医院的急诊分区预先设定抽血责任人、抽血地点及抽血后的检测地点。要求在抽血后20分钟内完成肌钙蛋白的检测并获取检测结果。

7. 对于需要留观的患者，应该事先确定留观地点，明确留观期间的责任人和留观评估流程。

8. 协助患者家属或者代理无陪伴患者补办相关手续（对急诊胸痛患者采取先分诊后挂号、先救治后收费原则）。

四、分诊流程图

分诊流程图是胸痛中心的关键流程图之一，该流程图必须根据医院的实际急诊量、急诊区域的分布特点、人力资源配置等因素综合考虑后确定，可以参考但不宜抄用其他医院的分诊流程图，除非两家医院的上述情况都完全相同。分诊流程图制订者应该是急诊科主任、护士长及分诊台护士组成的团队，共同商议后确定基本流程图，运行一段时间后再根据实际应用情况进行修订。图4-3-1所示为中国人民解放军南部战区总医院的分诊流程图，可供同类型医院参考。

五、分诊环节的关键时间节点控制与记录

分诊护士在接诊胸痛患者中应重点注意记录与胸痛相关的诊疗活动的时间，同时在进行初步评估时要完成对症状的问诊，分诊环节的关键时间控制及记录应注意以下几个方面：

1. 分诊环节的时间节点控制　主要是3分钟内完成初步评估和10分钟内完成首份心电图，有些医院可能也会要求由分诊台负责肌钙蛋白的检测任务，就必须在确定检测后，从完成抽血到获取报告时间控制在20分钟以内。

2. 胸痛时间采集及记录　除了进入分诊台之后的时间节点必须客观准确记录外，对于院前发生的关键时间节点如发病时间、转院患者的首次医疗接触时间、转运时间、到达医院时间、首份心电图时间、医师解读时间、抽血时间（心肌标志物结果时间）、转科会诊时间、离开科室时间及抢救时间等，都应在急诊区做好客观记录，其中与分诊台有关的时间节点应该由分诊护士负责。

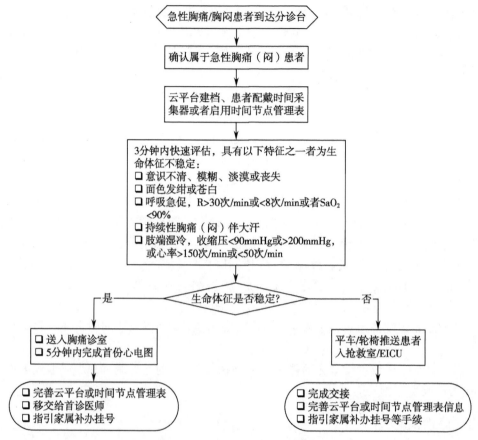

图 4-3-1   胸痛中心分诊流程图

如接诊出现以下症状的患者均应该快速完成急诊心电图检查：①胸前区不适，胸部、上腹部有压迫感或者疼痛；②心搏加速或不规则、心率缓慢；③呼吸急促及呼吸困难；④体质偏弱；⑤女性患者的症状：莫名的疲劳感、全身乏力、反胃；⑥精神状态改变、晕厥发作；⑦卒中症状：面部下垂、手臂漂移、言语不清、发病时间少于 3 小时启动卒中治疗方案；⑧既往有心脏病史；⑨50 岁以上有严重的腹痛、50 岁以上有外伤史；⑩40 岁以上醉酒史合并全身烦躁。

六、分诊台常见问题与处理

1. 不设置急诊分诊台   许多医院在建立胸痛中心前均未设置急诊分诊台，患者先到急诊或者门诊挂号处挂急诊号再到急诊看病是比较常见的。没有分诊台的急诊科很容易出现急诊患者流失到普通门诊、专家门诊或者病房找熟人医师看病等情况，未经分诊台筛查是耽误急救的常见原因，也不便于实施急诊患者的统一信息采集和管理、跟踪、溯源。因此，所有胸痛中心必须建立分诊机制，设置分诊台是最重要的基础。

2. 未将所有急诊患者统一到分诊台进行归口管理   不少医院的急诊入口是开放的，没有重视分诊工作和急诊患者的归口管理，到处都可以看急诊，表面上是为了方便患者就诊，对于普通门诊患者，不失为一个以患者为中心的举措。但对于急诊患者，会存在较大的风险，因为除了急诊科之外的接诊点并不具备应对需要紧急抢救的条件。也有不少急诊患者因为在非急诊点等待熟人医师时错过或者失去了救治的最佳时间窗。这种状况实质上既是对急诊患者不负责任的表现,同时也存在较大的医疗风险,容易招致医患纠纷。因此,必须彻底改变。这是一项非常艰巨的任务,首先是要解决医院领导和医护人员的观念问题,让大家深刻理解集中统一管理急诊的重要意义,才能从主管上积极配合急诊归口管理工作。

3. 不记录所有到达急诊的患者信息　目前仍有不少医院未建立所有进入急诊科就诊的患者信息登记表,致使医院的急诊工作流量、病种构成、患者去向及转归等情况均无记录,极不利于医院的管理,同时也存在较大的法律风险。因为一旦有急诊患者后续发生意外,医院很难拿出有力的证据为医护人员的医疗行为证明。因此,在修订的《中国胸痛中心认证标准(第六版)》中,要求所有急诊科均要建立急诊登记表。

4. 实际分诊流程与流程图分离　不少医院没有真正理解设置分诊台和制订分诊流程图的意义,抄袭其他医院的流程图贴在墙上,但实际分诊工作完全与此无关。很显然,这种流程图是为了给别人看的流程图而不是被岗位人执行的流程图,是典型的形式主义。分诊流程图是指引分诊人员进行分诊工作的,必须符合医院的实际情况。

5. 时间节点记录不及时,存在回顾性填报　在急诊就诊量大、人力资源缺乏的医院,对数据填报依从性差。在首次医疗接触患者时,未能实施首诊负责制的前瞻性实时填报。按照《中国胸痛中心认证标准》,应在首次医疗接触时进行建档,实时填写急救信息、胸痛诊疗等相关资料。具备条件者可以直接在线填报,不具备条件者应备纸质版的时间节点管理表伴行急性胸痛患者。无论采用网络在线填写还是纸质版表格,均由各诊疗流程接诊负责人填写自己执行的诊疗环节的时间。

(黎雪燕　向定成)

第四节　胸痛诊室的护理工作流程与管理

胸痛、胸闷是常见的临床症状,胸痛患者病情危重、临床情况复杂,如按传统就诊流程诊治,往往要花费较长的时间去挂号、排队,导致耽误最佳救治时机,亦可能在候诊、诊治过程发生意外导致不良后果。因此,必须设置专门的区域或者建立专门的机制对这些患者进行规范处理。胸痛诊室就是对急性胸痛患者进行规范评估所提供的特殊诊室。

一、胸痛诊室设置的基本要求

胸痛诊室要设置在急诊科内,作为生命体征稳定的急性胸痛的就诊和初步评估场所,其设置应毗邻分诊处、挂号处、抢救室。诊室面积要求最好不少于$15m^2$,要有能够开展心肺复苏抢救的工作空间。诊室备有移动检查床或平车、轮椅、多导心电图机、除颤监护仪、血压计、气管插管物品、吸氧吸痰装置、便携式血氧饱和度监测仪、专用电话、同步时钟、紧急抢救车,抢救车内备硝酸甘油片或喷雾剂、阿司匹林、氯吡格雷或替格瑞洛、肝素、低分子肝素、多巴胺、肾上腺素、异丙肾上腺素、阿托品注射液、硝酸甘油注射液、硝普钠注射液、尼可刹米注射液、洛贝林注射液、吗啡注射液、哌替啶注射液等。

胸痛诊室的设置是胸痛中心建设的基本要求,但医院是否需要设置专用的胸痛诊室是由医院的急诊流量和急性胸痛患者的就诊量决定的。通常应遵循以下原则:①如果医院内科急诊量不大,内科诊室的工作不是很繁忙就完全可以由内科诊室兼做胸痛诊室,但需要在醒目位置制作"胸痛优先"的标识,并建立落实胸痛患者优先就诊的机制;②但对于内科急诊量大、诊室繁忙的医院,内科诊室兼做胸痛诊室可能就难以确保急性胸痛患者优先就诊,则应设置专用的胸痛诊室;③若医院的内科急诊量大,急诊患者拥挤,难以在内科诊室实现胸痛患者优先,且急性胸痛患者并不多,则可考虑设置与内科诊室分开的胸痛诊室,但由内科诊室医师兼管胸痛患者接诊的工作模式,一旦有了急性胸痛患者,分诊护士或者其他负责胸痛诊室工作的护士通知内科诊室医师优先到胸痛诊室接诊患者;④若内科急诊多且急性胸痛患者也多,则应设置专用胸痛诊室并安排专门的胸痛医师出诊。

二、胸痛诊室护理工作岗位职责

胸痛诊室的护理工作主要是备用状态,通常不用安排专岗护士,可以由分诊护士或者其他岗位的护士兼顾胸痛诊室的护理工作。但对于那些急性胸痛患者多、设置了专用胸痛诊室并有胸痛医师24小时出诊的医院,应设专岗胸痛诊室护士配合工作。胸痛诊室护理岗位的主要工作职责包括以下几个方面:

1. 定期检查各类设备、药品的备用状态,并做好记录。

2. 对到达胸痛诊室的胸痛患者进行首份心电图、抽血检查等初步评估工作。

3. 遇到分诊时为稳定患者但心电图检查提示为高危患者,或者胸痛患者在就诊过程中突发病情恶化时参与抢救。

4. 完成或者协助医师完成胸痛诊室期间诊疗过程的时间节点记录。

三、胸痛诊室护理工作流程及内容

1. 胸痛患者诊疗流程图 作为在胸痛诊室工作的护士,首先必须熟悉在胸痛中心运行状态下,胸痛患者在医院的总体诊疗流程。图4-4-1所示为中国人民解放军南部战区总医院胸痛诊疗流程图,可供参考。在此框架下才能明确自身的工作流程。

2. 胸痛诊室护理工作流程 以下介绍设置了胸痛诊室专职护士的工作流程,未设置专职护士的胸痛中心可以根据医院胸痛中心的具体岗位设置确定相关人员兼顾胸痛诊室的任务,比如急诊量不大的医院可以由分诊护士负责胸痛诊室工作,也可以由观察室或其他岗位护士兼任。

(1)接到分诊台护士通知有生命体征稳定的急性胸痛患者后立即将患者引进胸痛诊室,并与分诊台护士交接病情及时间节点管理表。

(2)确认患者的生命体征稳定后,尽快进行首份心电图检查,并记录首份心电图完成时间,若心电图提示ST段抬高或者明显压低,加做18导联心电图,《中国胸痛中心认证标准》要求从分诊开始到心电图完成时间应控制在10分钟以内,但各胸痛中心应逐步调整医院自己的标准,首份心电图完成时间的标准应逐渐缩短。

(3)若首份心电图提示ST段抬高、明显压低或者严重心律失常,则应通知胸痛诊室医师立即接诊并将患者转入抢救室处理,根据流程图的要求确定是由胸痛诊室还是抢救室给予双抗药物,并记录双抗服药时间。若心电图无明显严重心肌缺血及心律失常,则通知胸痛诊室医师接诊患者并将心电图交给医师做初步判断。根据医院的流程确定心电图拍照、上传微信群的责任人,若是由护士负责,则胸痛诊室护士应拍照上传心电图。

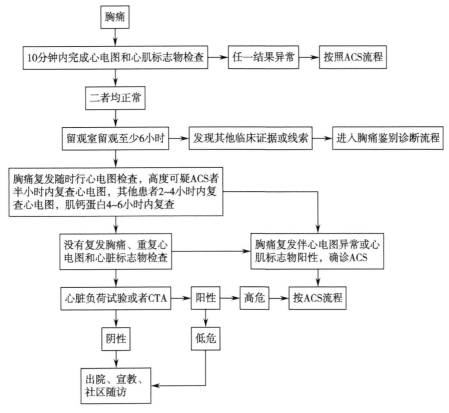

图 4-4-1 胸痛患者诊疗流程图

（4）若首诊医师可以明确诊断，则协助或督促医师记录心电图诊断时间。若需要邀请心内科会诊，则胸痛中心的流程图应事先明确邀请会诊的责任人，若是护士负责，则护士应根据流程图的要求或者医师的指令拨打一键启动电话通知心血管内科值班医师会诊，并记录通知会诊的时间，同时提醒医师上传简单病史，供会诊医师参考。

（5）若心内科远程会诊则应在微信群回复诊断及诊疗意见，胸痛诊室护士记录会诊完成时间及心电图诊断时间。若心内科到现场会诊，则应记录会诊医师到达时间及心电图确诊时间、临床初步诊断及时间。

（6）若医师决定需要抽血检查或者复查心电图，护士应根据医师要求完成相关操作，并记录抽血、获取报告时间及复查心电图时间。抽血后等待检查结果期间，应将留观患者安排在事先确定的地点休息，并应密切观察患者的病情变化。

（7）根据病情需要由医师确定是否需要留观，若需要留观，则应将患者送至留观室并与留观室的护士交接，留观计划通常由医师制订、护士执行。

（8）若患者能够明确诊断为心血管相关疾病或者其他重要疾病并具备收住院条件，则应收住院，不具备住院条件者建议到相关专科门诊诊治。若能排除重要疾病，则应进行健康教育后让患者离院，并在时间节点管理表上记录患者去向。

（9）对于需要留观或者住院的患者，若患者不同意留观、住院，则应签署拒绝医疗措施的知情同意书，并保留诊疗记录及知情同意书。记录离院原因及时间。

（10）当胸痛患者完成诊疗过程离开急诊科时应及时整理相关诊疗资料，检查时间节点记录表是否完整，检查原始资料是否齐全，并收藏保存。

（11）根据预先分工确定上传云平台。

四、关键时间节点控制与记录

1. 关键时间节点及控制　胸痛诊室可能涉及的关键时间节点包括首份心电图完成时间、医师首诊时间、心电图诊断时间、上传心电图时间、呼叫会诊及完成会诊时间、肌钙蛋白完成时间、确诊时间，也可能包括 CT 室激活时间。上述时间的控制关键在于严格按照胸痛中心流程实施简洁、规范的诊疗活动。从分诊开始作为首次医疗接触时间，到完成首份心电图以及通知医师首诊、上传心电图、呼叫会诊等工作都应该由护士完成，主要涉及分诊台及胸痛诊室护理。各护理岗位人员要有时间意识和紧迫感。心电图检查是最重要环节，要突出快速进行心电图检查的重要性，必须规定在首次医疗接触后 10 分钟内完成标准 12 导联心电图（所有 ACS 患者要加做 18 导联心电图检查）的记录和解读。若心电图提示为 STEMI，明确诊断后立即启动导管室（症状＋心电图即可确诊，无须等待肌钙蛋白结果），如有急诊 CTA 必要应在 30 分钟内完成 CTA 检查，严格落实先救治后收费原则，避免挂号、分诊、办住院手术后才能送导管室收治。

2. 时间节点记录　医疗文书是最重要的医疗证据，要强调"没有记录就没有发生"的概念，首次医疗接触时间、首份心电图开始时间和完成时间、会诊时间、谈话时间、患者决定手术时间都需要准确填写记录，字体清晰，时间需精确到分钟（采用填表格式，不容易漏填分钟，即××年×月×日×时×分），需家属签字的各类同意书，使用医护人员提供的签字笔签字。同时应从首次医疗接触开始建立胸痛患者的时间节点记录表，并由各岗位执行人边做边记，前瞻性填写而不是等待所有工作完成后再补记，这样才能保证时间节点的准确性。

3. 合理调整工作环节、改进工作方法　对于所有胸痛患者，问诊时应该详细询问胸痛的特点，以便进行胸痛的病因鉴别。但胸痛特征的详细问诊需要花费很长时间，为了确保 3 分钟完成分诊、10 分钟内完成首份心电图，就可以将生命体征稳定的胸痛患者的详细问诊调整到胸痛诊室进行而不是在分诊台。胸痛问诊包括六大特征。①部位：胸骨后、心前区、上腹部、颈部、肩胛区、上臂、口腔；②性质：压榨感、紧缩感、烧灼感、刀割样、闷胀感或沉重感；③放射部位：上腹、颈部、左肩、左臂、下颌骨、胸骨下；④诱发因素：锻炼、紧张、冷空气、餐后、夜间、休息或情绪波动；⑤持续时间：数秒、数分钟至 20 分钟、20～30 分钟、>30 分钟；⑥伴随症状：憋气、呼吸困难、大汗、恶心呕吐、意识丧失或模糊、心悸、心慌乏力；⑦缓解方式：停止运动、休息、含服硝酸甘油、吸氧或其他；⑧既往史：以往的疾病史，如冠心病、高血压、脑梗死；⑨生命体征记录：脉搏、心率、呼吸、血压、意识、体温。

以上情况可设计成下列勾选表格框的形式来进行评估和填写，可以减少工作量，提高工作效率。例如：①胸痛的特点是：□剧烈、压榨性胸骨下疼痛；□疼痛向下颌、颈、肩或上臂放射；□剧烈、撕裂样疼痛。②胸痛时伴有：□晕厥或几乎晕厥；□呼吸困难（需除外慢性阻塞性肺疾病或哮喘所致）；□发绀；□大汗淋漓。③胸痛患者曾有下列病史：□心肌梗死；□血管造影成形术或冠状动脉分流术；□24 小时之内应用可卡因；□糖尿病。④胸痛特点基本判断：□不符合上述标准为非心源性胸痛；□符合其中至少一项标准为心源性；□符合其中至少一项标准，但不作为心源性胸痛处理。

五、常见问题与处理

1. 如何解决资源浪费问题?

许多医院为了显示对胸痛中心工作的重视,在现场核查及暗访前专门设置了胸痛诊室,但实际上在医院的常态化工作中,胸痛诊室无人值守也无胸痛患者在此就诊。原因是医院本来就没多少胸痛患者,偶尔来看急诊的胸痛患者也仍是在内科诊室就诊,这就造成了资源的浪费。更有甚者,有些医院还设置了专门的胸痛护士,负责陪同胸痛患者从分诊开始直至胸痛诊室就诊等诊疗过程,看起来似乎医院对胸痛中心的支持力度很大。但在医院的急诊接诊量小、胸痛患者少的情况下,医院是不可能承担这些专门的胸痛诊室和专职的胸痛护士的运行成本的。因此,医院必须实事求是,根据医院当前急诊流量确定是否需要设置胸痛诊室及胸痛诊室是否需要设置胸痛护士,应遵循的基本原则见本节第一部分。护士岗位的设置也应如此,当急诊流量不大时,应以兼管为主,不需要设置专岗人员。因为胸痛中心的核心理念是要基于当前的实际需求,通过优化资源配置和制订优化的诊疗流程提高工作效率,让真正的危重症患者得到及时救治,而不是要医院为了通过认证增加不必要的人力和物力资源投入,造成浪费。可以想象,这种以形式主义为基本出发点增设的岗位,一旦通过认证检查后是难以坚持的,因为这些岗位上的人员工作量很少,科室或者医院势必会撤除这些岗位,届时就又回到了胸痛中心建设之前的状态,因为医院并没有制订基于现有人力资源配置下的工作流程。因此,所有胸痛中心建设单位必须实事求是,基于实际需求考虑是否需要设置胸痛诊室、是否需要增加岗位设置,而不是追求形式主义上的重视但制订难以持续与坚持的临时性应考措施。

2. 如何明确首份心电图完成时间、采血时间、开始转运时间?

首份心电图时间,是指完成第一份12导联或18导联心电图的时间,以开始接触医护人员到完成第一份心电图最后一个导联记录时间为准,不能以开始接导联时间作为心电图时间。抽血时间,是指首次抽血查肌钙蛋白的时间,以护士抽血完成标本采集时刻为计时点。开始转运时间,是指在确诊为ACS患者离开现场/医院的时间,由转运医护人员在接到患者启动车辆时计时。

3. 是否必须设置专用可移动诊疗床?

胸痛患者诊疗过程中,可能会突发心搏骤停,此时,必须把患者转移至人力、物力、抢救资源最丰富的急危重症抢救室进行抢救,如果此时的诊疗床为固定床,还要重新把患者搬动到床上,势必会耽误时间,因此,胸痛诊室的诊疗床应配备为多功能转运床(最好能够调节患者体位和高度)。

4. 胸痛诊室是否要配备抢救仪器、药品?

因为胸痛诊室可能会遇到需要紧急抢救的时候,因此,原则上应配备基本抢救设备和药品,但若胸痛诊室距离抢救室很近,很方便将需要紧急抢救的患者转运至抢救室,则胸痛诊室就不一定要配备抢救设备和药品了。

5. 多人就诊时如何处理、分流?

同时遇多名胸痛患者就诊时,分诊护士要与胸痛诊室医师和护士及时沟通协调,根据临床情况的严重程度安排好就诊的先后顺序,必要时对患者进行分流至内科诊室或者抢救室,完成基本排查后需要留观的患者尽快转入胸痛留观室留观。

6. 如何防止漏诊症状不典型的患者？

真正以胸痛为主要症状就诊的患者并不是很多，更多的是以"胸闷""胸部不适""晕厥""腹痛""牙痛""胃痛""脖子痛"为主诉，不同的患者或同一患者在不同时间阶段疼痛感受也存在差异，还有患者的文化程度、职业、理解能力不同，对症状描述也有不同，可能只是指着大概的部位说"这儿不舒服"，这就需要首次医疗接触的医护人员有丰富的评估、分诊能力。患者具有以下特征之一者为生命体征不稳定：①神志模糊或淡漠、意识不清；②面色发绀或苍白；③呼吸急促，频率>30 次/min 或<8 次/min 或为叹息样呼吸；④持续性胸闷（痛）伴大汗；⑤四肢厥冷，收缩压<90mmHg 或>200mmHg，或者心率>150 次/min 或<50 次/min，低氧血症等。这些特征均提示为高危患者，需马上进行积极抢救处理。对于无上述高危临床症状的胸痛患者，需警惕可能潜在的危险性，第一时间先予床旁心电图检查，交由经验丰富的医师阅读判断，结合患者临床病史、体格检查、特定的辅助检查，优先排查致命性胸痛。

（邓杰超　向定成）

第五节　急诊抢救室的护理工作流程与管理

急诊抢救组是指配置在急诊科承担生命体征不稳定患者抢救任务的团队，也是胸痛中心的重要组成部分，其救治能力往往决定了高危胸痛患者的抢救成功率，早期成功的心肺复苏和急救对后续治疗至关重要，是胸痛中心建设水平的重要标志。

一、急诊抢救室的设置要求

急诊抢救室并非胸痛中心的特殊要求，所有急诊科都必须设置抢救室，只不过胸痛中心建设中对急诊抢救室提出了针对高危急性胸痛相关疾病救治的更高要求，强调通过建立规范的诊疗流程提高诊疗效率，降低胸痛相关疾病的死亡率。

抢救室的规模和面积应根据医院的急救需求而定，当医院急救任务重，需要抢救的患者多，抢救室的规模就应该相应扩大。对于多数在当地具有明显综合优势的大型综合性医院，由于急诊患者多，需要进入抢救室救治的患者多，抢救床位常常难以满足急救需要，常因抢救床位不足而导致延误急救。我们建议此类医院在胸痛中心建设之初就应进行以下调研工作以确定是否需要增加抢救室容量。

1. 先对现有的急救对象进行回顾性调查，评估是否存在"轻症重治"的可能，如果存在较多的不需要抢救的患者被送进了抢救室的情况，其就会占用非常紧张的急救资源，导致真正需要抢救的重症患者无抢救床可用。如果存在此类情况，就需要计算大致比例，以确定因使用不当导致多少抢救床位被误用。同时针对分诊环节、首诊环节把握不准确的问题制订改进措施。

2. 对现有的急救流程进行梳理并优化，确定是否存在因流程不合理、不科学导致的患者滞留，包括应该住院的患者是否及时收住院，经抢救后稳定的患者是否及时迁出抢救室，是否存在收容流程不畅通等问题，并针对原因制订解决问题的办法，也就是流程优化。

3. 在上述调研基础上，确定是否需要扩大抢救室规模、增加抢救床位。通常需要考虑在满足常规急救基础上，根据医院的急性心肌梗死、主动脉夹层等高危急性胸痛疾病的接诊量确定预留 1～2 张床位（急性心肌梗死发病率高的地区可能需要预留更多床位）作为胸痛专用抢救床，保证任何时刻都有抢救床位可用，以便随时接诊高危胸痛患者。但对于急诊量小的医院，也不宜盲目扩大规模导致资源浪费。

4. 抢救室内基本配置要求详见第三章第一节。标准的急救设备配备应包括心电图机、多功能监护仪、除颤仪、大型呼吸机、便携式呼吸机、心脏临时起搏器、心肺复苏机、供氧系统和气道管理车、急救车、各类急救药品、多功能抢救转运床等，以满足高危胸痛患者的抢救和生命支持及安全转运，有条件的医院还可配置床旁超声和 X 线检查设备。

5. 抢救室内还应配置与胸痛相关的快速床旁检测设备，能够随时检测肌钙蛋白、D- 二聚体、脑钠肽、血气分析、血糖。

6. 为缩短首次医疗接触到处置时间，抢救室除了配备常用急救药品外，还应备有抗血小板药物（阿司匹林、氯吡格雷、替格瑞洛）和抗凝药物（普通肝素和低分子肝素）等。承担溶栓治疗任务的，还应常备溶栓药物（推荐最好使用 TNK、尿激酶原、阿替普酶等特异性溶栓药，不具备条件时选择非特异性溶栓药如尿激酶）等。

二、护理人员岗位职责

1. 组长　规模较大的抢救室（2 名以上护士）应设置护理组长职位，通常由临床经验丰富的急诊科抢救室护理组长担任，规模小的医院也可由急诊科护士长担任。其主要职责是负责抢救室的日程管理和抢救时的组织协调。

2. 成员　抢救室护理组成员人数应根据医院的抢救患者量决定。抢救室每天应有专人负责，随时能够接诊高危急性胸痛患者。上岗护理人员均应接受胸痛相关知识的培训并考核；急救患者较多的医院应安排专门的抢救班，由高年资护士担任，专门负责高危急性胸痛患者的抢救。有健全的抢救室制度，专人负责胸痛中心的时间校对工作，专人负责仪器设备的检查维护工作，专人定期检查各类药品的有效期和基数。还应配备有专门的运送员，以保证胸痛患者能够得到快速转运。

对于基层医院的抢救室，不一定按照上述标准配备，可以由一人兼任多项岗位的方式确定人员配置，并制订相应的岗位职责。

3. 抢救室全体护理人员　必须熟悉医院及胸痛中心的各项规章制度、业务熟练、责任心强、具有丰富的临床抢救经验；熟悉抢救药物及胸痛用药的药理作用、用途、配制方法、不良反应；熟悉仪器设备的使用；能够配合医师做好高危胸痛患者的抢救工作和胸痛患者的安全转运工作；完善护理文书的书写工作；参与高危胸痛患者护理的质量控制。

三、抢救室护理岗位工作内容及流程

因急性胸痛进入急诊抢救室的患者可以分为四类：一类是生命体征不稳定的急性胸痛患者，需要进行包括心肺复苏在内的紧急抢救以使患者的生命体征稳定下来，为后续诊疗工作创造条件；第二类为诊断明确的 STEMI 或极高危的 NSTEMI/UA 患者或者主动脉夹层患者，需要进入抢救室进行简单的急诊 PCI 术前准备，为绕行 CCU 直达导管室创造条件；第三类是诊断不明确的急性胸痛患者，虽然生命体征稳定但症状持续或者临床情况复杂需要在严密监护下完善后续辅助检查以尽快明确诊断，其间需要密切观察患者的症状及体征变化；第四类是诊断本该收住院但因床位或者患者原因无法收住院的患者，暂时滞留在急诊抢救室进行治疗、观察。无论哪类患者，急诊抢救团队均应熟练掌握胸痛中心制订的高危胸痛的诊治流程和生命体征不稳定患者的抢救流程。基本工作内容包括以下方面：

1. 常规工作　抢救室是一个应急处理场所，平时没有急救任务时人员、设备都处于闲置状态，一旦有抢救就必须马上进入紧急运转状态。这就要求抢救室的人员和设备时刻处于备用状态。因此，抢救室必须做好平时的常态化应急备用维护，包括但不限于：①急救设备（含氧气、中央吸引管道）的日常检查及维护，应根据设备类型制订检查和维护方法、频次，并做好记录，一旦发现故障及时修复；②急救药品检查，确保种类、数量符合备用基数要求，尤其要注意药品的有效期，要建立药品检查、使用、补充登记本；③检查各类急救流程图是否常备且方便抢救室医护人员在抢救状态下使用；④时钟统一：抢救室必须配备醒目的悬挂时钟，方便抢救时记录时间，且所有时钟包括各类医疗设备均必须统一，并要有时钟统一记录本；⑤医护人员急救技能培训：因为绝大多数基层医院的抢救室是备用状态多于使用状态，长期不用的技术和工作流程很容易遗忘，因此，抢救室的工作人员必须定期接受理论和演练为主的培训，并要进行考核，确保所有人员均能以良好的技能随时投入抢救之中，对于新到岗的人员更是必须先培训、考核合格后才能上岗。

2. 接诊、救治及抢救　高危急性胸痛患者来院方式一般分为三种：自行来院患者经分诊台送入、"120"送入、外院转入。无论哪种来院方式，只要没有绕行急诊，都应遵循以下工作流程。但由救护车送入院的患者，一般要求尽可能预先通知抢救室并预告大致病情。抢救室在接到预告通知后应提前做好相应准备。患者到达抢救室后通常应遵循以下流程展开工作。

（1）接诊及交接：立即通知医师接诊，同时尽快与陪送患者进入抢救室的医护人员交接，了解患者的基本情况。给患者吸氧、连接监护系统，测量血压，迅速查看监护信息。

（2）判断生命体征是否稳定：在与陪送患者进入抢救室的人员交接的同时，应尽快判断患者的生命体征是否稳定，应重点观察意识状态、呼吸情况和循环情况，凡是出现意识模糊或消失、烦躁不安、呼吸急促或点头或叹息样呼吸、持续胸痛、腹痛、面色苍白、大汗、肢体冰冷等危重征象者，均属于需要紧急抢救的高危胸痛患者。根据评估结果进入以下三种流程之一：①若已经发生心搏骤停或在接诊中患者突然出现神志不清、脉搏消失，立即开始心肺复苏。②若生命体征不稳定但未发生心搏骤停，则遵医嘱开始急救。以上两类患者均要直接进入抢救流程，同时尽快完成首份心电图，若首份心电图提示心肌缺血，在病情允许时加做 18 导联心电图，并及时拍照上传胸痛中心工作微信群。③对于生命体征稳定的患者，立即进行首份心电图检查，同时建立静脉通道，遵医嘱进行相关检查及治疗。建立静脉通道时应尽可能避免使用右前臂静脉，以免影响急性冠脉综合征患者的后续经桡动脉穿刺造影。但当怀疑主动脉夹层时应建立经右上臂的静脉通道以备增强 CT 扫描时注射大容量对比剂。

（3）胸痛病历建档及时间节点管理：在交接时都要与陪送患者进入抢救室的医护人员交接时间节点管理表，若未建档，则立即建档。原则上从分诊台转入的患者由分诊护士负责建档，院前救护车送入由院前护士建档，外院网络医院转入者由网络医院救护车护士建档，非网络医院转入者由抢救室护士建档。并准确填写进入抢救室后的所有相关时间节点。

（4）关键检验：若医嘱要求急诊进行肌钙蛋白、D- 二聚体、脑钠肽等紧急床旁快速检测以及血电解质、血常规等紧急检验，则迅速备好相应的试管后抽血，立即上机检测或者送检，并要准确记录抽血完成时间、上机开始检测时间以及床旁快速检测项目获取结果时间。

采集的血液需要立即进行床旁检测，为确保在规定时间内出结果，采集血液时可先采集肌钙蛋白等床旁快速检测需要的标本，由另一名护士进行上机操作，抽血护士继续完成其他检验项目所需要的血标本采集。肌钙蛋白、D-二聚体、脑钠肽等床旁快速检测时必须客观、准确记录时间，并留下可供溯源的证据备查。比如检测设备上必须有与患者一一对应的唯一识别码，必须可显示与时间节点记录表上一致的时间等。

（5）初步判断高度怀疑主动脉夹层或者肺动脉栓塞的患者应尽快进行 CTA 检查，抢救室护士应根据医院制订的预案事先建立能够满足增强扫描时注射对比剂需要的静脉通道，通常是右上臂粗大的静脉通道，与 CT 室确认后送患者进入 CT 室。

（6）启动会诊：对于高危胸痛患者通常需要多学科联合诊疗及抢救，其中心血管内科是解决胸痛病因诊断和治疗的核心科室，为了确保胸痛中心会诊的及时响应，所有胸痛中心都必须建立一键启动电话（可参考第三章图 3-7-1），该电话通常由心血管内科值班医师或者二线医师持有，必须确保 24 小时全天候响应，为防止值班医师因特殊情况不能及时接听电话时的会诊延误，胸痛中心必须制订一键启动电话的备用机制，通常是将 CCU 作为备用电话，因为 CCU 肯定是 24 小时有人值守的。抢救室护士通常是遵医嘱启动会诊的执行人，通过拨打一键手机呼叫会诊，建议将电话号码贴于护士站醒目位置，方便拨打电话时使用。如果一键手机电话不通或无人接听，立即拨打 CCU 护士站电话，如果 CCU 护士站电话无人接听，立即拨打心内科护士站电话；原则就是需要第一时间通知到会诊医师。启动会诊后会诊医师根据患者的情况决定会诊形式，包括远程会诊和床边会诊。远程会诊可以通过院内胸痛微信群或远程传输系统上传心电图进行会诊，强调上传心电图后需立即电话提醒会诊医师判读；对病情负责的患者会诊医师应到床边会诊。所有会诊都应有明确的时间限定，中国人民解放军南部战区总医院目前的标准是控制在 6 分钟之内。因此，启动会诊的护士必须客观、准确记录拨打一键启动电话和会诊医师完成会诊的时间。

（7）口服给药：口服给药实施先救治后收费、先服药后补药绿色通道原则。明确为急性心肌梗死患者，若能确定直接 PCI 策略，根据医嘱尽快给药，给药前大声复述，和医师确认无误后给药。抢救室护士要求非常熟悉胸痛用药的剂量，做到及时、准确、准量用药。胸痛常用口服用药建议放置在专门区域，保证一定基数，每天点数，按照药物失效期顺序摆放。配备饮用水，保证患者快速服用。配备药物研磨器，保证无法正常口服或鼻饲患者能够快速注入。其中双联抗血小板药物的负荷量用药时间必须纳入时间节点管理，连同种类和剂量都要做好客观记录。

（8）知情同意：知情同意主要由医师实施，但抢救室护士应参与知情同意资料准备和知情同意过程。急诊科可建立医患沟通室，患者家属在医患沟通室等候，等候区应该悬挂或配备便于进行知情同意沟通的大众教育宣传挂图或者宣传小册子或者循环播放小视频。提前做好各类知情同意书的打印，方便与家属谈话期间使用。知情同意前和过程中，护士都应该告知患者家属提前观看视频及各类宣传资料，让家属提前了解疾病及急诊 PCI 手术过程，消除对手术的顾虑，提高对疾病的认识，这样可以显著缩短知情同意时间。

3. 转运前准备及转运　对于经抢救室救治后的以下几类胸痛患者需要转运：①诊断明确需要接受急诊 PCI 的急性心肌梗死患者，转入导管室；②诊断明确暂时不进行急诊手术的急性冠脉综合征、B 型主动脉夹层、肺动脉栓塞等高危胸痛患者，转入 CCU 或者其他病房进行后续治疗；③诊断明确拟行紧急外科手术治疗的 A 型主动脉夹层患者，转入外科手术室或者心脏、血管外科监护室或者转至他院；④诊断不明确的急性胸痛患者入院进一步检查。

由于上述患者病情的严重性和多变性，转运过程中的安全至关重要。为了确保将患者安全地转运至相应的病房或者手术室，胸痛中心建设中要求必须做好转运前的准备和转运过程中的监测。

（1）转运前准备：①评估患者生命体征，包括意识、胸痛/胸闷症状缓解情况、心律和心率情况、血流动力学稳定情况、呼吸情况、血氧饱和度情况、休克纠正情况等，并与家属充分沟通，签署转运知情同意书；②物品准备，包括供氧装置、心电监护仪、除颤仪、注射泵、呼吸机、便携式气管插管箱、急救药品箱等；③人员准备，确定负责转运的护士、医师、运送员，并事先沟通病情和转运风险，协商转运途中的分工；④提前电话通知接收科室做好接收患者的准备。

（2）实施转运：转运过程中应严密观察患者意识及症状、心电图及血压变化、血氧饱和度变化等，路上保持平稳快速，减少颠簸。一旦发生病情变化，立即由医师做出判断，护士负责执行口头医嘱实施抢救，必要时通知支援力量或者快速将患者转运至目的科室或者转回抢救室。

（3）患者交接：与接收科室护士进行详细交接，包括患者基本信息、病情、生命体征、急诊抢救用药情况、当前静脉输注的各类药物的配制浓度及输注速度、各种管道、皮肤、急诊检查结果、时间节点记录表等，填好转运交接登记本。

四、抢救室的关键工作流程图

抢救室的工作流程图是基于医院的实际情况制订的，不能千篇一律，本节提供中国人民解放军南部战区总医院的两个关键流程图供大家参考（图4-5-1，一键启动会诊流程图则请见第三章图3-7-1），各家医院必须依据自身胸痛中心的类型、STEMI首选再灌注策略、是否具备主动脉夹层治疗能力、医院各临床科室的布局等综合因素考虑后制订适宜本院实际情况的优化流程图，才能指导一线人员做好救治工作。

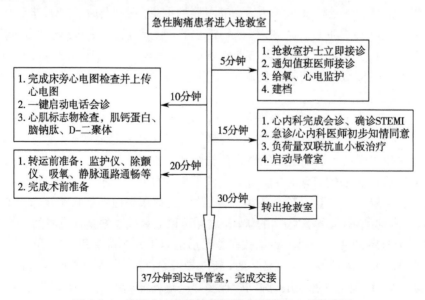

图 4-5-1　胸痛中心急诊抢救室救治 STEMI 工作流程图

五、关键时间节点控制与记录

胸痛中心强调规范而快捷的诊断及治疗，其中快捷的衡量标准是采用对接受直接 PCI 治疗的 STEMI 患者的诊疗过程进行时间节点考核，也就是要求总体要实现在首次医疗接触后 120 分钟内完成介入治疗，从患者进入医院大门开始 90 分钟内完成导丝通过梗死相关病变，30 分钟内开始溶栓治疗。但实现上述目标必须要每一个诊疗过程都要快，因此，必须对每个环节均实施分段时间节点管理，并要适时调整，才能逐步缩短整体救治时间。中国人民解放军南部战区总医院目前的总 D-to-W 时间目标值是 50 分钟，但对于自行来院的患者是 60 分，救护车入院绕行急诊科和 CCU 的患者是 30 分钟。如图 4-5-1 所示，对于进入抢救室的 STEMI 患者而言，就必须在 30 分钟内转出，转运至导管室。因此，在抢救室的每一个环节都要节省，否则，就不可能在 30 分钟内完成诊断、术前准备、转运准备和转出等诸多工作。

抢救室的主要时间节点包括首份心电图完成时间及诊断时间、传输心电图时间、呼叫会诊及完成会诊时间、确诊时间、肌钙蛋白抽血及出结果时间、双抗给药时间、抗凝治疗时间、开始知情同意时间、签署知情同意书时间、转出急诊科时间、启动导管室时间等。对于在急诊抢救室开展溶栓的医院，还应包括进门时间、开始溶栓时间、复查心电图时间、溶栓后转出医院时间、到达接收转运的上级医院时间等。

为了显著缩短各个时间节点，除了细化工作流程实施分段管理外，很重要的是每个环节都要实施有流程改进机制，也就是针对不达标的环节进行集体讨论，寻找存在问题及解决方法。

时间节点的记录必须强调岗位化前瞻性实时记录，避免回顾性记录。

六、常见问题与处理

1. 抢救室是否应安排专门的胸痛护士？如果同时有多个患者需要紧急处理，如何应对？

急诊科抢救室必须配备专门的护士，但不一定是专门的胸痛护士，因为多数医院并没有那么多的急性胸痛患者需要抢救。但所有护士在上岗之前都要经过胸痛护理岗位的培训，所有人都要熟悉胸痛抢救的流程和各时间节点的管理要求。

对于需要同时处理多个急诊患者的基本原则：①根据病情的轻重缓急，原则上应该首先抢救生命体征不稳定的患者；②可启动人员应急预案，呼叫科室其他岗位护士协助，如分诊护士、输液室护士、待命状态的院前班护士帮忙处理。

2. 急诊抢救患者常常预后不可预测，如何既要实行先救治后收费原则，又尽可能减少欠费问题？

所有胸痛中心均必须建立先救治后收费机制，不能因收费问题影响患者的救治。①对于有家属陪同就诊的患者，入科后先实施紧急抢救，让家属随后再挂号、缴费，也可以同步进行。只要没有因为收费影响患者的抢救，就可以是落实了先救治后收费的原则。为节省时间，抢救室可以事先打印好需要检查或检验的化验单 /CT 单，并加盖胸痛患者专用绿色通道章，凭单可优先检查、暂免缴费，等医护人员有空时让家属去补办相关手续，完成缴费。②对于无法与家属取得联系的患者，如果患者意识状态清晰，可以在取得患者签字的同时，通过电话录音、微信等形式与家属进行知情同意并保留原始通信记录备查。当患者意识丧失或模糊失去决策能力又无法与家属取得联系时，应一边抢救一边向医院医务值班领导报告备案。以上措施可以减少因落实先救治后收费导致的拖欠医疗费的可能。③如患者为三无人员,可增设暂缓缴费单,收费室盖章即可。④所有胸痛中心建设医院必须建立欠费处理方案,防止由一线人员承担欠费后果的情况出现。

（李　琴　向定成）

第六节　急诊留观室的护理工作流程与管理

一、急诊留观室的功能与设置

1. 急诊留观室的功能　急诊留观室是急诊诊疗工作中十分重要的场所,主要是为了那些经过首诊后不能明确诊断,但也不能完全排除重要疾病的患者,通过留院观察以寻找进一步确诊或者排除诊断的证据。同时,留观室也承担着一部分需要住院,但当前无法收入院患者的临时诊疗任务。

2. 急诊留观室的设置　留观区通常设置在急诊科相对靠近后方的区域,但具体设置应结合医院的急诊区域布局、急诊患者流量、留观患者流量、医护人员的人力资源配置尤其是护理岗位配置情况等因素综合考虑后决定。①位置选择:应以所需要的床位数和整个急诊区护理岗位的设置能否兼顾留观区等为主要出发点,有些医院留观患者不多但设置有输液室,且输液室患者相对较多,则可以尽可能让留观室靠近输液室,由输液室护士兼顾管理留观患者;如果医院规模不大,急诊量较小,也可以考虑在靠近分诊台或者抢救室的地方设置留观室,由分诊台或者抢救室护士监管留观室;如果医院留观患者数较多,应安排独立的护士排班专管,则不再考虑岗位兼管问题,而应以场地面积大小是否满足床位需要为主进行选择。②床位数设置:应以能够满足临床需要为原则,主要取决于医院留观患者的流量,留观患者多则床位数应该相应地多些。具备条件时,可固定1~2张床位作为胸痛患者留观专用床位。③是否需要配置监护仪:可根据医院急诊抢救室的容量、留观指征等因素综合考虑后确定是否需要配备床旁监护仪等设备。比如,如果抢救室床位比较充裕,一般中等风险的留观患者都可以置于监护室进行监护,只有低风险的患者才置于留观室,而这类患者通常都不需要监护,则留观室就没必要配备监护设备。反之,若抢救室床位较少,只能供重症患者抢救时使用,则可能更多的中危风险的患者就只能置于留观室做进一步处理,因为此类患者需要进行监护,所以留观室就必须配备监护设备。④除颤仪等急救设备的设置:可根据留观室距离抢救室的远近决定,若二者紧邻,则不一定需要在留观室配备抢救设备;如果二者相距较远,一旦发生意外难以得到抢救室的及时支援,则必须在留观室配备急救设备。心电图机的配置原则同上。总之,留观室是所有急诊科都应设置的功能区域,胸痛中心建设中要求留观室必须确保需要留院观察的中低危胸痛患者有留观床位使用。但应以满足实际需求为原则,避免浪费。

二、人员配备及岗位职责

留观室应配备负责管理留观患者的护理岗位,可根据留观室的规模和患者流量的需要设置护理组长1名及成员若干名。但在留观患者较少的基层医院,则不一定具备设置专人的条件,可以考虑由其他岗位兼任或者多岗位共用一名护士的方法。但无论设置人数多少,其岗位资质和职责要求都是完全相同的。

1. **急诊留观室护士资质**　急诊留观患者相对抢救室患者病情较轻，生命体征平稳，但不排除突发患者病情变化的可能。因此，留观室护士应由素质高、技术好、服务意识强和经验丰富的高级护师担任，对此有以下具体要求。①业务能力：急诊留观护士（最好是护师）应有 3 年以上急诊临床工作经验，有丰富的临床知识，熟悉急诊留观室的各项规章制度；②沟通能力：急诊留观护士具有良好的与患者及家属沟通的能力和技巧，能够认真答疑、消除患者紧张的心理，营造良好的就医环境；③素质要求：急诊留观护士必须具有高度的责任心和职业道德，有主见、有礼貌、责任心强，对留观患者的病情观察认真负责，敏感性高；④医护协作精神好，及时向主管医师报告患者的病情变化。

2. **岗位职责**　留观室护士的岗位职责主要包括：①根据胸痛中心的相关规定，在科主任、护士长的领导下开展工作。②严格按照胸痛中心各项时间规定执行各项诊疗措施。患者在等待结果的时候，应告知在等待区座椅上，不得随意离开，避免出现找不到患者的情况发生。③主动询问患者胸痛、胸闷有无加重或缓解，及时报告医师。④主动向患者及陪护告知胸痛、胸闷不及时就医的危害，以及胸痛、胸闷等症状在日常生活中的相关注意事项。⑤严格执行医嘱，做好三查七对。对于胸痛、胸闷的患者，要优先抽血检验和进行治疗，对其他患者做好解释工作。⑥记录抽血完成时间、血标本上机时间以及出结果时间，严密观察患者病情变化，如患者仍有胸痛，30 分钟后复查心电图；如果患者无胸痛，在 2～4 小时复查心电图，必要时 4～6 小时复查肌钙蛋白。⑦参加胸痛中心组织的各类培训，主动学习有关胸痛中心建设和胸痛相关疾病诊疗知识，不断提高自身业务素质。

三、留观室主要护理工作内容

留观室主要用于中低危胸痛患者进行医学观察和鉴别诊断，此区的患者需定期复查心电图和肌钙蛋白，观察相关药物治疗后胸痛症状的变化，避免 ACS 的误诊漏治，防止过度医疗和不必要的住院治疗。应将规范的胸痛留观制度和流程图挂在工作区域内，应有统一的时钟管理和相应的记录。留观患者的管理应实行首诊负责制，观察室应有完整的胸痛患者交接制度，交班内容包括患者留观病历和观察记录、心电图、肌钙蛋白、时间节点管理表、离院签字告知书、患者去向等。

中低危患者由胸痛诊室医师接诊，经过初步评估后决定留观。首诊医师或者委托胸痛诊室护士将留观患者送至留观室与留观室护士进行交接。交接内容包括：①患者病情及当前状况；②已完成检查及结果，以及在留观室是否需要做进一步的相关检查；③是否需要监护、吸氧等；④是否有用药医嘱，若有用药，和医师双人核对医嘱后执行；⑤预计留观时间、观察内容及频次；⑥是否签署患者知情同意书；⑦若患者突发不适，立即报告医师，避免出现留观患者病情未及时报告而延误时间，加重患者病情。

四、留观室工作流程

留观是由胸痛诊室医师做出的医疗决定，一旦做出将胸痛患者留观的决定，该患者在留观期间的观察内容、频次、预期留观时限等均应非常清晰。不能仅仅因为该患者当前诊断不明确，就让患者留观，但观察什么、观察多久都没有计划，接手后续留观工作的留观室护理团队、患者及家属都将无所适从。为了方便各胸痛中心开展工作，现将中国人民解放军南部战区总医院的胸痛患者留观期间的诊疗工作流程图（图 4-6-1）提供给读者参考。各医院应根据自身的情况做适当调整，其中检测高敏肌钙蛋白的医院，可以充分利用高敏肌钙蛋白的动态变化值将患者的留观时间进一步缩短。

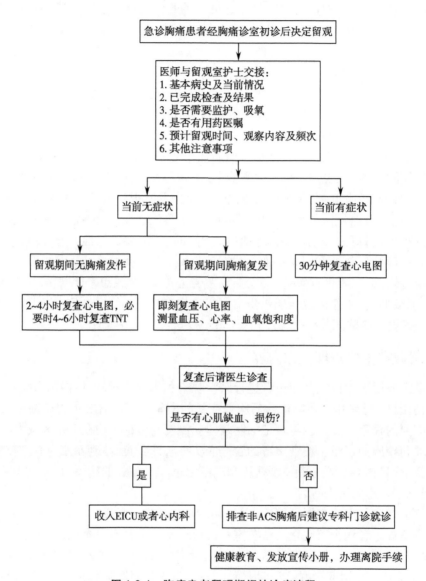

图 4-6-1   胸痛患者留观期间的诊疗流程

对于未能完成上述留观流程提前要求离院的患者，应进行耐心的解释，让患者及家属理解留观的主要目的是进一步明确或者排除患者的高危胸痛病因及其意义。经耐心解释仍不能配合留观的患者，应签署知情同意书后准其离院，但在离院前至少要复查心电图并进行相关知识的教育。

五、留观室关键时间节点及控制

留观室涉及的关键时间节点主要是根据患者留观期间病情变化，按照要求严格记录症状复发、心电图复查、肌钙蛋白复查等时间节点。其中心电图复查的时机应严格遵循流程图要求,在规定的时间内复查,肌钙蛋白的复查时间也要严格遵循流程图要求执行,抽血时间、上机检测时间及获取报告时间也要严格记录,在获取复查结果后或者病情发生变化时要及时通知医师诊察,并记录医师的诊断和处理意见。无论患者是完成了留观流程后离院还是提前离院,均应在知情同意书及急诊病历中记载离院的准确时间。

六、常见问题与处理

1. 患者不配合留观怎么办?

患者不配合留观的原因很多,其中最主要的是医师和护士未能对患者及家属解释清楚留观的目的及意义,因此,当患者不配合时,医护人员应尽可能做出详尽、耐心的解释。也有部分患者确实是有难以放下的紧迫事务要处理而不能配合留观,此类患者就必须按照提前离院处理,离院前必须完成以下4项工作:①首先是要做好说明患者可能存在潜在风险的工作;②其次教育患者学会一旦发生胸痛复发时如何处理以及在急救情况下的应急措施,包括提醒给患者备用硝酸甘油等急救药物;③再次告诉患者择时到医院心血管专科进行后续诊疗,明确或者排除重要胸痛相关疾病;④最后必须签署知情同意书方可离院。

2. 如何处理留观期间突发病情变化的患者?

对于留观期间病情发生变化的患者,应根据医院胸痛中心制订的预案进行规范处理。留观室护士通常是患者病情变化的最早观察者,首先应快速评估患者病情变化的主要表现、生命体征是否稳定,对于生命体征不稳定者,要快速评估是否需要紧急心肺复苏,不需要紧急心肺复苏的患者应立即通知医师到场组织抢救。需要紧急心肺复苏者,必须一边呼叫一边启动心肺复苏。根据留观室的人力资源情况决定是采用单人心肺复苏还是双人心肺复苏操作。待患者基本情况允许后将患者转移至抢救室进行后续处理。

为了做好留观患者病情变化时的处理,降低留观期间因病情变化导致患者预后不良的发生率,急诊留观室应制订抢救预案,并针对预案对全体急诊留观护士进行培训。留观室也要根据需要及时调整、补充必需的急救设备和急救药品。同时也要加强对留观患者的巡视,患者出现胸痛复发随时行床边心电图检查,高度可疑ACS者半小时内复查心电图;若患者突发神志改变、胸痛加重等病情变化时,立即报告医师,及时送入抢救室,同时要和抢救室护士做好交接班,记录好时间,并积极参与抢救工作。

(张　艳　向定成)

第七节　导管室的护理工作流程与管理

导管室是胸痛中心的重要组成部分,也是绝大多数STEMI患者及极高危、高危NSTE-ACS、主动脉夹层患者进行急诊介入治疗的场所,是STEMI患者实施关键治疗的主战场和时间节点管理的终点站。因此,导管室的团队建设是胸痛中心建设的重点内容之一。

一、导管室护理岗位人员素质要求

导管室除了承担常规介入手术外,还要承担急诊冠状动脉及主动脉介入治疗手术。急诊手术的基本特点是患者病情危重、抢救多、并发症发生率高,因此,导管室护理岗位需要配备业务素质和身体素质均过硬的精兵强将,才能胜任高强度、高紧张度的急诊介入手术面临的挑战。护理人员的基本素质要求如下：

1．具备良好的职业道德，要有自我牺牲精神。因为导管室是一个在射线下工作的环境，急诊手术时护理人员必须全程陪同手术医师守候在患者身边，随时准备执行抢救任务。

2．具有良好的护理专业技能，尤其是急危重症的抢救技术。导管室护士最好具有重症监护室培训及工作背景，熟悉心肺复苏和各种急救技术，了解心血管急救药物的配制和给药方法，熟练掌握各项护理操作。

3．接受了胸痛中心建设的全程培训，熟悉胸痛中心的基本理念和工作流程，尤其是导管室激活流程，熟悉导管室的时间节点管理要求和时钟统一要求。

4．在不设放射技师的导管室，护理人员应接受过大型医疗设备上岗培训并获取证书。

5．具有良好的沟通、协调能力和人文关怀意识，能够及时发现并及时缓解手术患者的紧张情绪。

6．熟悉并遵守导管室的各种规章制度，执行力强。

7．学习能力强，能够及时学会并掌握各类新的介入技术、新设备的操作及护理配合。

8．身体健康，思维敏捷，反应速度快。

9．住所到医院的距离能够满足导管室激活时间要求。

二、导管室护理岗位职责

导管室护理岗位职责的确定，可以让护士明白自己岗位职责的内涵，以便更好地完成自己的工作。由于国内导管室的规模差异性很大，规模大的导管室一般配备护士长，而导管室容量小的则只有 2～3 名护士，护理岗位职责也会随规模、人员配备情况有相应的变化。为了方便叙述，本节将护理岗位的职责合并介绍，各医院应根据人员分工各领其责。导管室护理岗位职责如下：

1．导管室人员在科主任和护士长领导下，负责导管室行政管理和护理业务、科研工作等。

2．根据导管室耗材管理规定和人员分工，负责各类介入手术的各种耗材请领、登记入库、储存、使用、收费、补充、发票签收及核对等全流程管理，定期进行耗材盘点并做好记录。

3．负责导管室的常规和急救药品的请领、保管、使用、收费，并定期进行药品盘点。

4．根据手术安排和分工，负责择期和急诊介入手术的护理配合，并完成围手术期各类护理记录。

5．参与危重症患者术后的护送，并与接收科室护士做好病情、各类药物、管道等护理交接。

6．在不配备放射线技师的导管室，护理人员要负责导管室各类设备的使用、保养、时钟统一、影像资料储存、故障呼救、设备状况记录等工作。

7．负责胸痛中心数据库中与导管室相关时间节点管理和录入。

8．负责协调介入手术安排和调整。

9．负责导管室的感染控制工作。包括感染控制管理制度和工作流程的起草及执行、感染控制管理。

10．负责职业暴露人员的登记、上报及跟踪工作。

11．负责维持导管室工作秩序。

12．负责导管室进修、学习人员的带教和管理。

13．协助医师完成各类科研工作。

14．负责导管室的清洁卫生管理。

15．负责导管室的安全管理。

三、导管室护理工作内容

导管室的护理工作不同于病房，其工作内容较多，因为手术类别多，所需要的术前准备和术中保障内容不同，耗材种类很多，接台手术转换快，尤其是多间导管室同时展开时，工作更繁忙，也容易忙中出错，需要分工协作。通过分工解决职责分配问题，各自按照班次落实具体工作内容，方可忙而不乱。以下按照多间导管室展开的医院介绍分工及工作内容。

1．导管室护理分工及排班　导管室的分工总体原则是，每间导管室应安排 1~2 名护士配合介入手术，多间导管室同时工作时应至少有 1~2 名机动护士。班次安排可因医院的具体情况而异，但通常可以设正班、主班、值班和二线班。

2．各班次的工作内容

（1）正班：通常设 1 名，由护士长或者资深护士担任，正常工作时间上班。主要负责人员排班、手术安排（各导管室分配），各类耗材的清理、请领、出入库，各导管室之间的调配、收费核对，时钟统一检查、教学任务分配等导管室的常规运行管理工作。当遇到某手术间抢救时，及时支援。

（2）主班：正常工作时间（含中午）上班，原则上每间导管室安排 1 名主班，手术量大尤其是有大型手术时可增加 1 名。负责该导管室正班时间的全部手术的护理工作，包括但不限于：①核对所负责的全部手术安排表，明确术者、手术种类和数量，确定是否需要临时调用特殊耗材或者设备。②检查 DSA 设备、监护设备、高压注射器、多导电生理仪、各类抢救设备、氧气管道、吸引管道的状态，开机，录入患者信息。③迎接手术患者进手术室，记录患者到达手术室时间、核对患者姓名和年龄及与手术相关的重要信息、完成术前信息核查表、协助患者过床、连接监护、必要时吸氧、暴露手术区域、准备消毒铺巾等术前工作。④在上述过程中要一边工作一边与患者聊天，通过询问患者家庭、工作情况，介绍疾病健康知识、手术大致过程等缓解患者的紧张情绪，进行心理安慰和疏导。⑤术中根据手术常规及手术医师医嘱及时提供耗材、用药、设备操作，同时严密监护患者的一般情况、心电、血压尤其是有创血压、血氧饱和度等基本生命体征的变化情况，及时提醒术者，并做好记录。胸痛相关疾病的急诊手术需要记录术中的关键时间节点如开始穿刺时间、穿刺完成时间、开始造影时间、造影完成时间、导丝通过闭塞病变时间、手术结束时间等。⑥手术结束后与术者配合完成术部处理，确认患者无异常后撤除监护，将患者过床，与接送患者的人员交接术中情况和当前的状态、术后需要观察和注意的事项等。通知保洁人员进行手术室清洁整理，必要时消毒处理。⑦完成核对收费、术中护理记录。⑧急诊经皮冠脉介入手术术后要检查核对关键时间节点的原始记录并上传云平台。

完成上述工作后转入下一台手续流程。

（3）夜班（或者值班）：负责非正班工作期间的急诊手术或者正班时间未完成的延续手术的护理工作，工作职责及内容同主班。

（4）二线班：可根据医院的急诊工作量决定是否安排二线班。二线班的主要职责是应急，负责支援非正班时间的急诊，包括协助处理夜班遇到的不能独立完成的困难问题以及大型或者危重症手术的支援。

3．导管室的护理质量控制　导管室应定期举行导管室质量控制会议，对现有问题进行分析，并制订优化方案。其中与护理有关的两个重要内容，一是感染控制，二是胸痛中心的质量分析会和典型病例讨论会,全体护理人员必须参加。

四、导管室护理工作流程

　　规范执行流程是胸痛中心的基本工作理念,为了规范工作流程,各导管室应制订适合本院情况的导管室工作流程图,以指引导管室工作人员严格执行并落实。流程图应该涵盖急性胸痛诊疗的全部过程,尤其是各关键诊疗环节都要通过制订流程图的形式指引一线工作人员进行规范诊疗。涉及导管室护理的工作流程很多,以下列举几个关键流程图供参考,读者应根据所在医院的实际情况完善各类流程。

　　1. 导管室常规工作总流程　以中国人民解放军南部战区总医院导管室工作总流程图(图 4-7-1)为例,可供参考。

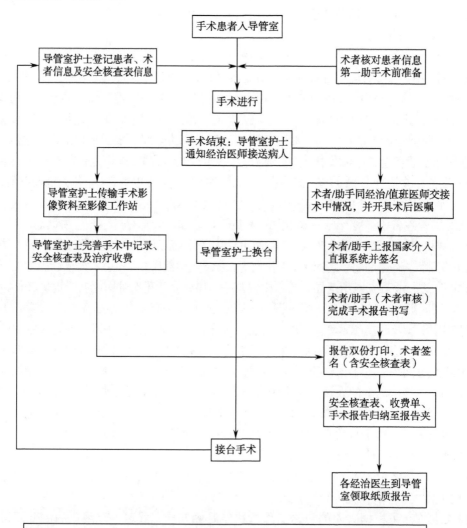

图 4-7-1　导管室工作总流程图

2. 每家医院应制订导管室接收急诊手术患者的工作流程图,作为值班手术团队进行急诊手术的工作指引,以下是中国人民解放军南部战区总医院导管室接收急诊手术患者的流程图(图4-7-2),可供读者参考。

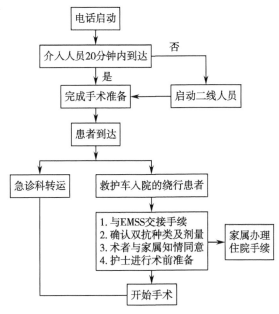

图 4-7-2　导管室接收急诊手术患者流程图

3. 导管室常规手术中护理工作流程见图4-7-3。

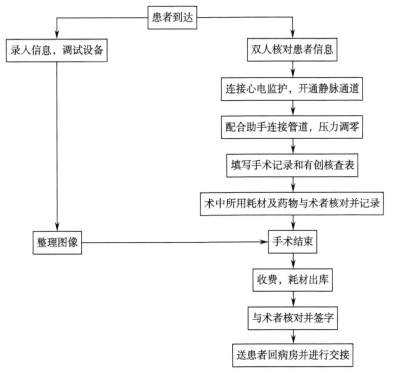

图 4-7-3　导管室常规手术护理工作流程图

4. 导管室占台的处理流程　随着 STEMI 规范化诊治流程的运行，急诊介入手术量会迅速增加，很多医院原有的导管室已难以完全满足急诊 PCI 手术的需要。STEMI 患者到达导管室前时常会遇到占台情况，这时当务之急是尽早启动备用导管室。启用备用导管室的流程，总体原则就是尽量确保 D-to-W 时间能控制在 90 分钟或者本院的标准以内。在启动第一导管室时，出现占台的情况下应在最快时间内通知备用导管室做好接收患者的准备，包括人员和物资的及时到位，以便尽早完成 PCI 手术。每个医院的基础条件有所不同，有些医院只有两个导管室，备用导管室就只剩一个，而有些医院有三个及以上的导管室，这种情况下可协调的空间也会更大，确保 D-to-W 时间能控制在 90 分钟或者本院的标准以内的可能性也更大，这时候需要医疗/行政总监、导管室主任或护士长来统一调配导管室资源优先满足 STEMI 患者的急诊 PCI 手术。但如果存在备用导管室占用的情况，这时应根据患者发病的时间以及导管室预计被占用的时间来决定是尽早启动溶栓治疗，还是继续等待空台手术，如果预计 D-to-W 时间超过 90 分钟或者本院标准，建议尽早启动溶栓流程。大多数基层医院只有一间导管室，当导管室被占用后，无备用导管室可以使用，这时候除了等台或者溶栓还需要根据导管室预计被占用的时间和转诊到就近 PCI 医院行急诊转运 PCI 的时间来决定是否立即启动转运 PCI。图 4-7-4 是中国人民解放军南部战区总医院导管室备用方案，可供参考。

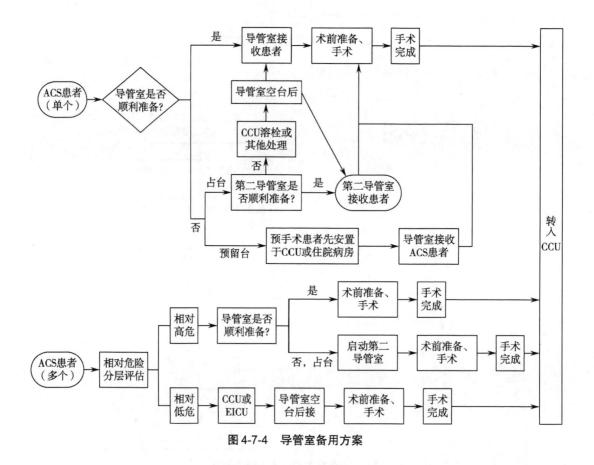

图 4-7-4　导管室备用方案

5. **导管室一键启动机制**　对于接受直接 PCI 治疗的患者，衡量区域协同救治效果的主要指标是 FMC-to-W 时间。实践证明若能院前启动导管室，绕行急诊科和 CCU 方案，是最大程度缩短 FMC-to-W 时间的有效手段。导管室能否及时启动是影响 FMC-to-W 时间的重要因素之一。在胸痛中心建设中，为缩短抢救时间，要求快速启动导管室，优化导管室启动模式以缩短患者入院到进入导管室开始手术的时间，及早进行急性心肌梗死患者再灌注治疗。

导管室启动模式的发展经历了几个不同的阶段，从开展胸痛中心建设以前的繁杂流程发展到当前的一键启动的优化流程，节省了大量的中间环节，显著加快了救治速度。

一键启动导管室是指首诊医师在获取患者基本信息和首份心电图后将上述信息上传到信息共享平台，同时拨打心内科值班手机（该电话称之为一键启动电话），后者通常由具有决策能力的心内科值班医师或者二线值班医师或者介入值班医师持有，一旦确诊为 STEMI 并决定行急诊手术后，由持有一键启动电话的决策医师按照预定流程一次性通知所有手术团队成员到位，以实现快速激活导管室的目的。

在上述一键启动导管室的基础上，很多医院发展为使用微信启动导管室（图 4-7-5），效率可能更高，其基本工作原理是：将手术团队成员建立胸痛微信群，从首诊、会诊、决策、启动导管室全部在微信群完成，整个团队可以共享患者的信息和诊疗过程，便于即时沟通，决策者在群里发出启动手术的指令后，各岗位值班人员在群里回复，没有回复的再由值班手机通知。所有相关人员会根据微信平台信息的动态变化，做到提前就位，同时也能有效避免误启动导管室。在患者到达导管室之前每位介入值班人员通过微信平台对该患者的病情有了基本了解，并进一步做好充分的急救准备，而无须待患者到达后再次询问病史和评估病情。弊端是可能影响非值班人员的休息，但可以通过设置免打扰解决。

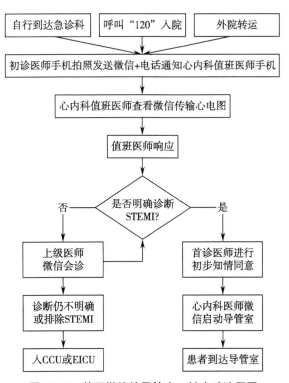

图 4-7-5　基于微信的导管室一键启动流程图

五、导管室团队建设

导管室团队建设是一键启动机制的关键环节。STEMI 救治过程中需要有一支训练有素、技术精湛且反应迅速的冠脉介入诊疗团队，同时要求能做到"全天候"24 小时应急准备的队伍，D-to-W 时间长短与介入团队的应急状态和反应速度有着直接的关系，最好在STEMI 患者诊断明确后，立即启动一系列流程化的诊疗措施，包括救护车医师或急诊室医师直接通知心内科值班医师，同时启动导管室。即使在周末假日或下班时间，这些成员也必须在 30 分钟内集结到位，直接进入工作状态，这样可最大程度地缩减 D-to-W 时间，从而保证 STEMI 患者在最短的时间内得到救治。当前国内部分胸痛中心能实行 24 小时值班轮班制，365 天、每周 7 天、每天 24 小时不间断值班，随时启动导管室，将工作流程制度化，实行排班制度，分组值班，各组均为有资质经验的术者团队（其中术者、助手、台下各 1 名医师，加上护士、技师各 1 人组成的 4~5 人 24 小时听班）。每组负责 1 周，按顺序排班，负责急诊介入值班人员在值班期间不同时安排科室其他值班，保证绿色通道的质量。

六、关键时间节点控制与记录

急诊手术导管室相关主要时间节点名称：通知时间、启动导管室时间、激活导管室时间、患者到达时间、开始谈话时间、手术同意书签字时间、手术开始时间、穿刺开始时间、穿刺结束时间、造影时间、造影结束时间、导丝通过时间、手术结束时间。导管室护士要牢记各时间节点的定义，在急诊手术过程中实时记录上述关键时间节点，手术结束时核对以确保相关时间节点的记录准确无误。有条件的医院可以采用时间节点自动采集器或者应用APP 进行数据采集，没有条件的医院需要用专用介入登记本，按照胸痛中心时间节点管理表的要求填写每个时间节点，对于术中出现的导致超时的原因，如发生抢救、患者不配合、机器故障等，要做好记录。

规范化胸痛中心是将总体 D-to-W 按照工作岗位进行分段管理的，分段进行管理可以有效地缩短 D-to-W 时间。作为导管室护士，一方面要熟悉各时段的上限标准，在自己的工作流程中严格把握各个时间节点不要超时，同时也要及时提醒手术医师不要超时，当术者遇到穿刺、造影、指引导管到位困难时，要及时提醒时间节点。图 4-7-6 是中国人民解放军南部战区总医院胸痛中心对各诊疗环节进行分段管理的时间节点目标值，可供参考。

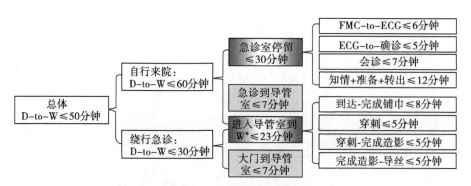

图 4-7-6　胸痛中心分段管理时间节点目标值

W*：导丝通过病变的时间

关于记录：强调从患者进入导管室开始、手术过程中以及手术结束后，全程进行实时填写，不要等手术结束后再回顾性填写。对于直接在云平台填报的单位，也应在手术结束后及时填报。

七、常见问题与处理

1. 急诊手术值班人员不能到位时应该如何应对处理？

对于手术量较大的医院要求24小时有人在岗在位；部分基层医院手术量较少，介入室人员极少，不能保证非正班时间在岗在位，按照胸痛中心要求启动激活时间为30分钟。因导管室护士到位后需要准备抢救药物及抢救器材，建议优先启动导管室人员，等导管室准备完毕再接收急诊患者。急诊手术时若值班人员联系不到或不能在规定时间内到达导管室，应立即启动二线人员，若二线不能按时到达，应联系导管室其他人员。建议二线人员定为医院附近居住人员。急诊患者先于导管室人员到达，由手术医师或其他护士打开导管室，让患者先入导管室等待，有条件的医院可以培训手术医师开手术台，以减少患者等待时间，尽可能地挽救患者的心肌和生命。

患者在到达导管室后进行详细交接，包括生命体征、特殊用药、心电图、双抗服用药量和时间、有无呕吐等，部分患者会出现呕吐症状，所服用药物会被吐出，此时需要再次服用。若为绕行患者注意询问入大门时间，并记录。

2. 导管室占台时如何计算导管室激活时间？

发生占台时，激活时间为导管室空台的时间，比如正班时间急诊手术，人员都在位，但导管室被占用，患者不能进入导管室，不能算是激活了导管室。只有当导管室允许患者进入开始手术时才能算是激活导管室。当发生导管室占用时，一定要如实填写，并注明延迟原因。此外，注意启动激活不能为同一时间节点，否则胸痛时间轴上数据会显示为0分钟，不符合胸痛中心要求，启动激活最小值应为1分钟。

3. 知情同意延误是影响启动导管室的重要因素，有哪些办法有利于缩短知情同意时间？

要求急诊科医师或网络医院医师对患者和家属进行预谈话，将患者病情、治疗方式、术中并发症以及所需费用进行简明告知，这样可以缩短介入医师的手术同意书签字时间，因为只有等手术同意书签署后才可开始手术。大多数家属不了解冠脉介入治疗方式，若事先进行预谈话，可使家属在到达导管室时有充分的心理准备，就有可能使知情同意时间缩短。若患者无家属陪伴只有朋友在场时需由患者本人和其朋友共同签署手术同意书，必要时可拍视频留底。若患者无人员陪伴时需由患者本人签字、按手印，并拍视频留底，由介入医师上报本院医务部。若患者家属已联系上且未到达时，可与患者家属通话，进行术前告知，由家属同意，患者签字后进行手术，注意对通话进行录音。

4. 择期手术过程中如遇到急诊患者应该如何处置？

这是导管室遇到的常见问题，首要的原则仍然是尽量确保需要急诊手术的患者D-to-W时间控制在90分钟或者医院的自定目标以内，择期手术患者应为急诊让台。让台实施中要确定的几个基本原则是：①导管室接到急诊手术通知后，如果择期手术患者已经上台但尚未穿刺，则必须无条件为急诊让台；②如果已经完成穿刺，手术能在较短时间内完成且预期使急诊手术的等待时间不超过60分钟，可以尽快完成择期手术后接急诊，否则应考虑急诊患者是否应实施转运到其他医院或者采用溶栓治疗。

而对于等待手术的患者应制订好安置流程，应先解释急诊让台的重要性，取得患者的理解和谅解，先将让台等待手术的患者安置于 CCU 病房、原住院病房或者导管室等待区，并要根据病情需要做好相应的监护、吸氧等护理。

（夏莉莎　付　吉　向定成）

第八节　急诊经皮冠脉介入术后患者导管室与监护室护士的交接与转运

急诊 PCI 的患者中绝大多数是急性心肌梗死，术后通常应该转入 CCU 进行后续治疗，极少数情况下可能要转入 ICU、EICU 等其他重症监护病区，为方便描述，本节统一称之为监护室。由于各家医院的医疗用房总体布局不同，导管室与监护室之间的距离远近不同，理想的是导管室紧邻监护室，转运危重症患者就会比较方便，但这样的医院很少，绝大多数医院的导管室是远离监护室的，甚至分布在不同的医疗楼，需要使用平车或者移动病床、电梯转运患者。对于刚刚完成急诊 PCI 尤其是本身就合并血流动力学不稳定的高危患者，转运过程中病情发生变化导致需要紧急抢救甚至心搏骤停的情况也不少见。此外，胸痛中心建设中要求急诊 PCI 患者尤其是直接 PCI 和补救性 PCI 患者大多数都是绕行急诊直达导管室的，监护室医师、护士对患者的情况不一定了解，对急诊 PCI 术中的情况更是不清楚。因此，各胸痛中心建立急诊 PCI 术后患者在离开导管室转运至监护室的过程中的安全保护机制以及导管室和监护室之间的交接机制至关重要。

由于不同医院的导管室和监护室的布局、规模、人力资源配备不同，甚至所隶属的科室也不同，其内部管理和协调机制差异性很大。对于急诊 PCI 术后转运至监护室以及导管室与监护室之间的交接环节也不可能有统一的模式。比如绝大多数规模大的医院导管室与CCU 均归属心血管内科管理，协调相对方便；有些医院导管室归放射科管理，CCU 归心血管内科管理；也有些医院 CCU 是独立单元；也有些规模偏小的医院没有 CCU 或者 CCU 抢救能力有限，急诊 PCI 术后尤其是重症患者都统一归口到 ICU 管理。但不论哪种情况，各家医院都要高度重视急诊 PCI 术后患者的导管室和监护室之间交接和转运安全，建立适合本院的交接机制及转运机制。本节将重点介绍交接和转运应注意的具体事项。

一、导管室与监护室之间的护理交接

由于急诊 PCI 患者多是处于病情变化状态，术前、术中可能经历过心源性休克、急性左心衰竭、心肺复苏等紧急抢救，手术结束后转入监护室前多数患者的病情仍处于相对稳定但很脆弱的状态，术中所使用的各类急救措施包括药物、循环及呼吸辅助支持等都要继续延续到监护室，同时需要严密观察病情变化并及时调整，在将患者从手术床转移到转运平车或者转运病床的过程中都可能发生病情变化，输液管道、辅助循环或者机械通气的管道受到影响导致生命体征不稳定。因此，导管室与监护室护士之间的交接非常重要。

1. 交接场合　可以根据医院的常规接送急诊 PCI 术后患者的流程决定交接场所，如果是由监护室医师和护士到导管室接患者，则交接场所在导管室，如果是由术者／助手和导管室护士送患者到监护室，则交接场所应该在监护室。

2. 交接内容及交接流程

（1）交接内容：总体来说，交接内容主要包括患者的基本信息（姓名、性别、年龄）、基本病情及诊断、手术情况（手术类别、病变血管支数、罪犯血管、干预血管、植入支架部位及支

架数量、手术效果、术前术中是否有并发症等)、目前的状态、用药情况、管道情况等。为防止遗漏，建议各医院制订专用的交接表，详细内容可参阅表 4-8-1 所示的中国人民解放军南部战区总医院的交接表，各医院可以根据自身的实际情况进行增删。

表 4-8-1　中国人民解放军南部战区总医院急诊 PCI 术后患者交接记录表

姓名：			性别：□男　□女		年龄：　　岁		来源		ID 号：	
诊断	□ STEMI　□ UA □ NSTEMI　□其他			梗死部位	□前壁　□前间壁 □下壁　□侧壁 □右室		手术名称	□直接 PCI　□紧急 PCI □补救 PCI　□急诊造影 □其他		
罪犯血管	□ LM　□ LAD □ LCX　□ RCA □其他		支架部位及数量		□ LM__个　□ LAD__个 □ LCX__个　□ RCA__个 □其他__个		并发症	□休克　□心肺复苏 □恶性心律失常　□心衰 □无		
术后医嘱										
离开导管室时间：__月__日__时__分					到达 CCU/EICU 时间：__月__日__时__分					
交接时生命体征			T__℃　P__次 /min　R__次 /min　BP__/__mmHg　SPO₂__%							
神志	□清楚　□模糊 □昏迷　□镇静		有无症状		□无　□恶心　□呕吐　□腹胀腹痛　□胸闷　□胸痛 □其他					
管道	□无　□ PVC　□ CVC　□尿管　□胃管　□气管插管　□ IABP　□ ECMO　□其他									
静脉药物	药名			配制浓度				输注速度		
资料	□心电图__份　□知情同意书__份　□门诊病历　□放射科报告　□ CT 报告 □实验室检查__份　□其他									
手术入径及状态		已拔管	□桡动脉气囊止血带　□桡动脉压迫止血器　□其他 □股动脉压迫止血器　□股动脉绷带加压包扎　□其他							
		留置管	□桡动脉鞘管(预计拔管时间：术后____小时) □股动脉鞘管(预计拔管时间：术后____小时)							
术部			□正常　□渗血　□肿胀　□皮温低		远端动脉搏动			□正常　□减弱　□消失		
抗凝治疗			□肝素(剂量____)　□低分子肝素钠(剂量____) □比伐卢定(剂量____　持续时间____)　□其他							
抗血小板治疗			□波立维(剂量____mg)　□阿司匹林(剂量____mg)　□替格瑞洛(剂量____mg) □欣维宁(剂量____　持续时间____)　□其他							
术中尿量____ml					是否继续水化：□不需要　□需要(速度____)					
活动状态			□限制性活动　□卧床　□清醒严格制动　□镇静制动　□其他							
其他注意事项										
交班护士					接班护士					

（2）交接流程：如果是在监护室床边交接，基本流程应该是先过床，再连接监护、测量生命体征，然后在生命体征基本稳定的情况下，由导管室护士与监护室护士一起检查、核对患者姓名、年龄等基本信息，并交接各类生命支持设备的工作状态及参数、各类管道通畅情

况、静脉药物(种类、配制比例及输注速度)、穿刺部位(有无留置鞘管、远端血管搏动及末梢灌注情况、肢体活动性、渗血、血肿、瘀斑等)以及尿量、皮肤是否有压痕或压疮。双方一起一边检查、核对,一边填写交接表,最后双方签字,完成交接。

二、从导管室至监护室之间的转运

1. 转运前评估及准备　急诊 PCI 患者术后从导管室转运至监护室的过程是一个风险难以控制的阶段,转运路途越远风险越高,做好转运前的风险评估和转运前的准备至关重要。对于无并发症的患者,转运过程相对安全,转运前的评估也相对简单。但对于有并发症的患者转运前的病情评估原则上由手术医师和导管室护士一起完成,充分评估转运的可行性,评估内容包括当前患者的生命体征是否稳定,至少要在当前药物和辅助循环及呼吸支持下生命体征基本稳定方可实施转运。同时要评估过床及转运过程中对当前的生命支持系统[呼吸机、主动脉内球囊反搏(intra-aortic balloon counterpulsation, IABP)、体外膜氧合(extracorporeal membrane oxygenation, ECMO)]运行是否有影响,以及转运途中可能出现的安全隐患等。如果评估结果是当前生命体征波动较大,最好先在导管室处理调整用药及其他措施,使病情趋向稳定时再转运。如果生命体征不平稳但又必须尽快转运,比如导管室的抢救条件不够,必须尽快将患者转运至监护室进行更强的生命支持,则应先做各类急救准备后再转运,如急救药品、除颤器等,呼吸不稳定的患者必须先插管再转运,并且必须有足够的医护人员一起转运。

2. 转运前的护理准备　转运前导管室的护士和手术医师、台下监护医师应分工完成下列准备工作。

(1) 如果是监护室接患者的转运机制,导管室护士应在手术结束前 10 分钟通知监护室准备床位接手术患者。如果是由导管室独立承担转运患者任务,则提前通知监护室准备好床位,当人力不足时应寻求监护室医师及护士的支援,以确保转运途中的安全。

(2) 整理患者资料,核对并携带转运患者的药物和物品。

(3) 妥善固定静脉针和各种管道,药物标记明显。

(4) 根据病情需要选择合适的转运方式,撤除导管室监护系统,替换便携式监护仪,携带急救设备、药品,明确由执业医师或具备执业资格的护士运送。

(5) 医护人员应将转运途中的风险告知家属,必要时征得家属理解并签署知情同意书。

(6) 如需跨楼转运,应该通知电梯管理人员提前准备好,确保患者在最短时间内转运。

(7) 对于病情特别危重的患者,比如使用 IABP 和 / 或 ECMO、呼吸机等呼吸循环支持的患者,即使是监护室医师和护士到导管室接患者,最好导管室护士也要陪同护送到监护室。

(8) 过床:急诊 PCI 术后患者过床时原则上不让患者用力,由医护人员搬动患者。对于危重症患者尤其是已经有多种管道和生命支持设备的患者,要遵循"一查、二看、三整理、四转移"的原则。基本流程:①应先由导管室护士整理好各类管道,调整好生命支持设备的参数、电源等,查看有无扭曲缠绕现象,鞘管是否固定好,理顺管路使其畅通无阻;②由在场的有经验的医师 / 护士统一指挥人员的分工,分别站在手术床和转运平车的两侧,头部应由专人负责,安全地将患者转移到转运平车或者病床上,在这个过程中要防止各种管道和线路的脱落;③过完床后将各类管道、线路、设备等整理、调整好,确认生命体征稳定。

3. 转运过程中的护理

(1) 明确转运途中的人员分工,由专人负责推动平车、生命支持设备、监护设备、急救药品和除颤器等,转运过程中保持呼吸道通畅,保证有效的氧气吸入,对一般缺氧者转运中可使用氧袋,使用转运呼吸机的患者事先准备便携式氧气筒。

（2）再次确认生命体征是否相对稳定,无明显问题后出发。

（3）转运途中：①尽量保持平稳行进,减少颠簸,保持生命支持设备与患者的适合距离,防止管道和线路被拉出及脱落；②严密监测患者意识状态、瞳孔、呼吸频率与呼吸型态及脉搏等,并做好应急处理；③保持各种管道通畅,妥善固定,严防滑脱,标识清楚,转运途中要确保静脉输液通畅,以便及时用药。

（4）到达监护室后,如果使用的是转运平车,按照与在导管室过床时相同的分工协作,齐心协力将患者从转运平车转移至监护室病床上。如果是使用监护病床转运,则直接将病床归位。

（5）由监护室护士迅速连接监护室的监护系统,导管室护士撤除转运监护系统,确认患者生命体征基本稳定后,医师及护士分别进行交接并签字。

（6）导管室护士负责清点从导管室携带的转运用物品是否收集齐全。

4. 转运流程图　　为了安全做好转运,建议各医院根据实际情况制订适合医院的转运流程图,图4-8-1所示为中国人民解放军南部战区总医院的转运流程图,可供参考。

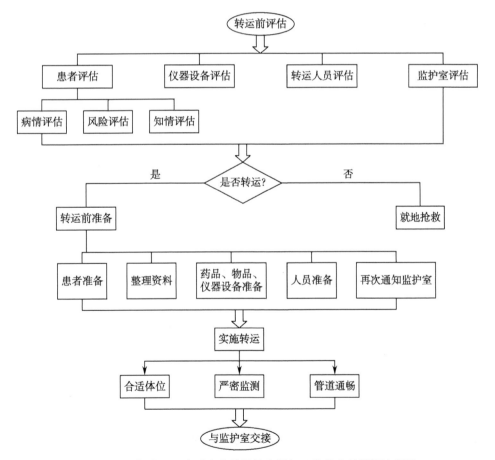

图 4-8-1　急诊 PCI 术后患者从导管室转运至监护室的转运流程图

（夏莉莎　付　吉　向定成）

第九节　冠心病监护室的护理与管理

胸痛中心所救治的三大致死性疾病中，ACS 的全部患者在确诊后或者经过急诊 PCI 治疗后都会转入冠心病监护室（CCU）；B 型主动脉夹层及肺动脉栓塞患者因医院的学科分工不同有一定差异，部分医院也是转入 CCU 进行治疗，也有些在其他科室治疗。总体来说，CCU 是胸痛中心建设的重要阵地，在《中国胸痛中心认证标准》中要求 CCU 必须有至少 6 张床位的规模，并且要配备相应的急救设备和人员，人员必须接受胸痛中心的规范化建设和心血管内科专业的培训，具备专业的救治能力。其主要目的是确保进入 CCU 的患者得到及时、规范的治疗，降低并发症发生率和死亡率。

护理团队是 CCU 的重要组成部分，急性胸痛患者在 CCU 期间的诊疗工作绝大多数由护理人员承担。因此，加强对 CCU 护理团队的培训教育是胸痛中心建设的重要内容。本节重点介绍胸痛中心建设单位应该如何做好 CCU 的护理团队管理。

由于医院 CCU 规模、收容病种的不同，各医院 CCU 护理岗位设置和人员构成会有较大的差异，本节将按照多数综合性医院中等规模的 CCU 进行介绍。各医院可以根据自身的实际情况进行相应的调整。

一、CCU 护理岗位设置及人员资质要求

1. 岗位设置　若 CCU 是独立护理单元，设置护士长 1 名，根据床位规模设置护理组长若干名，各组配备与实际工作量匹配的护士若干名。若 CCU 不是独立护理单元，则应设置护理组长 1 名，负责 CCU 护理团队的管理。

2. 人员资质要求　CCU 是重症救治病区，护理人员除了应具备良好的医德和同情心外，还应具备过硬的护理技术、敏锐的观察力、快捷的反应能力和健康的身体，一般应该具备心血管内科普通病房 3 年以上的工作经历以及 ICU 的轮转工作经历。

二、护理岗位人员职责

1. 护士长职责

（1）在科主任的领导下，负责 CCU 的护理技术和行政管理工作。

（2）负责 CCU 护士的排班、重大抢救时的人员临时调配。

（3）主持护理查房、护士的教学培训、进修生和实习生管理以及护理科研工作。

（4）参加重大抢救的护理工作。

（5）负责 CCU 的各类设备、耗材和药品的管理。

（6）负责 CCU 的感染控制及安全管理。

（7）负责胸痛相关疾病的时间节点管理、时钟统一管理。

（8）参与 ACS、主动脉夹层、肺动脉栓塞疾病的流程优化。

（9）协助科室主任进行床位管理和调配。

（10）参加科室主任主持的医疗查房和胸痛中心的"两会"。

（11）承担医院及科室主任分配的其他任务。

2．护理组长职责

（1）在护士长领导下负责所分管的区域床位的护理管理及临床护理工作,包括小组内的护理人员调配及工作协调。

（2）参加晨、晚间交班,全面掌握CCU患者病情,根据患者病情提出护理重点,指导护士正确执行医嘱及各项护理操作规程,并在交班前汇总每天工作情况及患者病情,下班前向科室主任、护士长上报重点情况。

（3）检查责任护士当班工作质量,查看所分管患者的护理评估及护理措施、治疗落实情况。

（4）根据评估情况列出重点护理的护嘱单,检查和指导本班本组护理工作完成情况,如是否正确执行医嘱、服药、注射、处置及各种特殊治疗前的准备工作,特殊治疗后的交接班记录和床旁处置等。

（5）协助和督导责任护士完成危重患者的各项治疗和护理工作,特别是抢救工作,要按医嘱正确用药,密切观察药效及病情,及时正确完成重症护理记录。

（6）检查胸痛相关疾病患者的时间节点管理表的填报是否完整、准确,与CCU相关的关键时间节点是否达标,对于不达标的要与责任护士一起分析原因并如实记录。

（7）了解CCU患者对工作的满意度情况,督促、检查护士责任制护理落实情况,及时发现存在的问题并予以解决。对无法解决的问题及时向护士长汇报,把好质量关。

（8）参加医疗及护理查房。

（9）参加胸痛中心的"两会"并参与在CCU诊疗环节延误的讨论。

（10）承担护士长分配的教学和科研任务。

（11）不设护士长的CCU,护理组长在心血管内科护士长领导下工作,履行CCU护士长的职责。

3．护士职责

（1）在科主任、护士长的领导下承担所分管的CCU床位的护理工作。

（2）负责分管床位的新入科患者的交接、监护、遵医嘱执行一般治疗及抢救措施、病史询问、护理病历记录以及其他常规护理工作。若是急性胸痛相关疾病患者,应及时填写时间节点管理表,并按照胸痛中心流程和时间节点要求落实护理和治疗措施。

（3）作为责任护士,承担分管床位所有患者的每天常规护理工作,包括治疗性护理、生活性护理、沟通及心理安抚等;必要时协助其他床位责任护士抢救。

（4）担任办公护士时,负责CCU病区全部医嘱的落实、病区护理资源和床位协调、医护沟通、危急值报告的处理及各类通知传达等任务。

（5）担任值班护士时,负责非正班时间全科患者的常规护理、病情变化时的紧急处理、新入科患者的护理处理、病房管理等工作。

（6）参加主任、主治医师及护士长、护理组长组织的查房。

（7）参加胸痛中心的"两会"。

（8）承担进修、实习带教任务

三、CCU护理岗位的工作内容

1．常规护理工作内容 CCU常规护理工作内容很多,概略地分为以下几个方面。

（1）新入科患者的护理：接收新入科患者并及时做好护理工作是 CCU 护士的主要工作职责之一。其主要工作内容包括：①接到新收患者的通知后，立即通知管床医师并做好床位准备，包括备好监护设备、抢救设备及急救车。②患者进入 CCU 后迅速接诊，一边组织过床，一边与运送患者入科的护理人员完成交接，包括患者的病历资料、已经完成的心电图等检查结果。迅速评估患者的一般情况、连接监护系统、吸氧，若生命体征不稳定，立即呼叫医师开始抢救，心搏骤停患者立即开始心肺复苏。③对生命体征稳定患者或者经紧急抢救后趋向稳定的患者，通过与患者或者其家属交流，尽快完成简单病史的采集和护理查体，建立护理病历并做好客观记录。④对生命体征稳定、意识清楚的患者进行入科介绍、健康教育和心理安抚，对家属进行 CCU 住院患者管理须知及病情告知，沟通协调解决好患者的饮食、陪护及家属探视等问题，完成入科手续。⑤配合医师完成入科处理，在医师下达医嘱后按照医嘱执行护理操作。

（2）CCU 住院患者的常规护理：CCU 住院患者都属于急危重症患者或潜在危重症患者，其常规护理工作内容很多，无法全部列出。以下从 CCU 住院患者的护理需要出发，仅列出主要护理工作类别，未包括 CCU 的综合管理和公共性护理工作，也未详细介绍护理工作的具体内容。

CCU 常规护理工作主要包括：①各班次严密监测、观察患者情况，掌握患者的体温、脉搏、呼吸、血压、心律、心率、尿量、皮肤及面色等全身情况，做好评估，发现异常及时报告医师，并书写好护理病情记录。②根据医嘱和护理级别制订每天的护理计划，并按时完成计划，当病情变化、医嘱更改时及时调整护理计划。③对于已经建立各类管道的重症患者，应严密观察、检查管道的通畅情况、是否有感染征兆、是否有移位，动静脉留置导管者还要重点观察穿刺部位是否出血等。气管插管患者应做好气道护理管理，包括吸痰、气道内压力监测、呼吸机参数调整等。④卧床患者做好压疮预防及护理。⑤生命体征不稳定的患者，应遵医嘱落实特级护理，严密观察并记录意识、心率、心律、血压、呼吸、血氧饱和度等生命体征变化情况，使用呼吸机、IABP、ECMO、连续肾脏替代治疗等机械辅助支持系统者，应及时观察和调整各项支持参数，检查各管道的压力和流量，确保生命支持设备的正常工作。⑥ CCU 患者的生活护理及康复，包括饮食、吸痰、卧床患者的定时翻身拍背、大小便的观察和记录等，其中 ACS 发病后早期患者的饮食管理非常重要，生命体征不稳定的患者原则上禁食，稳定后逐步恢复进食，但切忌进食过饱且食物品种应清淡易消化。对于病情稳定的患者应在医师的指导下增加患者的活动量，进行早期康复，防止长时间卧床引发的并发症。⑦当患者病情变化时立即通知经治 / 值班医师，若患者生命体征不稳定，及时处理，发生心搏骤停时立即开始心肺复苏。⑧每天评估患者的病情变化，当患者生命体征已经稳定 24 小时以上，已转化为低危状态时，提醒医师及时将患者迁出 CCU。⑨做好迁出患者的健康教育、家属沟通、护理资料整理、协助患者整理好个人物品，并与迁入病房的护士进行交接，患者迁出后对床位消毒、整理。⑩每天按时完成分管床位的护理记录，值班时及时完成交接班记录。

2. CCU 收入急性胸痛患者的护理工作内容　收入 CCU 的急性胸痛患者包括 ACS、主动脉夹层和肺动脉栓塞患者，其中 ACS 是最常见的病种。胸痛中心建设中强调区域协同救治体系建设，并非所有 ACS 患者都是经过传统的急诊科途径收入 CCU 的，可能包括以下几种途经，不同来院途径的患者其护理工作内容略有差异，以下分别介绍。

（1）绕行 CCU 直达导管室并且完成急诊 PCI 的术后患者：随着胸痛中心建设的深入发展，越来越多的 STEMI 患者及极高危 NSTE-ACS 患者是从基层医院、救护车或者本院急诊科首诊，经首次医疗接触后明确诊断为 STEMI 或者极高危 NSTE-ACS，需要实施直接 PCI 或者紧急 PCI，就通过区域协同救治体系直接将患者送进了导管室，先进行急诊 PCI 手术治疗，手术后再转入 CCU。这是最大限度优化流程、缩短救治时间的途径，也是胸痛中心建设强力推动的临床路径。

根据医院的工作机制不同，此类患者进入 CCU 时可能有两种情况，一是由导管室医师和护士护送到 CCU，一种是由 CCU 护士和医师去导管室接患者，详见本章第八节。不论是在导管室还是在 CCU 交接，CCU 护士的基本护理工作内容包括：①CCU 办公护士或者值班护士接到导管室接术后患者通知后，立即通知管床或者值班医师，同时通知拟收入床位的责任护士随同医师前去导管室接患者。通常应该携带转运床或者平车，优先选择转运床，以避免再次过床。同时携带便携式监护仪，其他急救设备和器材根据患者的病情和转运距离而定。②责任护士提前做好床位准备，包括监护设备、抢救设备及急救车在床旁备用。③转运及交接过程详见本章第八节，明确术后需要重点观察的内容和注意事项。④患者进入 CCU 后迅速评估患者的一般情况、连接监护系统、吸氧，若生命体征不稳定，立即呼叫医师开始抢救，心搏骤停患者立即开始心肺复苏。生命体征稳定患者或者经紧急抢救后趋向稳定的患者，尽快整理好各类管道和监护线路，调整好各类药物的输注速度。通过与患者或者其家属交流，尽快完成简单病史的采集和护理查体，建立护理病历并做好客观记录。对生命体征稳定、意识清楚的患者进行入科介绍、健康教育和心理安抚，对家属进行 CCU 住院患者管理须知及病情告知，沟通协调解决好患者的饮食、陪护及家属探视等问题，对尚未办理入院手续者，敦促家属尽快办理。⑤完成术后心电图，记录患者进入 CCU 及完成心电图的时间，配合医师完成入科处理，在医师下达医嘱后按照医嘱执行护理操作。⑥后续护理工作同 CCU 常规护理内容，需要额外关注的是穿刺部位的出血。

（2）溶栓后转入 CCU 的 STEMI 患者：此类患者一般是在基层医院、院前救护车或者本院急诊科溶栓并且已经达到溶栓成功标准的 STEMI 患者。如果是溶栓失败的患者，通常是进入导管室进行补救性 PCI 治疗。溶栓成功的患者应在溶栓后 2～24 小时内接受冠状动脉造影，因此，溶栓后至造影的这段时间通常是在 CCU 进行观察的。此类患者进入 CCU 后的护理工作主要内容基本同急诊 PCI 术后患者，但需要特别关注的是：①注重入科的评估，入科后即刻完成首份心电图，询问临床症状，再次评价是否溶栓成功。若患者仍有胸痛、胸闷症状，或者心电图 ST 段下降未达到 50% 以上或仍有明显的动态心肌缺血证据，或者血流动力学不稳定，则应立即行补救性 PCI。因此，护士必须严密观察患者病情，客观评估。②高度关注出血及抗凝，一方面溶栓会显著增加出血发生率，但另一方面，溶栓后的患者冠状动脉内的血栓是一个动态变化过程，必须做好溶栓后的抗凝治疗方可避免再闭塞。但过度抗凝又会增加出血并发症。因此，溶栓后患者必须加强抗凝监测，维持活化部分凝血活酶时间（activated partial thromboplastin time，APTT）在正常对照的 1.5 倍以上。③准确记录患者到达 CCU、接受冠状动脉造影的准确时间。

（3）自行来院经急诊科收入 CCU 或者由基层医院转诊绕行急诊科直达 CCU 的 ACS 患者：在胸痛中心建设较规范的医院，此类患者通常是经过急诊科或者基层医院首次评估为非极高危的 NSTE-ACS 患者，也就是高危、中危或者低危但诊断明确的 ACS 患者。此类患者进入 CCU 后除了按照一般收住患者进行护理外，重点是要做好再次评估：①交接时要获取在急诊科或者基层医院已经完成的全部检查资料，包括首份及复查的心电图、肌钙蛋白、脑钠肽等，以及时间节点管理表，并检查是否存在漏填项目；②入科后重点观察和评价是否还有胸痛、胸闷症状，血流动力学是否稳定，是否有心律失常；③根据医师的医嘱完成入科后心电图及症状复发时的心电图复查；④确认是否已经服用双联抗血小板药物及剂量，是否在服用后 30 分钟内呕吐过，是否已经使用抗凝药物，若尚未使用抗凝及抗血小板药物，则提醒医师是否应该及时用药；⑤准确填写在 CCU 发生的各项诊疗活动的时间节点。

（4）在院内其他科室发病转入 CCU 的 ACS 患者：通常此类患者可能是因其他疾病住进医院其他科室，住院期间并发了心脏急诊；另一种情况是入院时因症状不典型被误诊收入其他科室，入院后经心电图、肌钙蛋白检查等发现误诊而转入 CCU。此类患者转入 CCU 后应立即与值班医师或管床医师一起评估，判断是否属于 STEMI 或者极高危的 NSTE-ACS 患者，若不是，则按照上述第（3）类患者执行后续护理流程。如判断为 STEMI 或者极高危的 NSTE-ACS 患者，则入科后的主要护理工作内容包括：①立即建立静脉通道，进行生命体征的监护和吸氧等常规护理。根据患者是否仍有胸痛症状及血压、心率、心律情况，由医师决定是否需要使用药物甚至机械手段稳定患者的生命体征。②由医师与家属进行沟通后，若同意急诊介入治疗，则立即启动导管室，呼叫手术团队。③进行急诊 PCI 术前准备，包括明确是否已经服用双联抗血小板药物，若未服用立即根据医嘱给予负荷量双联抗血小板药物和抗凝药物，备皮。若患者意识清醒，则进行心理安抚，减少紧张情绪。根据 CCU 与导管室的距离和患者的病情决定转送患者时需要携带的急救设备和药品，并做好相应的准备。④接到导管室通知后立即将患者转送进导管室进行急诊 PCI 治疗。

四、胸痛患者在 CCU 救治期间的关键时间节点管理

对于建立了规范化胸痛中心的医院 CCU 而言，STEMI 患者多在急诊、救护车及基层医院完成了诊断，生命体征稳定的患者多数绕行 CCU 直接进入导管室接受直接 PCI 治疗，此部分患者进入 CCU 时已经完成关键治疗，不需要进行严格的时间节点管理。只有极少数 STEMI 患者未绕行 CCU，在 PCI 手术前被送进 CCU，进行急诊 PCI 术前准备或者溶栓，此类患者需要进行时间节点管理。

1. 进入 CCU 进行急诊 PCI 术前准备的 STEMI 患者的时间节点管理，包括知情同意时间、导管室激活时间、患者进入导管室时间以及导丝通过梗死相关病变时间。也可能涉及 STEMI 确诊时间、双抗给药时间及抗凝时间。上述时间节点几乎都是围绕着急诊 PCI 的，其中知情同意常常是限制性关口，尽管所有的知情同意过程都是由医师执行的，但如果 CCU 护士较好掌握和理解了知情同意的基本要素和技巧，在执行护理操作和与患者及家属的沟通过程中，态度鲜明地支持医师的建议，有可能增加患者及家属的依从性，缩短知情同意时间。此外，在 CCU 的走廊及谈话室等与患者及家属沟通交流的地方，如果能增加一些有关急性心肌梗死救治的挂图，也会有利于让家属更容易理解急诊 PCI 的重要性。

2. 在不具备急诊 PCI 能力的医院，溶栓知情同意过程亦如上所述。同时，为了有效缩短溶栓时间，如果医院的溶栓地点是在 CCU，则应在 CCU 常备溶栓药。

3. CCU 应常备双联抗血小板药物，按照每人负荷量单独包装，以方便患者使用，可以有效缩短从确诊到服用双联抗血小板药物的时间。

五、胸痛中心建设中与CCU相关的常见问题

1. 对于绕行急诊的 STEMI 患者,家属未及时办理住院手续　对于急诊介入患者,本着先救治后收费的原则,家属可在患者手术后补办住院手续,护士需跟进手术进程,及时督促家属补办住院手续,并及时书写护理记录。对不需要介入治疗的患者,护士需及时通知医师签收。

2. 术前突发病情变化　当需行急诊介入治疗的患者突发病情变化时,护士首先应协助医师做好患者的抢救工作,待病情或生命体征稍平稳后,经医护共同评估后,协助医师送患者至导管室,并在途中监测好生命体征变化。

3. 关于CCU的救治能力和规模问题　《中国胸痛中心认证标准》要求申请标准版胸痛中心认证的单位必须有 6 张床位的 CCU,有些医院不具备单独的 CCU 但提出标准版认证申请,由于 CCU 建设属于基本条件,当基本条件不具备时是不可以通过认证的。建议先申请基层版认证。另有部分医院的 CCU 尽管床位数到达了要求,但并不具备相应的抢救能力,比如没有呼吸机等机械支持设备,遇到生命体征不稳定的危重症患者,都是转入综合ICU 救治的。这类医院必须加强对 ICU 医师的心血管专业培训,使其具备抢救心血管急危重症患者的能力,才能确保危重心血管病患者的安全。通常在现场核查此类医院时,专家会重点对 ICU 人员进行考核。

(党维娜　黎蔚华　向定成)

第十节　心血管内科病房护理岗位职责与管理

心血管内科病房是胸痛中心建设的重要组成部分,ACS 患者发病后经过早期区域协同救治完成血运重建、CCU 监护治疗后病情稳定,此时应及时将患者转入普通病房,进行早期康复,完善全面评估、健康教育和制订随访计划。也有部分患者早期表现不严重,被收入了心血管内科普通病房,包括极少数康复期的 ACS 患者,住院期间则发现病情较严重或者住院期间突然发生病情变化而需要转入 CCU 进行监护治疗。以上两类人群的护理管理是心血管内科护理岗位人员参与胸痛中心患者管理的主要工作对象。

一、心血管内科护理岗位设置及人员资质要求

1. 岗位设置　不同医院的心血管内科规模不同,在病区设置和护理岗位设置方面会有较大的差异,通常是每个病区设置护士长 1 名,根据床位规模设置护理组长若干名,各组配备与实际工作量匹配的护士若干名。

2. 人员资质要求　接受正规的护理学历教育,并已获得护士执业资格证,应具备良好的医德和良好的护理技术。

二、护理岗位人员职责

1. 护士长职责

(1) 在科主任的领导下,负责心血管内科的护理技术和行政管理工作。

(2) 负责病区护士的排班。

（3）主持护理查房、护士的教学培训、进修生和实习生管理以及护理科研工作。

（4）负责心血管内科病区的各类设备、耗材和药品的管理。

（5）负责心血管内科的感染控制及安全管理。

（6）负责胸痛相关疾病的时间节点管理、时钟统一管理。

（7）参与 ACS、主动脉夹层、肺动脉栓塞疾病的流程优化。

（8）协助科室主任进行床位管理和调配。

（9）参加科室主任主持的医疗查房和胸痛中心的"两会"，做好医护协同沟通。

（10）承担医院及科室主任分配的其他任务。

2. 护理组长职责

（1）在护士长领导下负责所分管的区域床位的护理管理及临床护理工作，包括小组内的护理人员调配及工作协调。

（2）参加晨、晚间交班，全面掌握病区患者病情，根据患者病情提出护理重点，指导护士正确执行医嘱及各项护理操作规程，并在交班前汇总每天工作情况及患者病情，下班前向科室主任、护士长上报重点情况。

（3）检查责任护士当班工作质量，查看所分管患者的护理评估及护理措施、治疗落实情况。

（4）根据评估情况列出重点护理的护嘱单，检查和指导本班本组护理工作完成情况，如是否正确执行医嘱、服药、注射、处置及各种特殊治疗前的准备工作，特殊治疗后的交接班记录和床旁处置等。

（5）了解病区患者对工作的满意度情况，督促、检查护士责任制护理落实情况，及时发现存在的问题并予以解决。对无法解决的问题及时向护士长汇报，把好质量关。

（6）参加医疗及护理查房。

（7）参加胸痛中心的"两会"。

（8）承担护士长分配的教学和科研任务。

3. 护士职责

（1）在科主任、护士长、护理组长领导下承担所分管床位的护理工作。

（2）负责分管床位的新入科患者的接待、监护、遵医嘱执行一般治疗及抢救措施、病史询问、护理病历记录以及其他常规护理工作。若是急性胸痛相关疾病患者，应及时填写时间节点管理表，并按照胸痛中心流程和时间节点要求落实护理和治疗措施。

（3）作为责任护士，承担分管床位所有患者的每天常规护理工作，包括治疗性护理、生活性护理、沟通及心理安抚等；必要时协助其他床位责任护士的护理工作。

（4）担任办公护士时，负责病区全部医嘱的落实、病区护理资源和床位协调分配、医护沟通、危急值报告的处理及各类通知传达等工作。

（5）担任值班护士时，负责非正班时间全科患者的常规护理、病情变化时的紧急处理、新入科患者的护理处理、病房管理等工作。

（6）若有首诊的急性胸痛患者收入科或者科内住院患者新发胸痛，应及时填报时间节点管理表。

（7）参加主任、主治医师及护士长、护理组长组织的查房。

（8）参加胸痛中心的"两会"。

（9）承担进修、实习带教任务

三、心血管内科病房护理岗位的主要工作内容

本节重点介绍与胸痛中心建设相关的护理工作内容,主要是从 CCU 转入康复期 ACS 患者及因病情变化需要转进 CCU 的患者,不包括心血管内科的常规收治患者的护理工作内容。

1. 从 CCU 转入的 ACS 患者的护理　从 CCU 转入普通心血管内科病房的患者一般都是经过监护治疗后病情基本稳定但尚不能直接出院的患者。其中 ACS 患者的占比最高,也最有代表性,且是与胸痛中心建设关联性最大的病种。以下重点介绍从 CCU 转入普通心血管内科病房的 ACS 患者的护理工作。

(1)转入时的护理工作内容:①办公护士接到 CCU 迁入患者通知后,立即通知责任护士和管床医师(非正班时间通知值班护士及值班医师)、责任护士准备床位。②多数医院的常规转科流程是由转出科室的医护人员送患者到转入科室,当 CCU 转入患者到达后由责任护士与 CCU 护士在床边进行交接,包括患者一般情况、病史和当前病情、当前的口服及静脉用药情况、护理级别、饮食及活动状况、早期康复进展、病历资料等。③责任护士测量患者的生命体征,检查手术穿刺部位是否有血肿或者出血,各类管道的通畅情况,与患者及家属交流,再次了解和确认基本病情,进行入科教育,完成常规护理工作。同时通知管床医师接诊患者。④办公护士完成转入手续,当医师下达转入医嘱后,责任护士执行医嘱。

(2)住院期间的护理工作内容:①ACS 患者从 CCU 转入普通心血管内科病房后,经治医师通常会安排患者逐步完善各类常规辅助检查,包括心脏超声、颈动脉超声、胸部 X 线平片,必要时增加下肢动静脉超声等。除了心血管相关检查外,患者的重要合并疾病也可能会在本次住院期间进行检查,比如腹部超声或者 CT、胸部 CT、头颅相关检查等。对于 ACS 患者,如果既往未诊断糖尿病,本次住院期间应该完成包括糖耐量试验在内的糖尿病筛查。②延续 CCU 期间的药物治疗相关的护理,包括静脉或者皮下注射抗凝剂、抗生素等。③严密监测患者的各项生理指标,观察患者的病情变化。④组织患者教育。冠心病患者的健康教育是心血管内科病房的主要工作内容之一,也是心血管内科病房护理工作的重点,必须利用 ACS 患者康复早期在心血管内科病房住院期间完成所有患者的健康教育。做好此项工作是提高患者及家属积极主动参与到 ACS 的二级预防、提高治疗依从性、控制危险因素的最有效手段。患者教育通常由护士长为主组织,医师和护士共同参与授课辅导,责任护士必须保证所管辖的床位患者及家属及时参加。患者教育的主要内容包括冠心病的危险因素、发病机制、如何早期识别、如何急救、预防与治疗、长期随访的重要性等常识,指导患者进行合理膳食和运动、控制危险因素是重点。⑤指导患者进行早期康复,有条件的医院在患者病情允许的条件下开展早期运动康复计划。

(3)出院前的护理工作内容:①根据医嘱和出院诊断进行出院前的健康知识宣传、急救知识培训、出院带药方案及用药指导;②制订随访计划,并与患者及家属沟通交流,强调按时随访的重要性;③制订长期康复计划并辅导患者进行运动康复;④发放健康、急救知识宣传小册子。

2. 科内住院患者发生病情变化需要转入 CCU 时的护理工作内容　在心血管内科住院期间因发生病情变化而转入 CCU 的患者并不少见,包括严重心绞痛发作、恶性心律失常、急性左心衰竭等。住院患者一旦突然发生病情变化,必须立即处理,否则很容易导致患者

预后不良,也容易引发医疗纠纷。护士常常是住院患者病情变化时的第一目击者,遇到突发病情变化的患者时,应按照以下流程做好紧急救治:①尽快评估患者的生命体征是否稳定、是否发生心搏骤停,如果患者的意识丧失、大动脉搏动消失、呼吸停止,应立即呼叫值班医师,同时开始心肺复苏。当医师到达后,按照医师的医嘱执行抢救措施。②待患者恢复心搏和呼吸或者完成初级心肺复苏后,立即将患者转入 CCU,护士应与医师一起分工协作做好转运前的准备,包括连接监护设备、保持静脉通畅以便随时使用抢救药物,准备转运途中的急救设备和药品、氧气等,通知 CCU 准备床位。③若心电图提示 STEMI 但病情相对稳定则尽可能直接转入导管室进行直接 PCI 治疗,并预先给予负荷量双联抗血小板治疗。④迅速准备患者的病历资料,随同患者一并转至 CCU 或者导管室。⑤对于病情突然变化但生命体征稳定患者,及时完成生命体征的监测、心电图等检查,评价患者是否需要紧急转入监护室治疗,如果是,就落实前述工作内容立即转至 CCU。对于不需要转入 CCU,继续留在本科室治疗的患者,应加强监测和评估,防止出现病情进行性加重导致不良预后。⑥所有住院患者突然发生病情变化后,所在科室护士必须严格记录时间节点,并准确填写时间节点管理表,连同患者一并转入 CCU。图 4-10-1 所示是心血管内科住院患者突然发生病情变化时的处理流程。

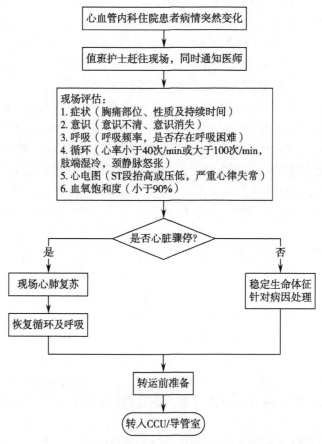

图 4-10-1　心血管内科住院患者突发病情变化时的处理流程图

（邓　豫　黄秋琴）

第十一节　急诊CT增强扫描期间的护理与协调

CTA的全称为CT血管成像,也就是在增强扫描基础上进行血管重建,以显示血管的影像。急诊CTA是胸痛中心的重要辅助诊断手段,而且是主动脉夹层、肺动脉栓塞的确诊手段和非典型ACS者的排除性辅助检查。因此,所有胸痛中心都应该建立急诊CTA的标准流程,即使不具备急诊CTA条件的基层胸痛中心,也必须与已有胸痛中心并已通过认证的就近上级医院建立转诊关系,实现将具备急诊CTA适应证的患者绕行急诊直接转运至CT室接受增强扫描,以最大限度地节省确诊时间,尽早启动规范化治疗,最终降低急性胸痛患者的死亡率。

CT增强扫描时需要经静脉快速注射对比剂,对于急诊CTA而言,往往患者病情较重,需要在患者到达CT室前准备好静脉通道,以减少患者在无抢救和监护条件的CT室停留的时间。另一方面,将此类患者从救护车、急诊科抢救室转运至CT室的过程中,也存在较高的风险,必须做好转运的流程和预案。在上述过程中,护理人员发挥着至关重要的作用。此节重点介绍在急诊CTA检查中护理人员的工作内容及协调机制。

一、急诊CTA检查过程中护理人员的作用

CTA本身是以放射科技师为主操作机器进行的一项辅助诊断检查,但因为要进行增强扫描,注射对比剂需要护理人员提前建立输注对比剂的通道,同时在转运患者去CT室的途中、CTA检查过程中都必须医、护、技合作才能确保患者的安全,尤其是极高危的胸痛患者,常常在生命体征不稳定情况下进行检查,更容易发生各种并发症,对比剂过敏也是CT增强扫描过程中的常见并发症。因此,高危胸痛患者进行CTA过程中及前后均可能随时需要进行抢救。所以胸痛中心必须建立预案,配置相应岗位的护理人员,通常是由急诊科派出护理人员配合保障更合理,因为急诊护士的抢救能力相对更强,有可能会提高抢救成功率。但在规模较大的CT室,如果有护士全天候值班,且护士具备相应的抢救能力,就不必由急诊科派出人员保障。

二、配合急诊CTA检查的护理人员应具备的基本素质要求

护士必须具备扎实的专业理论知识、丰富的临床经验、熟练的急救技能、过硬的应变能力、良好的沟通协调能力和良好的职业素养。此外,尚需接受胸痛中心以及CTA操作技术相关的培训,包括但不限于:①理论培训:培训学习相关的理论知识,包括CTA检查的理论知识、胸痛相关的理论知识、急救知识、CTA检查的基本流程、CTA检查的注意事项及相关知识宣教、CTA检查的禁忌证和适应证、检查前的准备、检查后的宣教知识;②技能培训:内容包括快速建立静脉通道、碘过敏试验、心肺复苏、碘过敏的护理和抢救等必要技能;③联合演练:与CT室一起按照急诊CTA患者从入院分诊到抢救室开始,医师下达急诊CTA医嘱,护士立即开始进行静脉通道的建立,并与医师一起检查、评估患者的生命体征是否能够耐受急诊CTA检查。

三、配合急诊CTA检查的护理人员岗位职责

1. 在急诊科/CT室主任及护士长领导下、临床医师或高年资护士的指导下,与医师、同

事和患者之间充分沟通协调,承担急诊患者 CTA 的护理工作。

2. 熟练掌握急诊患者 CTA 的适应证和禁忌证、检查流程。

3. 做好与 CT 技师和护士的沟通协调工作。

4. 充分了解急诊 CTA 患者的病情,详细询问过敏史。

5. 负责做好急诊 CTA 患者检查前、转运前、转运及 CTA 检查过程中的护理工作。

6. 做好时间节点的管理和填报工作。

7. 知晓胸痛患者急诊 CTA 遵循先救治后收费的原则。

8. 全程给予急诊 CTA 患者人文关怀,做好心理疏导工作。

四、护理人员配合急诊 CTA 检查时的工作内容

1. 协调环节　主要是指在送患者去 CT 室检查之前必须事先与 CT 室取得联系,确认对方已经空出设备,做好了为该患者进行急诊 CTA 的准备。并要协调电梯间保持电梯备用状态。不具备 CTA 检查能力的医院需要协助医师做好上级医院的联系和协调工作。对于转送其他医院进行 CTA 检查的患者,传统的转运方式是将患者送至接收医院的急诊科,后续工作由急诊科负责。但是胸痛中心要求对于急性胸痛患者需要争分夺秒,要尽可能精简流程、节约时间,要求在转运前确定接收医院的转运目的地,联系接收医院提前激活 CT 室。转运救护车到达医院后直接将患者送至 CT 室接受 CTA 检查。为患者赢得转运及治疗的时间窗。

2. 转运患者至 CT 室

(1) 转运前准备:①签署知情同意书:协调好 CT 室后,医师或护士向患者及家属简单交代检查的目的和可能存在的风险及注意事项,并在转运登记本上登记。尤其是需要转运至上级医院时,医师必须与患者家属进行充分沟通,了解是否有碘过敏史,同时要了解患者是否有甲状腺功能亢进病史、糖尿病病史,是否有心脏病史,说明转诊检查的必要性及转运途中可能发生的危险,取得家属的理解和支持,减少不必要的医疗纠纷至关重要。原则上所有转诊患者均需要家属签署知情同意书。②建立适宜注射对比剂的静脉通道:为缩短检查时间,需要做检查的患者最好在到达 CT 室前进行静脉穿刺,留好准备注射对比剂的留置针(20~22G)。自行来院的患者在抢救室执行,院前救护车接回或者转诊的患者可在路途中完成。如果条件不允许可以到达 CT 室后完成静脉通道的建立。建立静脉通道时应遵循的基本原则:怀疑急性心肌梗死者选择左手前臂或者上臂,怀疑主动脉夹层者选择右手前臂或上臂,尽可能选择肘正中静脉或贵要静脉,以满足增强扫描时快速注射对比剂的需要。③转运物品的准备:检查转运设备、急救药品及抢救器械(监护仪、除颤器、氧气等),确保处于备用状态。

(2) 转运途中:转运途中应严密观察患者病情变化,尽量减少因路上颠簸而诱发病情加重。照顾患者及家属的情绪和感受,做好心理护理,护患之间多些安慰性交流以体现人文关怀,出现病情变化时遵医嘱及时处理。

(3) 检查环节

1) 检查前:急诊医师及护士应详细地向 CT 室医护交代好患者的病情、初步诊断、用药情况、拟行检查的部位及要求等。CT 室护士要详细询问患者既往病史、确认是否有过敏史,特别是碘过敏史尤为重要,因为增强扫描使用的是含碘对比剂,有碘过敏史者属于高风

险患者，应事先评估增强扫描的必要性与该患者既往碘过敏反应的表现严重程度，若必须进行增强扫描方能明确诊断、决定治疗手段，就必须先给予碘过敏的预防性措施，包括冲击量激素及其他抗过敏药物。训练患者深吸气及屏住呼吸，以便在检查时做好配合。嘱咐检查时尽量不要打喷嚏或咳嗽，一定不能有吞咽动作等，检查时患者身体在检查床上一定要保持稳定，不能随意活动身体。

2）检查中：按照操作流程连接高压注射器与连接管，分别将需要的对比剂和生理盐水瓶抽吸到预定位置，排气后连接留置针与高压注射器管道，先注射生理盐水 20ml，流速 8ml/s，观察局部是否有肿胀，观察患者是否有疼痛，如无肿胀，说明高压注射器的连接及血管选择正确，无渗漏。训练检查患者双臂上举交叉于头顶。同时告知患者对比剂注射过程中穿刺处血管发胀、发冷、全身发热，属正常现象，不必紧张；扫描过程中机架内发出较大的机器运转声是正常的，不必惊慌；身体随检查床进入较长的扫描通道内，患者可能会有幽闭感或压抑感，提醒患者不必紧张以及在检查中注意一定要按照检查时的语音提示进行吸气、闭气、呼气。增强扫描时使用高压注射器注射对比剂的流速为 5ml/s，对比剂注射完后再注射生理盐水 50ml，促进血液循环。扫描结束后严密观察患者有无不良反应及异常现象。

3）检查后：CTA 检查后如果患者无不适可及时转回急诊抢救室或者根据检查结果决定转至相应的科室。检查完成后，护士应嘱患者多饮水，同时进行静脉补液水化，以促进对比剂排泄，从而减轻对比剂肾损伤。若在检查中患者出现不良反应，应及时采取对症处理措施。当发生过敏性休克时，应在 CT 室进行就地抢救，同时通知急诊科医师尽快赶来参与抢救。如患者出现呼吸、心搏骤停，CT 室医师和护士应马上进行心肺复苏术，护士要遵医嘱给予患者药物注射，同时注意密切观察患者的生命体征及病情变化情况。在检查结束后提醒医师及时开具申请单让家属补交费用，同时记录各项关键时间节点。

五、急诊 CTA 过程中护理工作流程图（图 4-11-1）

六、急诊 CTA 相关的时间节点控制与管理

《中国胸痛中心认证标准》要求从急诊科通知 CT 室到开始进行扫描的整个时间控制在 30 分钟，但每家医院应根据自身的条件逐步缩短这个过程。为便于管理与责任划分，可以按照诊疗流程对各部门进行细化的时间分配。以下是中国人民解放军南部战区总医院的 CT 室激活及检查时间：急诊科通知 CT 室时间为 1 分钟，转运患者前的准备时间为 9 分钟，从急诊科抢救室到 CT 室的路途转运时间为 5 分钟，患者进入 CT 室到开始扫描时间为 5 分钟，开始扫描至检查结束时间为 5 分钟，CTA 检查初步报告时间为 5 分钟。

七、常见问题与处理

1. 很多大医院的 CT 室很繁忙，无法确保 CT 室激活时间≤30 分钟，这种情况如何解决？

对于许多繁忙的 CT 室而言，往往实行预约制进行常规 CT 检查。但应该为急诊患者制订优先检查的机制，所有急性胸痛患者如果需要进行急诊 CTA 检查，通常都是考虑主动脉夹层、肺动脉栓塞或者急性冠脉综合征的患者，都是属于高危胸痛，尽早完成 CTA 检查对于确定诊断及采取针对性治疗措施都是至关重要的。因此，必须优先检查，并要求实行先

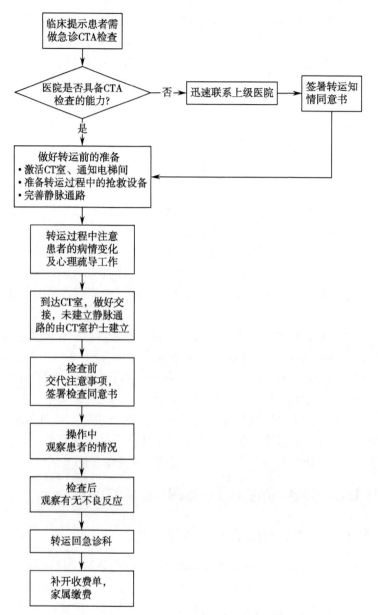

图 4-11-1　急诊 CTA 过程中护理工作流程图

检查后收费，也就是不能因为要等待家属缴费而耽误检查。如果 CT 室尚未建立胸痛优先机制，至少要纳入急诊优先进行管理。但在优先级别上应明确：急诊 CT 优先于普通 CT，急性胸痛的 CT 优先于一般急诊 CT。只有这样才能确保在 30 分钟内完成主动脉、肺动脉或者冠状动脉的 CTA 检查。

2. 需要进行 CTA 检查的患者既往有碘过敏史应该如何处理？

碘过敏史患者并非不能进行 CTA 检查，只是需要提前进行预处理，主要使用静脉注射肾上腺皮质激素，通常可以在决定进行急诊 CTA 后应遵医嘱尽早开始静脉注射冲击量的甲泼尼龙或地塞米松，以抑制过敏反应，同时大量补液，以减轻万一发生过敏后的反应程度。

检查结束后还应严密观察患者是否有迟发的过敏反应,若有,应及时处理。

3. 急诊 CTA 不多的医院夜间急诊 CTA 的护理问题应该如何解决?

很多医院因急诊量不多,并未常规安排 CT 室的护士值班,一旦有急诊时护士从家里赶过来往往来不及,很难达到 30 分钟内完成 CTA 的目标。建议此类医院参照本节所介绍的方法,由急诊科安排一名值班护士参与急诊 CTA 的保障工作,既能满足急诊检查需要,又不至于造成人力资源浪费。

4. 对比剂外渗应该如何处理?

若能及时发现,应立即停止注射对比剂,改从其他静脉途径注射对比剂。同时马上采用 50% 硫酸镁冷敷,并抬高患肢,冷敷的目的是减轻局部疼痛,促进外渗药物尽快地吸收。护士要认真密切观察渗药肢体的张力,必要时通知相关科室进行对症处理。

(段　艳)

第十二节　溶栓过程中的护理与管理

心肌梗死治疗的关键在于尽早、完全和持续地实现冠状动脉血流再灌注,保护心脏功能,挽救生命。当今治疗心肌梗死的方法主要有直接经皮冠脉介入(PPCI)治疗、药物溶栓治疗和外科手术搭桥治疗,由于我国能够开展急诊外科搭桥手术的医院极少,真正常规开展的只有 PPCI 和静脉溶栓治疗。对于来不及或暂无条件行 PCI 治疗的患者,药物溶栓治疗是开通其闭塞冠状动脉的重要方法之一,是挽救心肌和生命的有力手段。时间就是心肌,时间就是生命,在 STEMI 溶栓过程中,为了争取更早开通患者闭塞的血管,医护默契的配合尤为关键,这就要求有一支反应迅速、技术娴熟、训练有素的护理队伍,所以精湛的护理团队在缩短 STEMI 患者总缺血时间中起到重要的作用。护理团队是 STEMI 溶栓的执行者,是药品、物品、器械的保障者,是时间节点的记录者,是溶栓后病情观察的主力军。护理团队的心理护理可减轻 STEMI 患者心理紧张、焦虑、恐惧,对缓解医患关系起到重要的作用。

一、溶栓场所的基本要求

STEMI 患者的溶栓治疗属于抢救性治疗措施,溶栓过程中因再灌注心律失常、出血等原因也需要随时转入紧急抢救。因此,开展溶栓的场所必须具备基本的急救条件方可能保证患者的安全。对溶栓场所的基本要求主要包括以下几个方面:①场地要求,传统的溶栓都是在 CCU 或者 ICU 进行的,但胸痛中心建设中要求尽可能缩短 FMC-to-N 及 D-to-N 时间,一般要求尽可能前移溶栓场所,更多地提倡放在急诊抢救室甚至院前救护车上。对于以溶栓作为首选再灌注策略的基层胸痛中心,通常在急诊科抢救室。抢救床周面积最好不小于 15m²,基本要求是能够展开与监护和心肺复苏相关的各类设备。②基本监护设备,包括心电、血压、血氧饱和度等多参数监护系统,最好能有多导联心电监护,以便观察心电图 ST 段变化。③心肺复苏设备,包括除颤器、呼吸机、气管插管套件箱、吸引器等,有条件时配备自动心肺复苏机、心脏临时起搏器等。④吸氧设备、溶栓、抗凝、抗血小板及各类急救药品。

以上是在医院开展溶栓的场所要求,对于在救护车开展溶栓时,救护车不可能达到

$15m^2$ 的面积要求，但也必须配备相应的急救设备，基本要求同上述第②、③和第④条。除此之外，还需与建立了胸痛中心的上级医院建立信息共享平台和及时应急响应机制，以便在诊断、并发症处理、转诊目的地确定等方面得到上级医院的及时指导和帮助。

二、参与溶栓护理人员资质要求

1. 必须取得护士执业证，并注册于本医疗机构，从事 2～3 年临床护理工作，如开展院前溶栓还需要取得院前急救护士资质培训证。

2. 熟练掌握 STEMI 溶栓的护理常规，能较正确、迅速、安全有效地从事各项护理工作，有分析、判断、预测和对急危重症患者应急处理能力。

3. 掌握监护的专业技术。床旁肌钙蛋白快速检测、输液泵的临床应用和护理、给氧治疗、气道管理和人工呼吸机监护技术、心电监护及除颤技术，危重症患者抢救配合技术等。

4. 熟知"绿色通道"流程和突发应急预案流程。

5. 有分析判断患者病情的能力，护理措施得当，记录准确。

6. 具有良好的护患沟通能力，具有较强的团队协作精神，做好抢救室护理及抢救工作。

三、溶栓过程中的护理人员岗位职责

1. 在护士长、护理组长的领导下，实施对 STEMI 患者的各项护理工作。

2. 熟悉胸痛中心的所有急救流程和救治方案，熟悉各类胸痛患者应该如何实现院前急救与院内诊疗环节无缝衔接的处理原则。

3. 按照护理工作流程、护理工作标准和技术规范、常规等熟练完成各项基础护理和专科护理工作。

4. 保证心电图、心电监护、除颤仪、吸氧、床旁快速肌钙蛋白检测设备、呼吸机等抢救设备正常运行。

5. 保证抗血小板药物、抗凝药物、溶栓药物齐全并处于备用状态。

6. 根据医嘱正确给予双联抗血小板药、抗凝药、溶栓药等药物治疗。

7. 严密观察患者生命体征，尤其要严密观察再灌注心律失常、胸痛症状的变化和是否发生出血等并发症。

8. 做好溶栓过程的护理记录。

9. 为患者制订安全防护措施（如防坠床、防跌倒等）。

10. 做好患者及家属的心理护理及健康教育。

四、溶栓过程中的护理人员工作内容

1. 急救物品准备

（1）检查一般诊疗及护理物品。

（2）检查无菌物品及各类无菌急救包。

（3）准备抢救器械状态：中心供氧系统、吸引器、除颤器、心电监护仪、呼吸机、血糖仪、微量注射泵、加压输液装置、心电图机、床旁肌钙蛋白检测仪等。

（4）抢救药品：抗血小板药、抗凝药、溶栓药、镇痛药、升压药、抗休克药、抗心力衰竭药、抗心律失常药、抗过敏药、各种止血药以及纠正水、电解质紊乱和各种静脉制剂等。并备有简明扼要的说明卡片。一切抢救物品要做到"五定"，即定数量品种、定点放置、定人保管、定期消毒和灭菌、定期检查维修，使急救物品完好率达 100%。护士必须熟知抢救物品性能和使用方法，并且能排除一般性故障。

2. 抢救配合

（1）严格按照抢救程序、操作规程实施抢救措施，应做到分秒必争。医师未到达抢救现场之前，护士应根据病情做出初步判断，并给予紧急处理，如做 18 导联心电图、测血压、吸痰、给氧、建立静脉通道、对心搏骤停患者实施人工呼吸、电除颤、胸外心脏按压等；医师到达后，立即报告处理情况及病情，正确执行医嘱，积极配合抢救，严密观察病情变化，为医师提供抢救资料。

（2）做好抢救记录，严格查对制度。要求抢救记录字迹清晰、及时、准确；必须注明时间，包括患者和医师到达时间、抢救措施实施及停止时间；记录执行医嘱的内容及执行时间、病情的动态变化。

（3）抢救中在执行口头医嘱时必须向医师复诵一遍，双方确认无误后方可执行。抢救完毕后，请医师及时补写医嘱和处方。抢救中使用的药品空瓶、空液体瓶等应集中放置，需经两人核对是否与医嘱相符后方可弃去。

3. 病情观察　　主动巡视与观察病情，及时完成医嘱，加强生活及心理护理，做好出入室患者及家属的管理。

4. 完善胸痛病历书写与填报　　完成胸痛救治时间节点及护理文书的记录，完善胸痛数据云平台的填报。

五、溶栓过程中的护理人员工作流程

1. 常规护理

（1）将疑似/确诊的 STEMI 患者用平车送至抢救室，协助患者平卧至胸痛专用床，同时通知医师，启动时间管理表，记录时间。积极配合医师争分夺秒抢救。

1）绝对卧床休息，避免搬动。

2）迅速做 12 或 18 导联心电图检查，测双侧血压、监测血氧饱和度、血糖，并做好记录。

3）血氧饱和度≤90% 时可遵医嘱给予氧气吸入（3～5L/min）。

4）有效镇静止痛和心理安慰，保证患者情绪稳定。

5）抽血急查床旁快速肌钙蛋白、D-二聚体，血常规、急诊生化、凝血四项，记录时间。

6）左上肢开通双静脉通道，均应为留置针静脉通道，其中一个通道用于溶栓，另一个通道用滴注生理盐水备用做紧急抢救时注射药物通道。

7）除颤仪移至床旁调至备用状态，予心电监护监测患者血压、心律、心率、呼吸、血氧饱和度的变化，及时发现心律失常、心源性休克、心力衰竭等严重并发症。

8）记录上述时间节点，嘱咐家属补挂号手续。

（2）协助医师进行远程实时传输心电图并请求会诊，及时向医师报告检查结果。

2. 溶栓阶段的护理

（1）溶栓前准备

1）溶栓筛查：主要由医师负责完成，但护士必须熟悉溶栓筛查的基本内容，以便协助医师完成筛查，以防遗漏。

　　适应证：急性胸痛发病不超过 12 小时，预期首次医疗接触至导丝通过梗死相关动脉时间>120 分钟，无溶栓禁忌证；或者发病在 12～24 小时之间但仍有缺血性胸痛症状；心电图至少相邻 2 个或 2 个以上肢体导联 ST 段抬高≥0.1mV、胸导联≥0.2mV，若无直接 PCI 条件且无溶栓禁忌证，应考虑溶栓治疗。随着 STEMI 发病时间的延长，溶栓治疗的临床获益会降低。患者就诊越晚（尤其是发病 3 小时后），越应考虑转运行直接 PCI（而不是溶栓治疗）。

　　绝对禁忌证：既往任何时间发生过颅内出血或未知原因卒中；近 6 个月发生过缺血性卒中；中枢神经系统损伤、肿瘤或动静脉畸形；近 1 个月内有严重创伤 / 手术 / 头部损伤、胃肠道出血；已知原因的出血性疾病（不包括月经来潮）；明确、高度怀疑或不能排除主动脉夹层；24 小时内接受非可压迫性穿刺术（如肝脏活检、腰椎穿刺）。

　　相对禁忌证：6 个月内有短暂性脑缺血发作；口服抗凝药治疗中；妊娠或产后 1 周；严重的未控制的高血压（收缩压≥180mmHg 和 / 或舒张压≥110mmHg）；晚期肝脏疾病；感染性心内膜炎；活动性消化性溃疡；长时间或有创性心肺复苏。

　　为指导临床医师、护士做好溶栓筛查，中国医师协会胸痛专业委员会专门制作了溶栓筛查表（表 4-12-1），可供各医院开展溶栓时使用。

表 4-12-1　STEMI 溶栓筛查表

STEMI 静脉溶栓适应证筛查	结果	
1. 严重的持续性胸痛 / 胸闷发作≥30 分钟	是□	否□
2. 相邻两个或更多导联 ST 段抬高在肢体导联≥0.1mV，胸导联≥0.2mV；或者新出现的完全性左（或右）束支传导阻滞	是□	否□
3. 发病时间≤12 小时	是□	否□
4. 年龄≤75 岁	是□	否□
以上任何一项若为"否"，则终止筛查，不能选择溶栓治疗；若全部为"是"，请继续下列筛查		
STEMI 静脉溶栓禁忌证筛查	结果	
1. 既往颅内出血史或未知原因的脑卒中史	是□	否□
2. 近 6 个月内发作过缺血性脑卒中	是□	否□
3. 中枢神经系统损伤、神经系统肿瘤或动静脉畸形	是□	否□
4. 近 2 个月出现过重大创伤、外科手术或头部损伤	是□	否□
5. 曾有消化道大出血史或者目前有活动性消化道溃疡病	是□	否□
6. 各种血液病、出血性疾病或有出血倾向（月经除外）	是□	否□
7. 明确、高度怀疑或者不能排除主动脉夹层	是□	否□
8. 感染性心内膜炎	是□	否□
9. 高血压病患者经积极降压治疗后，血压仍≥180/110mmHg	是□	否□
10. 正在使用抗凝药（如华法林及新型口服抗凝药）	是□	否□
11. 严重肝肾功能障碍、严重消耗状态或晚期恶性肿瘤等	是□	否□
12. 妊娠期女性	是□	否□
13. 长时间或有创性复苏	是□	否□
14. 医师认为其他不适合静脉溶栓的疾病及情况	是□	否□
若上述任一问题回答为"是"，则终止筛查，不能选择溶栓治疗；只有上述回答全部为"否"方可进入以下知情同意环节		
患者和 / 或家属签署知情同意书	是□	否□
若患者和 / 或家属签署了溶栓知情同意书，则可开始溶栓治疗		

溶栓筛查中只有适应证筛查全部为"是"、禁忌证筛查全部为"否",方能进入下一步知情同意环节。

2）向患者及家属解释病情,说明溶栓治疗的必要性、疗效及可能出现的并发症,签署溶栓知情同意书。

3）启动胸痛专用箱（箱内配备阿司匹林、氯吡格雷、普通肝素或依诺肝素、溶栓药、多巴胺注射液、利多卡因注射液、阿托品注射液等）,备好各种抢救仪器如除颤仪、呼吸机、吸引器等,以使抢救工作迅速有效。

（2）溶栓治疗中护理工作流程

1）遵医嘱使用负荷量双抗：阿司匹林 300mg、氯吡格雷 300mg 嚼服。

2）遵医嘱使用抗凝（使用尿激酶溶栓除外）药物：普通肝素（60U/kg,最大剂量不能超过 4 000U）或依诺肝素 0.3ml 静脉注射。

3）准备急救用药：可以将多巴胺、利多卡因、阿托品（仅限于下壁 STEMI）先抽好,并做好标记备用,以便及时应对再灌注损伤的严重心律失常及血流动力学紊乱。

4）开始溶栓：在溶栓专用静脉通道正确使用溶栓药物。具体药物使用方法见产品说明书,并严格按医嘱执行。

5）分别在医嘱单及时间节点管理表上记录开始溶栓时间。

（3）溶栓后监护

1）复查心电图：注射溶栓药后应严格按照预定的时间（溶栓前、溶栓后 30 分钟、60 分钟、90 分钟、120 分钟）复查心电图,观察升高的 ST 段变化情况,复查心电图时尽可能保持基线稳定,以方便进行精确测量。

2）密切观察病情变化：这是溶栓治疗后确保患者安全的最重要工作,因为溶栓后随时可能发生血管再通,再灌注时通常都会有再灌注损伤。不同的个体再灌注损伤的差异性很大,有些患者很平稳,但更多的患者会发生再灌注性心律失常及严重血流动力学紊乱甚至心搏骤停。但再灌注损伤多是一过性的,只要及时处理就很快转危为安,但若不能及时发现及处理,就可能导致死亡。因此,原则上溶栓后的头 2～3 小时内必须有具备处理再灌注心律失常能力的医护人员守在患者身边。

溶栓后的观察内容主要包括症状、体征及监护信息,其中胸痛、心率、心律、血压、血氧饱和度等是重点,原则上在连续观察的基础上,每半小时评估一次患者胸痛是否缓解或消失,当出现突然胸痛减轻或者加重,伴有低血压、心率加快或者室性心律失常（前壁 STEMI）或者心率显著减慢或者传导阻滞（下壁 STEMI）,往往提示发生了再灌注心律失常,提示可能溶栓成功,但再灌注心律失常可能导致严重心律失常甚至室速、室颤、血压降低,应立即呼叫医师及时处理再灌注心律失常。同时及时复查心电图对照 ST 段是否回落。

3）及时处理再灌注心律失常：原则上应遵医嘱处理各类再灌注心律失常,如心率缓慢时静脉注射阿托品,频发室性期前收缩、短阵室速时静脉注射利多卡因,低血压时使用多巴胺等升压药。当发生持续性室速、室颤或者心脏停搏等紧急情况时,若医师不在现场,也可以先行紧急电复律或者心脏按压。

4）观察出血：包括皮肤黏膜出血、血尿、便血、咯血,要通过仔细观察口腔黏膜、齿龈、全身皮肤进行判断,同时观察穿刺部位有无皮下出血及血肿,避免不必要的各种穿刺,以免增加出血风险。此外，更要注意观察是否出现头痛、头晕，若出现逐步加重的头痛伴有意识障碍，往往提示有颅内出血；对于恶心呕吐患者，要观察呕吐物的颜色，确认是否发生消化道出血或者是颅内出血后颅内高压的表现，也要主动进行查体，观察是否有腹部压痛。

5）抽血观察心肌酶谱峰值：如果溶栓后的患者未及时转运至上级医院，则应从发病 6小时起，每 2 小时抽血查肌酸激酶（CK）、肌酸激酶同工酶（CK-MB），至发病 24、48、72 小时各抽血 1 次查 CK、CK-MB。

3. 溶栓后疗效观察　判断再通的指标：①溶栓后 2 小时内患者胸痛明显缓解或消失；②溶栓后 3 小时内梗死相关导联抬高的 ST 段回落≥50%，原则上取抬高最显著的导联进行测量计算；③出现再灌注型心律失常；④血 CK-MB 峰值提前于 14 小时内出现。

典型的溶栓治疗成功的表现是在溶栓后 2 小时内抬高的 ST 段回落≥50% 的基础上，加上胸痛症状明显缓解和 / 或出现再灌注心律失常，作为早期判断的标准，心肌酶谱峰值前移至 14 小时以内的标准属于延后判断指标，不能用于早期判断。

4. 溶栓后转运　国内外的《急性 ST 段抬高型急性心肌梗死诊断和治疗指南》及《中国胸痛中心认证标准》均强调，溶栓失败的患者应立即转运至最近的导管室实施补救性 PCI 治疗，而溶栓成功的患者，则应在 2～24 小时内接受冠状动脉造影。因此，所有溶栓后患者应基于溶栓是否成功决定是否立即转运。但实际上对于溶栓失败的患者而言，应争分夺秒实施补救性 PCI 以尽快开通梗死相关血管，恢复心肌血流灌注，若溶栓后在原地观察 2 小时再转运，势必会延误此类患者的救治时间。因此，欧洲指南建议溶栓后即刻转运至有导管室的 PCI 医院，由后者决定是立即送进导管室还是延后在 24 小时完成冠状动脉造影。我国胸痛中心建设单位多数已经在逐渐实施溶栓后即刻转运。

转运溶栓后患者应遵循快速、安全的原则，转运前应先评估患者病情，联系好上级医院，签署知情同意书，使用医院具备抢救条件的救护车转运患者，车上要备有监护仪、抢救箱、除颤仪、氧气装置、心电图机等，确保在转运过程中患者的安全。对于溶栓失败及生命体征不稳定的患者，转运过程中应有上级医院医师全程参与监护和指导抢救，到达医院之前要明确转运目的地是直达导管室还是 CCU，除非途中发生病情变化致生命体征极不稳定，原则上应实施绕行急诊。

六、关键时间节点控制与记录

溶栓过程中护理人员需要记录的关键时间包括：首次医疗接触时间、进入医院大门时间、首份心电图完成时间、确诊时间、双联抗血小板药物负荷量时间、开始抗凝治疗时间、开始知情同意时间、签署知情同意书时间、开始溶栓时间、溶栓结束时间。

整个溶栓流程中需要严格控制的时间节点指标包括：①首次医疗接触至首份心电图时间：原则上应在 10 分钟内完成，但应根据医院适时调整的标准执行；②首次医疗接触到开始溶栓（FMC-to-N）时间：指南及认证标准均是要求≤30 分钟，国内绝大多数医院目前还有一定差距，若尽可能多地开展院前溶栓而不是等到医院后开始溶栓，则可以显著提高达标率；③进入医院大门到开始溶栓（D-to-N）时间：要求是≤30 分钟，国内多数医院已经达到或接近该标准；④知情同意时间：原则上越快越好，通常不应超过 5 分钟，否则整体 FMC-to-N 时间就会很难达标。

七、常见问题与处理

1. STEMI溶栓的人力资源管理及配置

（1）科室进行相关的应急演练提高应变能力，组织进行溶栓治疗的应急演练，提高护理人员对突发紧急事件的应对能力，提高各应急人员的时间观念，按应急预案的要求到达科室，为溶栓治疗提供有力的人员保障从而提高质量。

（2）科室制定二线值班制度，落实人力资源管理，合理排班，实施溶栓时必须由一名医师和两名符合资质的护士配合，必要时启动二线班及报告护士长请求支援。

2. 溶栓药物、物品、仪器的管理

（1）科室配备溶栓专用箱是解决药品管理和使用的有效手段，做到标识清晰、定期检查补充、定位放置、专人保管，形成30秒内可找到药物，任何人都能立即取出所需要东西的环境状态。

（2）在抢救时尽量缩短物品准备时间，明确区分常用和不常用的物品及仪器，把常用的放在近处，不常用的放在远处，做好标识、定位放置，所有物品、仪器处于备用状态。

（3）救治结束后，做好药品、器械清理消毒工作，及时补充药品、物品，并使抢救仪器处于备用状态，以保证每次抢救物品及时到位。

3. 溶栓治疗管理评价机制

（1）护士长对溶栓过程进行跟踪评价，在各种大小抢救中有意识进行以老带新，新老护士合理分工，默契协作，让年轻护士有机会参加溶栓治疗抢救的整个过程。

（2）在每次溶栓治疗结束后，利用早会或科内业务学习等机会分享溶栓过程的经验和教训，不断总结，持续改进，完善抢救护理技能及协调管理经验，提高救治和护理水平。

（3）明确各班职责，在抢救床地面做好标识，抢救时按照标识摆放抢救仪器、物品，抢救人员根据自己的职责站位，避免在急救时手忙脚乱、耗费宝贵的抢救时间、延误病情。

（4）应准确执行医师的抢救医嘱，抢救时可执行口头医嘱，但执行护士必须复述一遍核对无误后方可执行，用后安瓿保留，记录用药时间，抢救后及时提醒医师补开医嘱，并双人核对无误后方可丢掉。

（张国兴　黄荣芝　庞志丽）

第十三节　护士与心肺复苏

一、胸痛中心护理建设应积极开展心肺复苏培训

全世界每年猝死人数约占总死亡人数的1/3，已成为全球主要的公共健康威胁因素。在中国有超过2.3亿心血管疾病患者，每年约55万人经历心搏骤停，且60%发生在公共场所或家中。但是，院外心搏骤停的存活率极低，我国仅为不足1%（美国12%），其主要原因是院外心肺复苏实施率较低且质量较差。据《中国心血管病报告2017》等相关数据显示，我国目前心肺复苏普及率不足1%，心肺复苏设备配备率不足1%，医务工作者向家庭成员传授心肺复苏技术的比率不足1%。

如何组织有效的心肺复苏、提高存活率仍是医学界难题，也是一项非常艰巨和重要的

任务。胸痛中心的最终目标是建立"在最短的时间内将急性胸痛患者送至具有救治能力的医院接受最佳治疗"的机制,为缩短患者救治时间,应当重视院前急救,特别是患者自救等,良好的心肺复苏是成功抢救心搏骤停患者的重要因素,胸痛中心应当积极进行大众教育,组织和开展大众心肺复苏培训。在推动心肺复苏技术普及的过程中,护理团队将承担极其重要的责任。一方面护理团队每天工作在心搏骤停的高发环境,是心肺复苏的主要执行者,自身必须熟练掌握心肺复苏技术。其次,护理团队需要在针对大众的心肺复苏培训中承担教员职责,帮助普通大众学会心肺复苏技能。因此,护理团队必须成为心肺复苏的中坚力量。

二、心肺复苏培训机制

首先要确保医院全体护士学会心肺复苏,就必须建立针对护理团队的培训机制。

1. 组建心肺复苏培训护理团队　根据医院开展的护士分层级培训的指导原则,结合科室护理各层级人员的岗位分布,为进一步提高护士的核心业务能力,因人施教,人性化培训,培养出科室骨干力量,成立一支精英教学队伍。

2. 建立规范的培训制度　有规范的培训教材,根据最新发布的临床指南与专家共识及时更新培训资料;有统计的登记及考核管理,至少每季度举行一次心肺复苏培训和教育,每次培训不少于20人;定期进行情景演练,不断优化急救流程。

3. 制订相应的培训计划　根据本院、本区域社区、相关网络医院分布情况,制订相应的培训计划,对每一位护理人员进行培训,既要注意护理骨干的提高,又不能忽略护理队伍整体素质的提高,逐步覆盖本地区社区及急救网络,进一步普及急救知识。

4. 医护一体化协同救治培训　组织开展新技术、新知识业务学习,按要求参加典型病例讨论会和质量分析会,提高急救水平。

三、心肺复苏培训相关内容

(一)心肺复苏定义及概述

心搏骤停(sudden cardiac arrest,SCA)是指各种原因导致心脏射血功能突然终止。最常见的心脏机制为室颤(ventricular fibrillation,VF),无脉性室性心动过速(pulseless ventricular tachycardia,pVT),无脉电活动(pulseless electrical activity,PEA)和心室静止(ventricular asystole),其中室颤最为常见。成人发生心搏骤停最常见原因为心脏疾病,包括冠心病、心脏结构异常,其他包括创伤、淹溺、中毒、窒息、代谢、出血等非心脏性原因。小儿发生心搏骤停的主要原因为非心脏性的,包括呼吸疾病(如气道梗阻、烟雾吸入、溺水、感染、婴儿猝死综合征)、中毒(包括药物过量)、神经系统疾病等。心肺复苏(cardiopulmonary resuscitation,CPR)是对由于外伤、疾病、中毒、意外低温、淹溺和电击等各种原因,导致呼吸、心搏停止,而必须紧急采取重建和促进心脏、呼吸有效功能恢复的一系列措施;其目的是促使患者自主循环恢复(recovery of spontaneous circulation,ROSC)和自主呼吸恢复。

(二)成人基础生命支持(BLS)

现场复苏程序及基本要求:

(1)评估现场安全:判断患者反应,一旦发现患者无反应或目击一个成年人突然神志不清,立即确定周围环境安全,环顾四周,无火灾、水灾、雷电、无房屋倒塌等,如果是触电患者,则先断电;煤气中毒的患者先脱离危险环境,再进行急救。

（2）判断与识别

1）施救者位置:跪于患者右侧,两腿自然分开与肩同宽,左膝与患者肩平齐,离患者相距一拳。

2）判断意识:用双手轻拍患者的双肩,在距离患者两侧耳朵5～10cm处大声呼叫:"喂!你怎么了?"患者无反应后快速判断患者的血液循环情况(图4-13-1)。

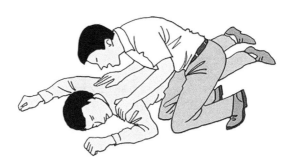

图 4-13-1　判断患者意识

3）检查脉搏、呼吸

A. 触摸患者右侧颈动脉:右手示指与中指并拢,置于颈前正中部(甲状软骨),手指从颈前正中滑向甲状软骨和胸锁乳突肌之间的凹陷,稍加力度,触摸到颈动脉搏动(图4-13-2)。(注意:检查颈动脉搏动不可用力压迫,避免刺激颈动脉窦使迷走神经兴奋,反射性引起心搏停止,且不可同时触摸双侧颈动脉,以防阻断脑部血液供应。)

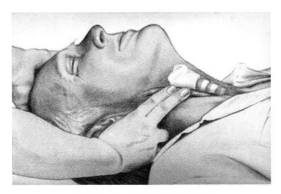

图 4-13-2　检查脉搏和呼吸

B. 左手放置于患者前额,无须开放气道,眼睛观察患者胸廓有无起伏。

C. 检查脉搏和呼吸同时进行,检查时间小于10秒,一般用时6秒(将时间数出:1001、1002……1006)。

（3）求救、启动EMSS:判断患者无反应则应启动紧急医疗救援服务系统(emergency medical service system,EMSS)(图4-13-3)。专业急救者则在检查反应同时检查有无呼吸或有无正常呼吸(即仅仅是濒死样喘息),若无则应现场立即开始CPR。

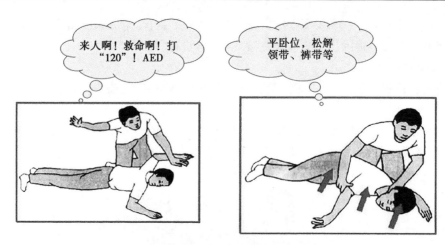

图 4-13-3 求救、启动 EMSS

AED：自动体外除颤器

（4）心肺复苏

1）胸外心脏按压

按压部位：胸骨中下 1/3 交界处（图 4-13-4）。定位：①取两乳头连线中点；②右手从患者右肋缘滑至剑突上两横指。

按压姿势：左手掌根置于胸骨上，使掌根的横轴与胸骨的长轴重合，右手放在左手的手背上，双手掌根重叠，十指相扣，掌心翘起，手指离开胸壁（图 4-13-4）。施救者上半身前倾，腕、肘、肩关节成一直线，与患者身体平面呈 90°，以髋关节为支点，腰部挺直，借用上半身的重量垂直向下按压，按压间隙掌根不离开患者胸廓，保证胸廓完全回弹。

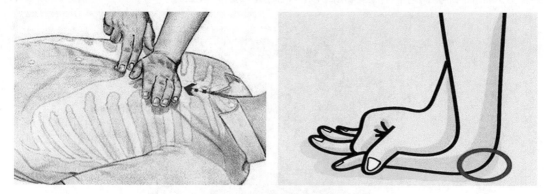

图 4-13-4 按压部位和姿势

按压速率和深度：按压深度至少 5cm，不超过 6cm。按压速率 100～120 次/min。按压 - 通气比为 30：2。按压时观察患者的面色和反应。（注意：要求前 5 次和后 5 次均要用双位数数出来，以控制节奏：01、02、03、04、05……26、27、28、29、30。）

2）开放气道：首先检查口腔有无异物：用手拨开患者口唇，有异物时将患者头偏向一侧，清除口腔内异物（清除异物时不开放气道，以免异物坠入气道），复位后开放气道（图 4-13-5）。

仰头抬颏法：左手小鱼际置于患者前额，右手示指、中指置于患者下颏将下颌骨上提，相当于患者的头后仰姿势，使下颌角与耳垂的连线与地面垂直。（注意：手指不要压在颏下软组织，以免阻塞通气。）

双手抬颌法：双手置于患者头部两侧，紧握患者下颌角，用力向上托下颌。适用于怀疑有头、颈部创伤的患者。

压额抬颈法：左手小鱼际肌置于患者前额，右手托起患者颈部向上抬。禁用于颈部创伤的患者。

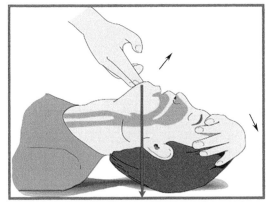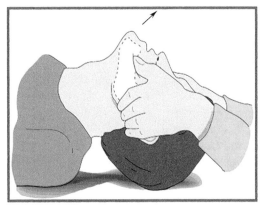

仰头抬颏法　　　　　　　　　　　　　双手抬颌法

图 4-13-5　开放气道

3）人工呼吸

口对口人工呼吸：保持气道开放，置于患者前额一手的拇指和示指捏紧患者的鼻翼，以防气体逸出。吸气，用双唇包紧患者口唇四周，缓慢持续将气体吹入（潮气量 500～600ml），吹气时间持续 1 秒（心中默数 1001），同时观察患者胸廓起伏情况（图 4-13-6）。吹气完毕，松开鼻翼，观察患者胸廓有无下降，准备进行下次吹气。[注意：按压 - 通气比，成人 30：2（1或 2 名施救者），儿童与婴儿 30：2（单人施救者）或 15：2（2 名施救者）。]

球囊面罩通气：将面罩扣住口鼻，用拇指和示指紧紧按住，其他三指托起下颌（EC 手法），另一手挤压简易呼吸器，每次送气 600～1 000ml，挤压频率为 10 次 /min，每 6 秒通气一次（图 4-13-6）。

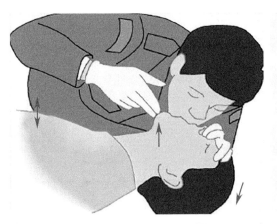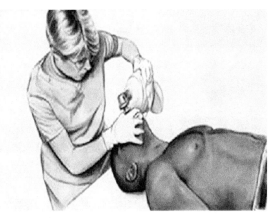

图 4-13-6　人工呼吸与球囊通气

成人高质量心肺复苏的注意事项见表 4-13-1。高质量心肺复苏的要点见表 4-13-2。

表 4-13-1   基础生命支持中成人高质量心肺复苏的注意事项

施救者应该	施救者不应该
以 100～120 次 /min 的速率实施胸外按压	以 <100 次 /min 或 >120 次 /min 的速率按压
按压深度至少达到 5cm	按压深度 <5cm 或 >6cm
每次按压后让胸部完全回弹	在按压间隙倚靠在患者胸部
尽可能减少按压中的停顿	按压中断时间 >10 秒
给与患者足够的通气（30 次按压后 2 次人工呼吸，每次呼吸超过 1 秒，每次须使胸部隆起）	给予过量通气（即呼吸次数太多，或呼吸用力过度）

表 4-13-2   基础生命支持人员进行高质量心肺复苏的要点总结

内容	成人和青少年	儿童 （1 岁至青春期）	婴儿 （不足 1 岁，除新生儿以外）
现场安全	确保现场对施救者和患者均是安全的		
识别心搏骤停	检查患者有无反应 无呼吸或仅是喘息（即呼吸不正常） 不能在 10 秒内明确感觉到脉搏（10 秒内可同时检查呼吸和脉搏）		
启动应急反应系统	如果您是独自一人且没有手机，则离开患者启动应急反应系统并取得自动体外除颤器（AED），然后开始心肺复苏；或者请其他人去，自己则立即开始心肺复苏；在 AED 可用后尽快使用	有人目击的猝倒： 对于成人和青少年，遵照左侧的步骤 无人目击的猝倒： 给予 2 分钟的心肺复苏； 离开患者去启动应急反应系统并获取 AED； 回到该儿童身边并继续心肺复苏； 在 AED 可用后尽快使用	
没有高级气道的按压 - 通气比	1 或 2 名施救者：30：2	1 名施救者：30：2 2 名以上施救者：15：2	
有高级气道的按压 - 通气比	以 100～120 次 /min 的速率持续按压 每 6 秒给予 1 次呼吸（每分钟 10 次呼吸）		
按压速率	100～120 次 /min		
按压深度	5～6cm	至少为胸部前后径的 1/3，大约 5cm	至少为胸部前后径的 1/3，大约 4cm
手的位置	将双手放在胸骨的下半部	将双手或一只手（对于很小的儿童可用）放在胸骨的下半部	1 名施救者：将 2 根手指放在婴儿胸部中央，乳线正下方 2 名施救者：将双手拇指环绕放在婴儿胸部中央，乳线正下方
胸廓回弹	每次按压后使胸廓充分回弹；不可在每次按压后倚靠在患者胸上		
尽量减少中断	中断时间限制在 10 秒以内		

（5）再次评估：5 个按压 - 通气 30：2 循环后检查施救效果。确保气道开放，右手触摸患者右侧颈动脉搏动情况，使耳朵贴近患者口鼻。复苏成功指征：大动脉搏动恢复；自主呼吸

恢复；瞳孔缩小，有对光反射；面色、口唇、甲床转红。

（三）除颤与除颤方法

早期除颤对于心搏骤停的存活极其关键，原因是：院外目击的心搏骤停的常见初始心律是室颤，室颤的治疗方法为除颤，除颤成功的概率随时间的延长而迅速下降。研究表明如果没有实施 CPR，从患者倒下到除颤每过去 1 分钟，室颤导致心搏骤停的存活率就下降 7%～10%。因此，目前多主张在条件具备时尽可能实施除颤，即使在没有心电依据时也应如此。

1. 除颤与 CPR　如果任何急救者目睹发生院外心搏骤停且现场有自动体外除颤器（AED），急救者应从胸外按压开始 CPR，并尽快使用 AED。在院内发生心搏骤停，应立即进行 CPR，一旦除颤仪准备就绪就立即除颤。对于院外发生的心搏骤停且持续时间超过 4 分钟或者无目击者的心搏骤停患者，可以考虑进行 1.5～3 分钟的 CPR（5 个周期的 CPR），一旦除颤仪准备就绪就立即除颤。

2. 除颤方法　安放电极：右电极置于右锁骨下胸骨右缘第 2 肋间处；左电极置于左乳头下方心尖处，电极板中心在左腋前线第 5 肋间。除颤前非目击者先给予 CPR2 分钟使心肌氧合改善，如心电图显示为粗颤，其除颤效果更好。除颤电极要紧贴皮肤，并涂层导电糊或用盐水浸湿的纱布放在患者的胸壁皮肤上，防止灼伤皮肤。

3. 除颤方案　除颤能力选择：单相波首次电击，其能量选择 360J；双相波除颤首次能量选择为 150～200J。第二次、第三次除颤使用同等能量。除颤后立即进行 5 个周期 30∶2 的心脏按压（约 2 分钟）后再进行循环评估，其原因是除颤后最初几分钟心脏不能有效泵血，不能有效灌注，除颤后立即进行几分钟 CPR 直至适当的灌注出现，减少心脏按压中断时间。

研究证据表明，单次电击除颤方案较 3 次电击方案可显著提高存活率。如果一次电击不能消除室颤，再进行一次电击的递增优势很小，与马上进行再次电击相比，尽快恢复人工心肺复苏操作可能更有价值。所以支持进行单次电击，之后立即进行心肺复苏而不是连续电击以尝试除颤的建议。

目前尚不能确定儿童患者的最佳除颤剂量。可以使用 2～4J/kg 的剂量作为初始除颤能量，但为了方便培训，可考虑使用 2～4J/kg 的首剂量。对于后续电击，能量级别应至少为 4J/kg 并可以考虑更高能量级别，但不超过 10J/kg 或成人最大剂量。

医务人员对心搏骤停处理流程如图 4-13-7 所示。

（四）高级生命支持

高级生命支持是在基础生命支持的基础上同时应用附属器械和特殊技术建立和维持有效的通气和循环，给予心电监护，建立和维持静脉通路及使用复苏药物，尽快明确心脏或呼吸停止患者的致病原因并行对症治疗。

1. 通气与氧供

（1）氧浓度：成人 CPR 期间最佳的吸氧浓度还没有确定。目前没有足够证据证明成人短时间 CPR 期间 100% 浓度吸氧会出现毒性。CPR 期间经验性使用 100% 的吸氧浓度可提高动脉血氧含量。所以复苏期间使用 100% 的吸氧浓度是合理的。

在 CPR 过程中，每 30 次胸部按压之后利用短暂的间歇（3～4 秒）进行人工呼吸。当高级气道（如气管内插管、食管气管插管或者喉罩气道）建立后，急救者应每分钟给予 8～10 次通气，每次通气维持 1 秒，同时给予 100～120 次 /min 的胸部按压。对于存在严重的阻塞性肺疾病以及呼气阻力增加的患者，应用低呼吸频率（6～8 次 /min）。

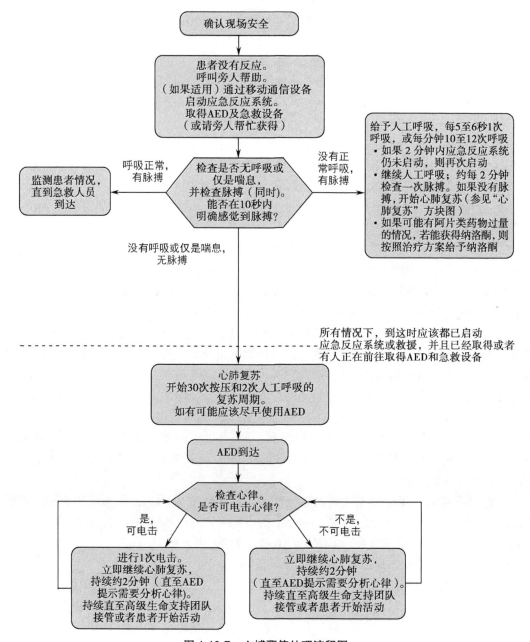

图 4-13-7　心搏骤停处理流程图

（2）自动转运呼吸机：无论院内还是院外心搏骤停，自动转运呼吸机（automatic transport ventilator, ATV）均可用于已建立人工气道的成年患者，对于未建立人工气道的成年心搏骤停患者，可使用不具备呼气末正压（positive end-expiratory pressure, PEEP）功能的 ATV。如果 ATV 潮气量可调，潮气量的设置应使胸廓有明显的起伏（6～7ml/kg 或 500～600ml），且送气时间>1 秒。如未建立人工气道，急救者应提供一个渐升渐降的压力以避免胃胀气的发生。一旦建立人工气道，CPR 期间呼吸频率应为 8～10 次 /min。一项对 73 例气管插管患者的研究显示，绝大多数患者发生院内或院外心搏骤停时，使用 ATV 与使用带储氧袋的面罩比较，血气分析指标没有差别。ATV 的缺点是需要氧源和电源。因此，急救者应配备有效的带储氧袋的面罩作为备用。年龄<5 岁的小儿不宜使用 ATV。

2．循环支持

（1）机械辅助 CPR：如阻阈设备、主动按压 - 减压 CPR、充气背心 CPR（vest-CPR）、机械泵 CPR 等。

（2）心搏骤停的药物：心搏骤停期间药物治疗的主要目的是促进有灌注的自律的恢复以及维持。但早期复苏中药物治疗地位远远不如心脏按压和人工呼吸重要。

1）血管加压药：①肾上腺素：在成人心搏骤停期间，每 3～5 分钟使用 1mg 肾上腺素静脉注射是合理的。高剂量可用于特殊情况，如 β 受体阻滞剂或钙通道阻滞剂过量。如果有血流动力学监测，也可以考虑更高剂量。如果静脉通道延误或无法建立，可用肾上腺素 2～25mg 气管内给药。②血管加压素：联合使用加压素和肾上腺素，单独使用加压素相比使用标准剂量的肾上腺素在治疗心搏骤停时没有优势。因此，加压素已被 2015 年美国心脏协会（AHA）心肺复苏和心血管急救指南"除名"。③去甲肾上腺素、去氧肾上腺素并没有被证实有提高存活率的作用。

2）抗心律失常药物：尚无证据表明对心搏骤停常规使用抗心律失常药能增加存活出院率。但胺碘酮与利多卡因或安慰剂相比能增加短期存活出院率。①胺碘酮：可以考虑用于对除颤、CPR 和血管加压药无反应的室颤（VF）或无脉性室性心动过速（VT）患者的治疗。首剂为 300mg，后续剂量为 150mg，静脉注射。VF 终止后，可用胺碘酮维持量静脉滴注，最初 6 小时以 1mg/min 给药，根据维持治疗效果决定增减，最高可达 3mg/kg，随后 18 小时以 0.5mg/min 给药，第一个 24 小时用药总量控制在 2.0～2.2g。②利多卡因：没有足够的证据推荐利多卡因使用于难治性 VT/VF 患者。如果没有胺碘酮，可考虑利多卡因。初始剂量为 1～1.5mg/kg 静脉注射，如果 VF/ 无脉性 VT 持续存在，5～10 分钟后可再用 0.5～0.75mg/kg 静脉注射，最大剂量为 3mg/kg。③硫酸镁：静脉注射硫酸镁有助于终止尖端扭转型 VT，但对正常 QT 间期的不规则 / 多形性 VT 患者无效。如果 VF 或无脉性 VT 心搏骤停与尖端扭转型 VT 相关，可给予 1～2g 硫酸镁 5% 葡萄糖注射液稀释后静脉注射。

3）心搏骤停期间不推荐常规使用的药物：①阿托品。阿托品能阻断胆碱能介导的心律和房室结传导的降低。有证据表明，无脉电活动或心室停搏期间常规使用阿托品不太可能有治疗益处。已从心搏骤停流程图中删除了阿托品。②碳酸氢钠。适当的有氧通气恢复氧含量、高质量的胸外按压维持组织灌注和心输出量，尽快恢复自主循环是恢复心搏骤停期间酸碱平衡的主要方法。碳酸氢钠应根据碳酸氢根浓度或血气分析的资料来治疗，尽量降低医源性碱中毒的风险。

（五）复苏后监护与护理

1．控制体温　院外 VF 或院内外非 VF 所致的心搏骤停，以及自主循环恢复后无意识但有满意血压的患者，应尽早开始亚低温治疗。溺水、低温所致的心搏骤停及复苏后低体温患者一般不实施诱导低温。所有在心搏骤停后恢复自主循环的昏迷（即对语言指令缺乏有意义的反应）的成年患者都应采用目标温度管理（target temperature management，TTM），目标温度选定在 32～36℃，并至少维持 24 小时。24 小时后继续温度管理，在 TTM 后积极预防昏迷患者发热。

2．控制血糖　自主循环恢复后 12 小时内可允许血糖偏高，无须严格控制血糖于正常水平,但 12 小时后应用胰岛素控制血糖浓度,注意防止发生低血糖。开始至少每小时检测血糖一次,血糖稳定后可适当减少每日监测次数。

3. 心搏骤停后处理的短期目标　心搏骤停后处理的短期目标就是保证全身灌注,恢复代谢稳定,支持脏器系统功能以提高未受损神经的存活率。心搏骤停后的时期常常发生血流动力学不稳定和代谢异常。对急性心肌功能异常及急性心肌缺血的支持及治疗能改善存活率。一些减少脑损伤的措施,如亚低温治疗,能改善存活率及神经学的康复。在这个时期每个脏器系统都是危险的,患者也很容易发生多器官功能障碍。心搏骤停后各种问题的综合治疗需要多学科协同包括危重症科、心内科、神经科等,给予良好的监护和综合治疗,以达到患者全面的复苏。

(六) 复苏质量的监控和管理

心肺复苏是社会和医院急救的系统工作,其中最为关键的是各个环节的时间管理,急救团体的熟练技能和默契配合也是取得复苏成功的关键,复苏中应做好以下登记和管理:发生心搏骤停的时间、地点、有无非心源性病因、接到求救电话时间、救护车出发时间、确定心脏停搏、目击者询问、开始实施心肺复苏时间、首份心电图、给予各类药物的时间、除颤时间、自主循环恢复时间、最后病情、到达急诊室时患者的病情、离开急诊室时患者的病情、住院时患者的病情、出院时患者的病情、出院时间和死亡时间等。上述时间点的记录必须精确到分钟。急救者应记录好每次复苏的情况,定期进行质量分析,不断改进复苏方法,并进行反复的整个医疗团队的整体复苏训练,以逐步提高团队的心肺复苏成功率。

(易　婷)

第十四节　数据管理员的岗位职责与管理

为规范胸痛中心的运作,做好精确的时间管理,对胸痛急救病例的关键数据进行实时记录、监控、统计和分析,实现对胸痛中心运作的全程质量监督、评估和持续改进,认证标准要求各医院胸痛中心应设立数据管理员。数据管理员可以根据医院的实际情况确定是设置专职或是兼职,如果医院的胸痛中心规模较小,急性胸痛病例数不多、数据量不大时,数据管理员可以设置为兼职岗位;如果胸痛中心规模较大,急性胸痛患者病例数很多、数据量管理任务较为繁重,应设专职数据管理员,甚至需要多名数据管理员。同时制定数据库的管理规范、使用细则及监督管理制度,并落实数据的三级审核制度,确保数据库的真实、客观、准确。

一、资质要求

1. 教育经历　数据管理员应具有医学最好是临床医学(护理)相关教育背景。

2. 工作经历　熟悉胸痛中心工作流程以及 ACS 救治流程,若有心血管内科或急诊科临床工作经历将更加有利于开展工作。

3. 态度与能力　具有高度的责任心,工作细致,同时要有较好的沟通协调能力,且愿意从事胸痛中心数据库管理和质量控制工作。

4. 继续教育　每年需参与 ACS 相关以及胸痛中心专题培训并获得证书;参加有关数据库管理的专门培训及考核。

二、岗位职责

各胸痛中心应根据本单位实际情况结合认证标准制定详细的数据管理员岗位职责,通常应包括以下内容:

1. 数据管理员是在胸痛中心总监和协调员领导下工作的,全面负责数据库管理工作,对数据库的完整性、准确性、真实性和及时性负责,负责数据核对和校正。

2. 检查、提醒、督导各一线岗位职责人员对急性胸痛患者的病历数据及时填报,并为一线岗位人员提供数据管理方面的咨询、培训服务。

3. 负责协助总监和数据质控负责人组织召开联合例会、质量分析会以及典型病例讨论会,及时发布胸痛中心各类监控指标的实时数据和阶段性质控报告。

4. 负责与中国胸痛中心总部及胸痛中心认证办公室、再认证办公室、各地市胸痛中心联盟质控办公室协调数据管理、认证、再认证以及质量控制等方面的事宜。

三、工作内容

胸痛中心追求的是持续质量改进,而持续改进的评价手段即为各项监控指标的定期评价,如果没有可靠的数据库,就无从谈及质量控制和持续改进,因此数据库是参与认证期间和通过认证之后持续质量监控和改进的基础。所以只有认真做好数据的采集、填报和核查工作,才能建立可信的胸痛中心评价平台,保证数据库的真实性。在数据库实时填报和管理过程中,数据管理员的主要工作内容如下:

1. 查漏补缺。数据管理员并不是在临床一线负责收集和填写数据,而是要监督一线工作人员及时做好原始时间数据的采集,并负责检查数据库填报的完整性和及时性,了解是否有漏报、漏填的急性胸痛病例,是否存在时间节点和其他资料填写错误。

2. 采集溯源材料,上传心电图。收集所有急性胸痛患者的原始资料并核对、保存,也可承担把急性胸痛患者时间节点纸质版管理表转录入云平台的任务。

3. 每日在院内胸痛中心微信群发布胸痛中心数据管理日报。

4. 对数据库进行一级审核。检查发现并及时指导一线人员纠正错误或虚假数据;定期分析阶段性数据质量,为质量分析会和典型病例讨论做准备。

5. 每季度协同总监和数据质量控制负责人召开两会(具体实施内容详见本章第十五节);根据《中国胸痛中心常态化质控方案》的要求,每半年一次接待区域质控专家组进行常态化质控现场核查和督导。

四、工作流程

合理规范的流程管理,是胸痛中心高效运行的基础。各胸痛中心应结合医院各岗位工作特点,制订出每个岗位的工作人员都能阅读、理解和执行的流程图,使所有的人员能够遵循相同的流程开展工作,规范医疗行为。笔者总结的中国人民解放军南部战区总医院胸痛中心数据管理员的日常工作流程见图4-14-1,可供参考。

1. 查找错报、漏报病例。数据管理员每日上午要对前一日的电子病历资料,尤其是前一日新增的急性胸痛患者的资料进行核实。对已建档进入胸痛流程管理的患者,数据员要明确来院途径,是呼叫"120"、自行来院、转院还是院内发病;审核病历是否符合急性胸痛标

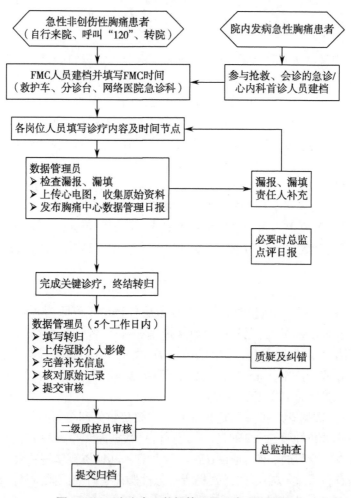

图 4-14-1　胸痛中心数据管理员日常工作流程

准,核对姓名、性别、年龄、住院号等基本资料;核对发病时间、首次医疗接触时间、首份心电图完成时间及诊断时间、进入医院大门时间、抽血完成到获取肌钙蛋白报告时间、负荷双抗时间、抗凝给药时间、溶栓时间、开始知情同意时间、签署知情同意时间、导管室激活时间、入门到导丝通过时间、主动脉或者肺动脉 CTA 完成时间等关键时间节点。

对于如何去查找漏建档的问题,建议按照患者临床诊疗路径筛查。

首先对经急诊入口来的患者(包括自行来院、"120"接入、网络医院转诊):①数据员每天检查急诊分诊台的患者登记本。如果登记本是纸质版的,就根据分诊护士做出的胸痛患者标记逐一核对;如果是电子版的登记本,通过检索所要核查的时段急性胸痛患者名单,核实是否有纸质版的时间节点管理表或是进行了实时在线填报,并检查原始资料是否齐全。②查询"120"信息管理系统(区域外"120"转入应有记录单)、急诊抢救单、有 PCI 能力的医院核查导管室的介入手术登记本,对主诉为胸痛、胸闷、剑突下不适、呼吸困难等症状的患者或是在导管室行紧急介入手术的患者,是否都填报了数据。③另外需要特别指出的是,部分老年患者、卒中后的患者、糖尿病合并心脏病患者,常常以非胸痛症状为主诉,如以腹痛、牙痛或下颌痛、气促、心悸、恶心呕吐等症状就诊,分诊护士要尽可能扩大预检范围,尽快安排心电图检查,并填写时间管理表,分诊登记本上要有标记,数据管理员也需要核实。

其次对从门诊、心内科病房、熟人看病等入口来的患者,由于是在非急诊岗位就诊,急性胸痛患者很容易成为"漏网之鱼"。①每家医院应严格落实首诊负责制,比如熟人直接去心内科病房找医师看病,首诊医师从接诊的那一刻起就要启动时间流程管理。②还可以通过制订一些相应的规则防止出现漏报现象。比如从门诊通过现场挂号进来的患者,通过加强门诊分诊的培训,将门诊咨询台、挂号等部门人员集中进行培训,让他们熟悉急性胸痛患者的就医指引流程,当接诊到急性胸痛患者时就能够迅速将患者指引到急诊科进行救治。对通过微信挂号或自助挂号机挂号后直接进入心内科诊室或心内科专家诊室的急性胸痛患者,则制订专用的流程图来指导非急诊岗位医师接诊急性胸痛患者诊疗流程,并将流程图张贴在诊室显眼的位置,培训诊室医师熟悉接诊流程,当接诊到急性胸痛患者时,普通门诊医师或出诊专家能够按照流程图规范救治(图4-14-2)。③数据员每天通过查询与胸痛救治相关的科室(心内科、内科、CCU/ICU)的住院患者流动统计报表,对所有入院患者的初步诊断、出院患者的最后诊断进行筛查,发现急性胸痛漏报病例,立即与首诊责任人沟通,及时改正。

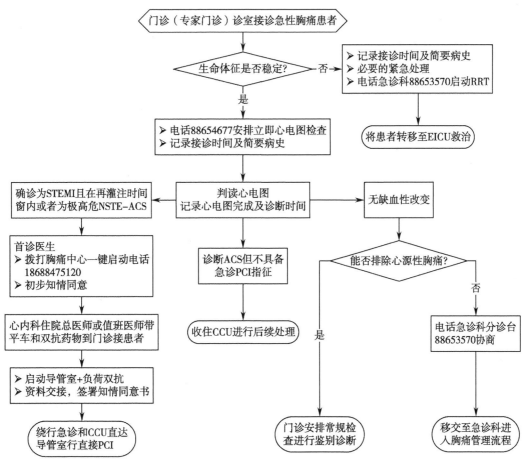

图4-14-2　门诊胸痛患者处置流程图
RRT:快速响应团队

《中国胸痛中心认证标准（第六版）》，将"所有进入医院的急性胸痛（明确的创伤性胸痛除外）患者的登记比例应不低于 75%"修订为"所有进入医院（包括就诊于门诊、急诊或是绕行急诊直接入院）高危急性胸痛患者（ACS、主动脉夹层、肺动脉栓塞以及其他重要急性胸痛疾病，明确的创伤性胸痛除外）填报比例必须达到 100%"。该条款虽不再强调低危胸痛患者的网上填报率，但并不意味着此类患者就不需要进行胸痛流程和时间节点的管理，所有的中低危胸痛患者仍需要填报时间节点管理表，只是数据可以不转录入数据管理云平台系统。患者时间节点管理表以及原始资料仍需要保存，在认证、再认证和常态化质控现场核查过程中，这些原始资料仍将作为中低危胸痛患者流程及时间节点管理是否达标的依据，数据管理员在做日常核查时，仍然要按照原先的要求进行。如果胸痛中心采用了时间节点自动抓取和实时网报系统，则仍然应在系统上直接填报中低危胸痛患者的时间节点。

2. 采集原始资料，上传心电图以及其他检验结果。数据的客观、准确性是必须通过溯源才能得出结论的。因此，在胸痛中心建设中强调所有客观来源的数据必须可以溯源。比如呼叫"120"时间、首份心电图时间、各类检验检查报告、挂号时间、接诊时间、会诊时间、知情同意时间、导丝通过时间等。胸痛中心必须加强对急性胸痛分诊的管理，所有进入急诊科就诊的患者均需经分诊后就诊，原始客观数据的采集也应从分诊开始，然后是急诊抢救室、心内科病房、导管室等。比如在急诊分诊采集首份心电图、时间节点管理表；急诊抢救室采集重症患者的抢救记录单、肌钙蛋白结果；心内科病房或CCU 采集入科心电图、知情同意书、肌钙蛋白结果；导管室采集介入时间以及手术相关信息等。经网络医院转诊的患者或者远程会诊过的患者，外院原始资料、会诊信息等可以从微信群内直接截取；如果患者来自非网络医院，数据员还要尽可能通过家属或者联系人找齐患者病历资料。另外还有一些不会自动产生客观记录的重要时间节点也必须在各种医疗文件中进行记录以作为溯源证据，比如患者发病时间、在当地首诊时间、进入本院医院大门时间、服用双联抗血小板药物时间等难以在事件发生的当地自动留下客观记录供溯源，数据员必须查证首次医疗接触人员、首诊医师、住院后的经治医师等是否在各类医疗文件比如急诊病历、护理病历、首次病程记录、入院病历中的现病史中记录了上述关键时间节点。所有的原始资料均由数据管理员统一汇总、核对，当原始时间证明、时间节点管理表、云平台录入的时间节点三者完全一致时，方符合准确性及溯源性要求。数据管理员将收集到的客观原始材料建议扫描或拍照后以电子版的形式存储，便于保存和查阅。

3. 每天发布胸痛中心数据微信日报。胸痛中心微信日报是院内常态化质控的重要手段。数据管理员最好事先设计一个固定标准的日报模板，每天汇报前一天的急性胸痛数据，所有数据必须经查证诊断无误，按初步诊断分类后方才上报，比如 STEMI 多少人、NSTEMI 多少人、UA 多少人（含上述两类患者的危险分层）、主动脉夹层多少人、胸痛查因多少人。急性心肌梗死患者汇报的内容要详细，比如 STEMI 患者，要标明床号、姓名、诊断、再灌注措施。溶栓患者要统计 D-to-N 时间、转运 PCI 患者要有精确的入门 - 出门（door-in and door-out）时间、直接 PCI 患者要上报 D-to-W 时间，这些时间如果超出了认证标准或者本院的阶段目标值，就算延误病例，延误原因也都要分析并且进行汇报。NSTEMI/UA 患者要上报危险分层，若是极高危患者，要上报入门到造影时间，如有超时，同样也要上报超时原因；若在 2 小时内未实施紧急介入治疗,其原因也都要汇报。

胸痛中心总监通过关注每日微信日报,可以及时发现问题,并将问题及时落实到责任人,从而促进胸痛中心常态化改进机制。

4. 对完成关键诊疗后离院或是出院的患者,填写转归,完成一级审核。胸痛中心数据库填报的每一个病历都是从患者发病开始到诊疗结束所有的关键时间节点。对未完成全部评估流程要求离院的急性胸痛患者,数据管理员在上传完心电图以及其他检查结果,核实填报无误后可以即刻归档。对于出院的患者,胸痛中心数据填报时效性要求数据的最后一次修订不能超过出院或者离院后 30 天。当然,各胸痛中心也可以制定本院数据管理要求,中国人民解放军南部战区总医院就要求数据管理员,在患者出院 5 天内必须完成归档。跟踪出院患者有两种方法:一是每天查询心内科/与胸痛相关的诊疗科室的住院患者流动统计报表,根据出院名单获知胸痛患者出院信息填写转归;二是打开填报系统显示为救治中的病历,在医师工作站输入胸痛患者的姓名或是 ID 号来查询是否出院。数据管理员除了完善补充信息、填写出院信息栏内容外,要对整个病历内患者基本信息、关键时间节点以及检验数据、检查结果进行查验,做到可以溯源;追踪患者是否发生心力衰竭、死亡,尤其对怀疑脑死亡出院患者进行审核;检查诊断分类,尤其注意某些修改诊断患者,要及时更新电子病历。所有经过一级审核的病历都进入等待审核状态,提交给二级质控员审核。另外,对二级质控员审核时发现问题并驳回的病历要进行重新审核,无误后方可再次提交。

5. 提高胸痛中心建设水平,建立常态化的持续质量改进机制。

(1)切实落实院内常态化质控机制:"胸痛中心建设质量高不高,就看两会开得好不好",所以质量分析会及典型病例讨论会是胸痛中心持续改进的重要手段。胸痛中心数据管理员每季度要协同总监组织召开"两会","两会"的具体组织实施步骤,详见本章第十五节。

(2)接受常态化质控现场核查及督导:中国胸痛中心建设已经取得了飞速发展,2020年发布的《中国胸痛中心认证标准(第六版)》和《中国胸痛中心常态化质控方案》,开启了数量质量两手抓的建设模式。结合常态化质控要求,各胸痛中心每半年要接受一次由本地质控专家组成的核查团队进行现场数据核查,主要核查数据填报量、数据填报及时性、数据溯源性、数据极值等内容。胸痛中心数据管理员在接到核查通知后,应做好以下准备工作:①做好会场准备,保证每名核查专家有一套电脑使用(内网+外网)。②提前通知医院信息科从医院信息系统(HIS)调取半年数据,如果是纸质版病历,协调信息科在专家抽取病历后20 分钟内能调取到病历。③提前备好急诊分诊登记本,如果是电子版,保证内网电脑能够检索;有急诊 PCI 能力的医院,提前备好介入手术登记本。④完善补充所有核查病例信息。⑤核查期间,认真记录质控专家核查督导意见。

五、关键时间节点控制与记录

为了进一步提高中国胸痛中心建设水平,进一步健全评估标准,加强上下联动,提高救治质量,也便于医院加强质控管理,《中国胸痛中心认证标准(第六版)》将"要素五 持续改进"条款新增的必须满足项由原来的 6 条增加为 11 条,修订描述指标 5 项,新增统计指标 2 项。各胸痛中心数据管理员要与时俱进,应充分理解各新增条款的含义,便于对数据库进行有效的核查。

目前胸痛中心认证云平台数据库可以进行统计分析的数据都是认证和质控相关的统计指标，数据管理员统计时如果发现显示的结果与预期不一致或某个指标出现严重偏离，则应对该项指标进行单独分析，并找到导致指标偏离的病历，核对原始数据以确认数据的可靠性。认证和质控指标异常也可能是未严格按照胸痛字典定义进行填报而导致了系统性误差。下面列举一些在理解上容易出现偏差的时间节点进行分析，便于数据管理员掌握正确的审核方法。

1."对于自行来院或拨打本地'120'经救护车入院的所有急性胸痛患者，缩短了从首次医疗接触到完成首份心电图时间，且要求月平均小于 10 分钟"，此指标经常出现 0 数据或是负值，常常是因未能正确理解对首次医疗接触和首份心电图的定义导致的错误。该指标的定义是从首次医疗接触到完成首份心电图之间的时间，其中首次医疗接触是患者到达分诊台或挂号处的时刻或救护车到达现场的时刻，即使是医护人员携带心电图机到达现场，从开始连接到完成心电图也至少需要 1 分钟的时间，不可能是 0 分钟；此外，此指标的心电图时间是指完成心电图检查时间而不是开始进行心电图检查的时间。第二个常见的错误是院外发生首次医疗，当地已经完成首份心电图，但被填报的是院内首份心电图，导致时段的延误；或者反过来填报院外首份心电图时间，而首次医疗接触为院内时间，从而出现首份心电图早于首次医疗接触的逻辑错误。

2."对于 STEMI 患者，缩短了从完成首份心电图至确诊的时间，且要求月平均小于 10 分钟"，此指标也常出现 0 数据。这是指从完成首份心电图到完成心电图诊断的时间，如果不建立前瞻性实时记录时间节点的机制，则完成心电图确诊时间常常追溯较困难，导致确诊时间常常是臆测性的，容易出现较大误差。

3."经救护车（包括呼叫本地"120"入院及由非 PCI 医院转诊患者）入院的 STEMI 患者，从急救现场或救护车远程传输心电图至胸痛中心（实时传输或微信等形式传输，但必须在云平台有客观记录）的比例不低于 30% 且在过去 6 个月内呈现增加趋势"，此指标主要是要求勾选是否远程传输心电图。需要明确的是，对于当前广泛通过微信传输心电图实现远程诊断的，应该计入远程传输之中，但必须将微信传输的首份心电图及时上传至数据库。

4."建立了床旁快速检测肌钙蛋白方法，从抽血完成到获取报告时间不超过 20 分钟"，这是胸痛中心认证的一个强制性指标，起点是从抽血完成开始，到获取结果的时间。有些单位竟然统计结果为 5 分钟以下，这在当前的检测条件下是不可能的，因为目前市面设备从血样上机后多数均要 10～15 分钟才能显示结果。这种错误多是因为随意填报造成的，一线岗位的工作人员没有养成准确、实时填报的工作习惯，极个别者可能会导致审核专家认为是造假嫌疑。

5."对于接受 PPCI 治疗的 STEMI 患者，月平均入门 - 导丝通过时间不超过 90 分钟，且达标率不应低于 75%"，这是最重要的院内绿色通道综合评价指标，其中对"门"的理解是导致数据偏离的主要原因。另外，目前已根据指南将原先的进门 - 球囊扩张（D-to-B）时间定义修改为进门 - 导丝通过（D-to-W）时间，更为精准和细化，在填报时也要注意更新。

6."导管室激活时间小于 30 分钟"是指从导管室手术相关人员中最后一名到达导管室且可以接收手术患者进入导管室开始手术的时间。当人员全部到达但导管室占台或是机器故障时，导管室不能算激活，统计的激活时间也是相应延长的。

7．"所有危险分层评估极高危的 NSTEMI/UA 患者，从入门后（首次评估为极高危者）或者病情变化后（再次评估为极高危者）2 小时内实施紧急 PCI 的比例在增加，且不低于 50%；以及所有危险分层评估高危 NSTEMI/UA 患者，从入门后（首次评估为高危者）或者病情变化后（再次评估为高危者）24 小时内实施早期介入治疗的比例在增加，且不低于 50%"，此两项指标之前由于不是强制性指标，许多单位漏填较普遍，新的认证标准修订了指标描述，更精确反馈数据趋势，希望引起重视。

8．"对于网络医院实施转运 PCI 患者，在网络医院的 door-in and door-out（入门到出门）的时间在 30 分钟以内，若当前达不到，应有缩短趋势"，该项指标的缺失率很高，主要原因是当地转出医院没有记录，要对基层医院进行常态化培训，并提出考核要求，让区域协同体系内的救治单位都能按照统一的数据填报要求进行管理。

六、数据填报的常见误区

胸痛中心数据库是评价胸痛中心建设质量和水平的依据，是胸痛中心建设的核心内容和持续改进的保证，是胸痛中心质量管理和控制体系的重要手段，是现场核查的重点，同时也是临床科学研究的重要资料，因此数据填报是胸痛中心建设过程中最重要的内容之一。

从理论上分析，数据库质量不是完全可控的，尤其是原始数据的填报可能会出现一些错误，产生一些填报误区，最常见的误区有以下几点：

1．数据由专门数据管理员负责填报。《中国胸痛中心认证标准》强调云平台数据填报应尽可能采用岗位负责制的前瞻性实时填报。不同岗位的首诊工作人员例如院前急救人员、急诊科医护人员、心内科医护人员、导管室技师/护士、网络医院的医务人员为数据的第一责任人，由急性胸痛患者的首次医疗接触人员在首次医疗接触的当时进行建档，实时填写急救信息、胸痛诊疗等相关资料。具备条件者可以直接在线填报，不具备条件者应使用纸质版的时间节点记录表伴行急性胸痛患者。无论采用网络在线填写还是纸质版表格，均由各诊疗流程执行人负责填写自己执行的诊疗环节的时间，要求精确到分钟。应尽可能避免事后回顾性填报，因为回顾性填报很难保证数据的准确性。同时也不鼓励由专人进行跟踪性记录时间节点的填报方式，因为一方面不可能保证随时有专人跟踪所有急性胸痛患者进行记录，既是填报员，又是审核员、归档员，这是不合理的，自己审核自己的工作往往不容易发现错误；另一方面也是对人力资源的极大浪费，因为急性胸痛患者就诊的时间分布缺乏规律，可能一段时间没有急性胸痛患者，而另一段时间又可能同时来几个急性胸痛患者。因此，一手时间数据的填报一定是临床一线工作人员完成的，一线人员要养成随手记录的好习惯。

2．不理解急性胸痛定义，认为 STEMI 患者才是重点，其他的胸痛患者不用那么着急走流程、填数据，导致某些急性胸痛病例缺失，影响数据库的完整性。胸痛中心不是"STEMI 中心"或者"ACS 中心"，首次医疗接触环节是最重要的考核环节，所有的急性胸痛患者均应从首次医疗接触时开始进入时间节点管理，这样才能防止那些表现不典型的患者被延误。如果等到明确为 STEMI 或者 ACS 后才开始填报时间节点，就只能是回顾性补填而不是实时记录，就一定是不准确的。

3．数据填写不合逻辑，时间节点定义不清晰；未建立或落实数据库审核制度，随意录入且缺乏核查机制，导致出现严重的极端数据却无人知晓。

示例一（图4-14-3）："到达大门时间""首次医疗接触时间""首份心电图时间""首份心电图确诊时间"填写了同一时间，这是不合理的数据，主要是时间节点定义不清，随意录入所致。

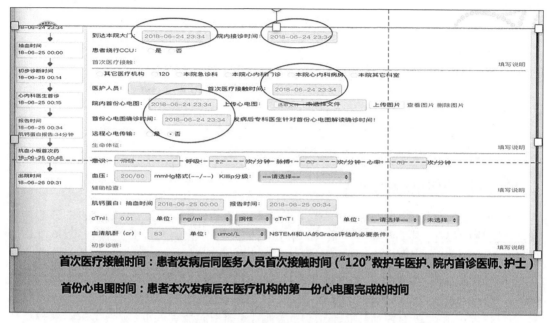

图4-14-3　时间节点定义理解有误

示例二（图4-14-4）：导管室启动到导管室激活为0分钟，也是对定义理解不清导致的不合理数据。

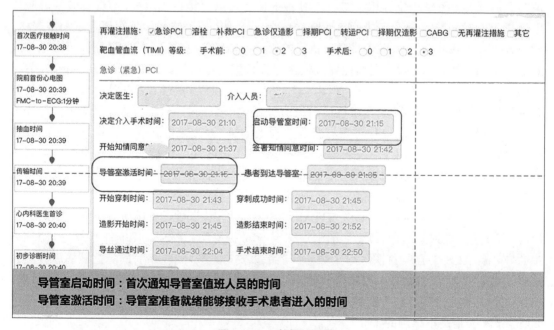

图4-14-4　数据极端值

4.胸痛病历内缺失值太多,尤其是一些关键时间点未填写,导致时间节点溯源困难;另外因未能准确理解各指标的含义,导致不能正确填写相关数据。

示例三是一个审核归档病例(图4-14-5):首份心电图上传后,未填报首份心电图确诊时间;缺 GRACE 评分所必需的血清肌酐值;肌钙蛋白抽血时间和报告时间相差 3 个月。当数据出现极端异常时,缺乏核查机制。

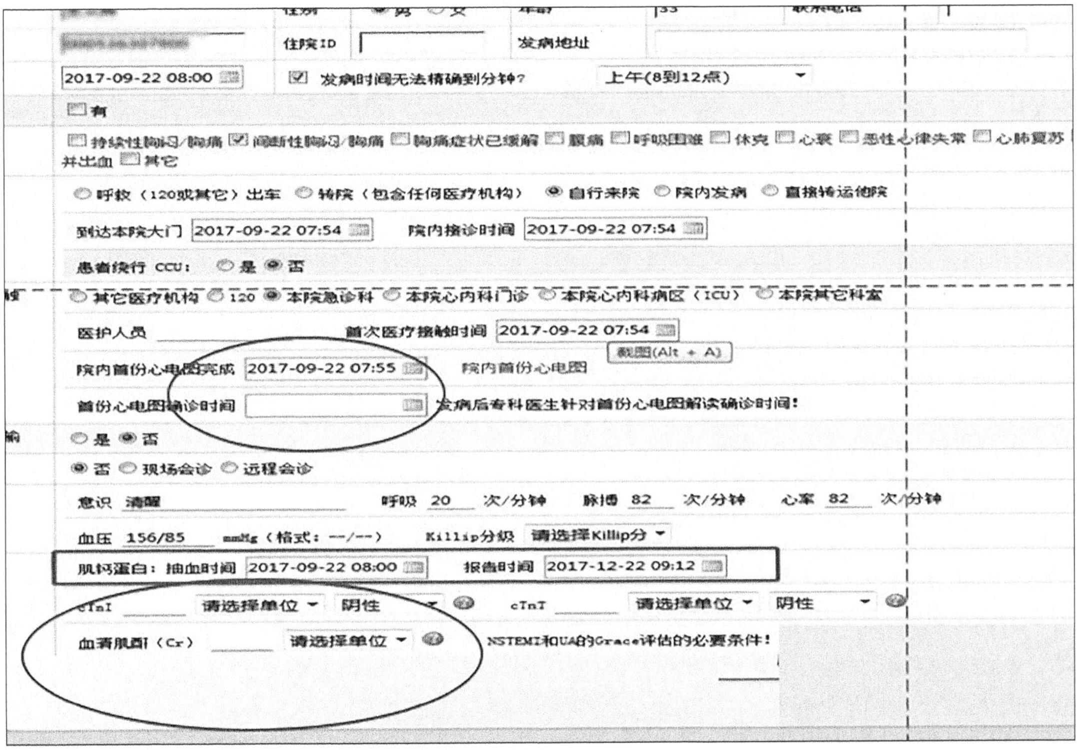

图4-14-5　数据缺失

示例四(图4-14-6):当急性胸痛患者诊断为 NSTEMI 后,医师必须依照指南要求进行危险分层,且要求在首次病程记录中进行描述。所有极高危 NSTEMI/UA 患者,2 小时内实施紧急 PCI 的比例以及所有高危 NSTEMI/UA 患者,24 小时内实施早期介入治疗的比例,认证标准不作为必须满足条款,但一定要有数据趋势。紧急介入各项时间节点的填报,由于平台计算机不能自动分层到极高危项,需要数据管理员手动进行勾选,在时间节点管理上要求与 STEMI 患者相似。此两项指标在认证通过后将纳入质控之内。

总之,数据库填报应遵循四大原则:完整、准确、及时、可溯源。要强化"没有记录就没有发生"的理念。数据管理员要充分发挥监督与管理的作用,并加强业务学习,及时更新知识和理念。

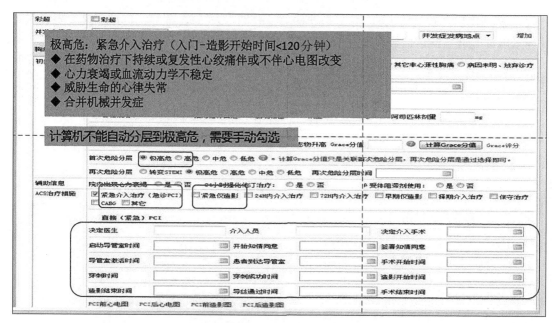

图 4-14-6   未能进行危险分层

(龚志华)

第十五节   "三会"召集、会前准备与会议资料整理

胸痛中心不是一个独立的科室,是一种"虚拟机构、实体运行"的全新的跨学科工作模式。在区域协同机制下,不同学科甚至不同单位之间通过常态化的紧密合作,为急性胸痛患者提供高效、快速而规范的急救服务。维持胸痛中心的虚拟机构实体运作的核心机制是各种诊疗流程图,而管理制度是确保流程图被执行的主要保障措施。因此,胸痛中心必须制定各类重要的管理制度以确保胸痛中心常态化运行,包括时钟统一制度、数据库管理制度、联合例会制度、质量分析会制度、典型病例讨论会制度、持续质量改进制度及值班、会诊制度、奖惩制度等。其中联合例会、质量分析会和典型病例讨论会被胸痛中心建设者习惯地称为"三会"。

《中国胸痛中心认证标准》和《中国基层胸痛中心认证标准》都明确提出胸痛中心建设要严格执行"三会"制度,因为召开"三会"既是胸痛中心常态化运行的体现,也是持续质量改进的根本保证。以下分别介绍"三会"召集、会前准备、会议资料保存及上传的基本要求。

一、胸痛中心联合例会

胸痛中心建设的重要环节之一就是跨部门、医院、学科的联合救治,需要联合院前急救("120")体系、网络医院、社区医疗服务机构等与胸痛救治相关的部门、单位和机构,按照规范的胸痛诊疗流程,在规定的时间内完成诊疗任务。因此,胸痛中心必须建立良好的联络机制,保证各系统和机构之间的良好沟通和同步运作,联合例会是协调区域协同救治体系各单位和部门之间关系、使胸痛中心顺畅运行的最为有效手段。

胸痛中心成立之初的联合例会主要是协调和统一院内外各相关部门的立场和观念,建立起区域协同救治体系。在运行一段时间后,联合例会就应该转向以讲评胸痛中心运行的实际效果、针对现阶段存在的问题寻找解决办法为主。通过联合例会解决不同单位、不同部门之间的协作问题。

在胸痛中心认证标准中,非常重视联合例会制度的落实和实施效果,要求在提交认证材料和现场考察时均要有胸痛中心与"120"系统以及其他具有联合救治关系的单位的联合例会制度和会议资料。因此,建立胸痛中心必须重视该制度的建立和完善,联合例会制度主要是为召开联合例会制定规则。主要内容包括:针对参会例会的人员、举行的时间、例会讨论的主要议题及例会记录、材料的保存等做出明确的规定。

1. 参加胸痛中心联合例会的相关部门及人员　联合例会的全体参会人员如下述,但每次会议可根据主要议题决定增减参会人员类别及人数。

(1) 院内胸痛中心管理团队:①医院胸痛中心委员会全体成员、医疗总监和行政总监、协调员、核心科室的负责人、质量控制小组成员;②院内有关职能管理部门或科室,如医务管理、质量管理等部门;③胸痛疾病诊治相关科室负责人或工作人员(心内科、急诊科、心胸外科、呼吸内科、影像科、检验科等)。

(2) 院外人员:①院前急救医疗服务体系("120")领导及代表;②网络医院、胸痛救治单元等基层医疗机构代表;③基层胸痛中心的联合例会应有接收本院转诊的上级医院代表参加;④如果能邀请当地卫生行政主管部门领导参加将会更有利于工作的推进。

2. 会议召开的频次　认证标准要求,联合例会的时间间隔原则上不超过6个月。建议在胸痛中心建设的早期,根据实际需要可缩短时间间隔,每月召开或每季度召开均可,胸痛中心运行成熟后每6个月召开一次。

3. 联合例会的组织与实施

(1) 依据"联合例会制度"组织会议,胸痛中心联合例会由本院胸痛中心委员会负责召集,会议通常由医疗或者行政总监根据胸痛中心运行实际需要提出并确定会议讨论的主要问题,提交给胸痛中心委员会主任委员审批后确定。同时应制订好会议日程、确定主持人及参加人员、会议召开的时间和地点,主持人一般由胸痛中心委员会主任委员或副主任委员主持。

(2) 联合例会的主题及讨论内容:①胸痛中心现阶段工作情况总结,通常由医疗/行政总监负责汇报;②胸痛中心实际运行中存在的问题和矛盾,共同讨论解决的办法,这是胸痛中心联合例会的主要工作内容;③协调近期工作计划及培训安排;④其他与胸痛中心建设相关的问题。

(3) 会议前准备:①胸痛中心总监至少提前1周与胸痛中心委员会主任委员协商确定会议主题、会议召开的具体时间;②由总监负责指导胸痛中心协调员、数据管理员等根据目前胸痛中心运行情况提前准备好会议资料,包括会议议程、讲稿,明确提出讨论的主要问题、确定参会人员;③由协调员负责与参会的相关单位或科室人员沟通,外单位至少提前1周沟通,至少提前2天下发会议通知(会议时间、地点、参会人员);④协调员及数据管理员准备好会议资料和会议签到表,做好会议室的准备工作,包括幻灯片播放、拍摄、录音设备等。

（4）会议记录及归档：联合例会是胸痛中心的重要活动内容之一，必须指定人员做好记录并存档，会议记录应该使用专用记录本，记录要客观、真实，在申请认证时将是重要的被考察内容和认证依据。认证标准中要求在会议结束之后5个工作日内将会议讲稿、会议记录、签到表及会议照片或视频材料上传至中国胸痛中心认证数据管理云平台，以便进行网评审核。

4. 联合例会召开过程中经常遇到的问题　在落实联合例会制度时常见的问题包括：

（1）会议前准备工作不充分，主题不明确，针对性不强，没有把胸痛中心区域协同救治工作中存在的问题提炼出来，并做好充分的总结及分析，也未引导各单位之间协调解决，未实现会议的主要目的。

（2）对于例会的重视程度不够，流于形式，没有认识到联合例会是解决各单位之间沟通衔接问题的最有效手段和机会，主要负责人或管理者不参加会议，职能科室和相关人员参会者少。

（3）未能根据联合例会制度要求按时召集会议，没有完整的会议记录。

（4）与合作单位的联络机制不健全，沟通不畅，对于联合救治的效果反馈不足，导致合作单位工作方向不明确，改进工作的动力不足。

二、胸痛中心质量分析会

质量分析会是提高胸痛中心运行质量最有效的方式，也是胸痛中心建设的关键环节。质量分析会是通过对胸痛中心运行过程中的阶段性数据分析，明确整体运行的状况，对胸痛中心建设和运行质量提出客观的评价，展现通过改进取得的进步，发现存在的问题和产生的原因，通过分析提出改进措施；适时调整质控指标的目标值；此会其实也是开展对医护人员心血管能力培训和教育的极好时机，通过质量分析会显著提高胸痛中心各岗位人员对流程图的依从性，提高诊疗过程的规范程度。

1. 参加胸痛中心质量分析会的相关部门及人员

（1）负责院前急救工作的团队：包括急救医疗服务体系（"120"）的院前急救一线的部门领导，比如调度负责人，必要时可邀请急救中心领导参加。早期的联合例会急救中心领导必须参加，否则很难落实与"120"的合作。

（2）胸痛中心核心科室人员：主要是急诊科、心内科（包含导管室护士和技师、主管CCU的医师）全体人员，其中核心科室必须保证临床一线医护人员的参会率，原则上除了值班人员外，都应该参加，因为一线人员如果对胸痛中心关键质控指标不了解、流程不熟悉，就无法进行规范的诊疗活动。其中本阶段存在延误或者偏离流程的关键岗位工作人员，必须参加会议，让其在参加质量分析会的同时再接受培训教育。

（3）其他医疗科室人员：心血管外科、胸外科、消化科、呼吸内科、内分泌科、神经内科、普通胸科、老年科、皮肤科、手术室、麻醉科、心电图室、放射影像科、超声科、检验科、药剂科和门诊部等，可根据主要质控指标的情况，会前邀请相关科室的首次医疗接触人员、部门管理人员参加质量分析会。

（4）网络医院人员：近期数据显示存在网络医院转诊延误或不规范现象时，应邀请具有转诊关系的基层网络医院参与胸痛中心工作的负责人及一线工作人员参加，尤其是直接责任人参会具有重要的意义。共同分享数据，讨论需要改进的环节，以促进基层医院的诊疗质量改进；对于存在优秀转诊的基层医院数据，在质量分析会上同时也可以进行成功经验分享。

（5）基层胸痛中心尚需邀请接受本院转诊的上级医院胸痛中心负责人参加。

（6）本院各职能部门的管理人员：包括医院的医务部门、质量管理部门、护理部、外联部、卫生健康保健部门、医学信息科、医疗设备管理科、病案室、医学统计室等相关代表参加。主要是负责与胸痛相关的医疗和行政协调，流程制度与落实，工作质量管理等。

2. 会议召开的频次　建议在胸痛中心建设初期每月召开 1 次胸痛中心质量分析会，当胸痛中心进入常态化运行之后，尤其是通过胸痛中心认证后，可每个季度召开 1 次。胸痛中心认证标准要求召开的周期间隔不得超过 3 个月。

3. 组织与实施　依据"质量分析会制度"组织会议，由胸痛中心医疗总监或行政总监负责召集，原则上至少提前 1 周通知医院相关部门人员。

（1）质量分析会的主题及分析内容：即主要质控指标的变化趋势。对照胸痛中心主要质控指标的目标值进行分析是胸痛中心质量分析会的主要内容。胸痛中心质量监控指标是由胸痛中心委员会根据《中国胸痛中心认证标准》及《中国基层胸痛中心认证标准》第五要素的要求，结合本院胸痛诊疗各个诊疗环节的实际情况而确定的目标值，并要求进行适时调整；对于已经通过认证的单位而言，原则上应高于国家认证标准，才能体现持续质量改进的理念。提交会议分析讨论的基本数据内容必须包括本会议周期内救治的急性胸痛病例总人数、各主要急性胸痛疾病病因构成比、发病至首次医疗接触时间、呼叫"120"入院比例、首次医疗接触到首份心电图时间、首份心电图完成至心电图确诊时间、心电图远程传输比例、首次医疗接触至确诊时间、肌钙蛋白抽血至出结果时间，STEMI 患者的 FMC-to-W、D-to-W、FMC-to-N 及 D-to-N 时间，ACS 患者从确诊到双联抗血小板给药时间、STEMI 患者从确诊到抗凝给药时间、接受直接 PCI 治疗的 STEMI 患者明确诊断后绕行急诊科 /CCU 的比例、转运 PCI 患者在非 PCI 医院停留时间（door-in and door-out）、各类指标的达标率、STEMI 患者的死亡率、平均住院天数、平均住院费用、急性胸痛患者的院内死亡率、院内心力衰竭的发生率等。上述数据每次由胸痛中心数据员或二次质控主任进行分析和统计，并制作成 PPT；讲稿中要有直观的图表分析、对比图，在质量分析会上公布。

（2）胸痛中心核心科室的关键细化管理指标：核心科室主要是院前急救、院内急诊科、心内科和导管室，涉及上述环节的关键质控指标必须纳入质量分析会作为重点讨论内容，包括呼救"120"至出车时间、院前转运派车时间、不同来院方式的 ACS 患者就诊比例、首次医疗接触到完成首份心电图时间（不同来院方式分开分析）、院前传输心电图的比例、自行来院行直接 PCI 患者在急诊科停留时间、呼叫专科会诊至完成会诊时间、从确诊到一键启动导管室时间、呼叫"120"的 STEMI 患者的绕行急诊科比例、自行来院的 STEMI 患者绕行 CCU 的比例、主动脉夹层患者的误诊率、行直接 PCI 患者的穿刺成功率、导管室激活时间、知情同意时间、从患者进入导管室到开始造影时间以及导丝通过时间、心肌梗死溶栓（thrombolysis in myocardial infarction，TIMI）血流等级、即刻血管再通率、出院带药是否符合指南推荐的比例。

（3）日常急性胸痛诊疗工作质量状况的指标：临床科室胸痛病历书写情况（主要是门

急诊病历记录、住院首程记录中是否对重要时间节点有记录），配置在各部门的时钟使用情况、时间统一校对情况，胸痛患者时间节点管理表记录的完整性、准确度和可溯源性，胸痛患者原始记录资料的保管情况，重要资料的丢失率（首份心电图、肌钙蛋白检测结果、急诊病历等）。这些资料尽管不能直接反映胸痛患者救治的情况，但对保证胸痛中心数据填报工作良好运行起着十分重要的作用，应当将这些内容的管理纳入本次质量分析会中进行总结。

（4）其他相关辅助科室的质量管理指标：①CT室的相关时间节点数据，主动脉或肺动脉CTA完成时间有缩短趋势（怀疑主动脉夹层或肺动脉栓塞的患者，计算从通知CT室到CT室完成准备的时间，要求小于30分钟）；②心脏超声的相关数据，急性胸痛患者胸痛优先的落实情况，能否在30分钟内完成心脏超声检查等。

4. 会议前准备　胸痛中心总监至少提前1周确定会议召开时间，由于胸痛中心建设所涉及的部门较多，有院前急救体系、网络医院、基层医疗机构和院内多学科的参与，会议组织人员应提前1周通知参会者。会议内容由胸痛中心的数据员与协调员提前将胸痛诊疗各类质量指标完整的统计分析、质量分析结果、改进后变化、存在的问题、诊疗流程的改进等分类整理，并制作成各类演示图表、制作主题发言PPT，提交质控负责人审阅、确定。数据管理员至少提前2天下发正式会议通知（会议时间、地点、参会人员），备好会议签到表、会议资料、会议室的准备工作，拍照录像，录音设备等。

5. 会议记录及归档　质量分析会期间，通常由协调员或者二级数据质控员汇报本质控阶段的数据运行情况，医疗总监及行政总监针对各项指标的实际值与目标值的差距逐项进行分析和讲评，针对不达标的指标，重点分析不达标的原因，并将未达标者提炼出来进行后续的典型病例讨论，以进一步明确是流程不合理还是责任人未执行流程导致的延误。对于已经达标的指标，则会提出适时调整方案。对关键质控指标的调整方案原则上必须是基于对客观情况分析后得出的结论，也应事先与该指标相关的部门进行协商后确定。原则上应在连续两个季度均达到目标值后再做调整。在质量分析会上，各诊疗环节的主要负责人应积极参与讨论，提出流程修订的意见和建议。

会议记录非常重要，最关键的是要真实记载会议的核心内容，必须指定专人做好会议记录并存档。会议记录应该使用专用记录本，记录要客观、真实，这在申请认证和再认证时将是重要的被考察内容和认证依据之一。在会议结束之后5个工作日之内将会议讲稿、会议记录、签到表及会议照片或视频材料上传至中国胸痛中心认证数据管理云平台，以便申请认证时作为胸痛中心常态化运行的佐证材料。

6. 质量分析会需要注意的几个环节内容

（1）数据本身不可靠，无法得出正确的结论：胸痛数据填报质量和针对数据库的质控是胸痛中心所有质控指标获取的基础，也是质量分析会的前提条件。抓好日常胸痛患者诊疗过程中的时间节点的岗位化实时填报、落实三级审核以及阶段性数据质控是确保数据库真实可靠的重要条件。没有可靠的数据库就无法得出可信的数据趋势，也无法进行数据分析和寻找存在的问题，也就失去了质量分析会的意义。有些医院胸痛中心存在的问题始终得不到解决，其主要原因就是没有认真抓数据质量，同时也没有认真利用质量分析会发现存在的问题，并引导寻找解决问题的方法。

（2）未确定本院的胸痛中心的关键质控指标并适时调整目标值：这是许多胸痛中心当

前存在的一个重要问题，经过几年的建设，胸痛中心的各项关键指标总是徘徊在基本达标但不优秀的水平不再改进。其核心问题在于未制订本院的关键质控指标的目标值，并适时进行调整。所有的指标都还是以国家认证标准为目标值，未确定胸痛中心自己的目标值。由于国家认证标准是针对全国的，要兼顾到有些医疗资源薄弱地区的水平，只能取一个多数医院经过努力可以达到的平均值，也是针对申请认证单位的。一旦通过认证后就要及时调整目标值，向更高的目标准值努力，并要将整体的 D-to-W 分解为各个诊疗流程的细化目标值进行分段管理。因此，对于已经通过一段时间的建设之后尤其是已经通过认证的胸痛中心，必须适时调整阶段性目标值，才能促使大家更加努力，不断优化流程，最大限度地缩短救治时间，提高救治效率。在质量分析会中发现的问题，一定要结合具体病例追本溯源、认真分析，找出延误的真正原因，并制订相应的改进措施，促进持续质量提高，这才是质量分析会的主要目的。

三、胸痛中心典型病例讨论会

如上所述，关键时间节点不达标病例将被挑出来进行典型病例讨论，同时，对那些严重偏离诊疗流程的病例，也要纳入典型病例讨论之中。通过流程执行人对诊疗过程的回顾，全体人员共同分析延误原因和不遵循既定流程的原因，并提出改进的方案。很显然，胸痛中心典型病例讨论会完全不同于复杂疑难病例讨论，主要是围绕着偏离流程图和未在规定的时间要求内完成诊疗过程的病例进行过程回顾和检讨，分析原因，总结教训，防止再次发生类似的情况，并提高全体胸痛中心人员遵循流程、执行流程的自觉性，强化时间节点管理的意识。

1. 参加胸痛中心典型病例讨论会的相关部门及人员

（1）院前急救人员：主要是位于急救一线的院前急救人员（医师和护士），如果存在调度延误的病例，也可以邀请急救中心调度人员参加；在典型病例讨论会中，由于院前急救医护人员往往是首次医疗接触人，他们的医疗行为对患者的后续诊疗起着关键性作用，所以对院前急救进程进行分析讨论十分重要。对于影响院前急救过程的因素，必须不断地分析是否存在延误、是否还有改进空间。

（2）院内相关科室医护人员：主要是与急性胸痛诊疗相关的核心科室（急诊科和心血管内科）、导管室、胸痛门诊、心电图室等部门的主要领导、参与一线值班的所有医务人员都必须参加典型病例讨论会。

（3）医院有关各职能部门的管理人员：如果典型讨论会中讨论的病例涉及医疗管理、护理管理以及后勤保障人员等方面的问题时，除了要求责任人必须参加外，还应邀请与该环节有关的上级领导部门负责人参加会议，共同讨论以寻求解决办法。比如某个病例因为长时间等待电梯导致患者没能及时得到救治，就应该要求医院负责电梯管理的部门领导参加典型病例讨论会。

（4）胸痛中心的质量控制和数据管理人员：胸痛中心数据管理小组成员（数据管理员、数据质控负责人、医院质控小组成员等），既是典型病例讨论会的组织者也是参加者。

（5）具有转诊关系的基层医院或者上级医院：典型病例讨论会原则上是选择那些诊疗流程不规范或时间节点延误或者偏离流程的病例进行分析和讨论，如果所选择的病例涉及院间转诊的患者，应将转诊基层医院或者接收转诊的上级医院胸痛中心负责人及流程执行人邀请参会，一并讨论延误或者偏离流程的原因，同时有利于单位之间的协调和改进。

2. 典型病例讨论会召开的频次 典型病例讨论会是胸痛中心进行质量改进的最重要的方式，认证标准要求不超过3个月召开1次，可以同质量分析会同期召开。但建议胸痛中心建设早期应该更频繁地进行典型病例讨论，可以在遇到延误时尽快讨论，形式也可以多种多样，比如利用早交班、大查房、微信日报平台等及时进行典型病例讨论。对于发病率高的地区，大型心脏中心甚至需要每周1次进行典型病例讨论。

3. 组织与实施

（1）依据医院胸痛中心委员会制定的"典型病例讨论会制度"组织会议，胸痛中心典型病例讨论会可以与质量分析会同一天召开，但这是主题与会议内容不同的两个会议，同样由胸痛中心医疗总监或行政总监负责召集，原则上至少提前1周通知到医院相关部门及人员。

（2）典型病例讨论会的主题及讨论内容：针对关键时间节点不达标的延误病例或者偏离流程的病例进行讨论，寻找原因及解决办法。

（3）会议基本流程及内容：①会议一般由胸痛中心医疗总监和行政总监联合主持。②由协调员或质量控制人员介绍典型病例的诊疗过程并展示相关客观资料，包括病例的原始记录、心电图、检验检查的原始资料、会诊记录等，最后重点展示胸痛病例时间轴信息。③在主持人引导下由相关岗位负责人按照时间轴顺序所显示的延误环节进行解释和情况说明，大家共同分析、讨论延误的原因是属于主观还是由客观因素影响所导致，这些影响因素目前是否可以改变，是否与现行的救治流程图不合理有关。如果有关则要进行改进，修改流程图；如果与流程图无关，是流程执行人偏离流程或者由客观原因导致延误，就必须由流程执行人说明情况并进行检讨。④病例小结：由主持人分别对该病例进行点评，包括诊疗环节的明显问题和隐藏的问题，重点是针对延误原因进行分析。如果是因为临床医护人员的主观因素所导致的延误，则对相关责任人提出批评和改进的要求；如果符合胸痛中心或医院的奖惩制度规定的条款，尤其是造成严重后果者，则应落实胸痛中心院内相应的奖惩制度；如果是现行的流程不合理，则应提出修改流程图的意见。⑤然后进入下一个典型病例讨论，流程同上，直至完成全部病例讨论。

4. 会议前准备 医疗总监每个月对胸痛中心运行中的统计数据进行初步分析后，根据实际情况提出召开典型病例讨论会的时机或者按照年度工作计划定时召开。会前由数据管理员针对关键时间节点明显延误的病例进行初步筛选，选出适合作为典型病例讨论的病例，提交质控主任进行专业分析，从中挑取出具有代表性的病例供会议讨论时用，也可以由医疗总监根据平时发现的典型病例直接提交讨论。并至少提前5个工作日通知与该病例相关的责任医护人员，提前做好典型病例分析准备，要求在会议正式讨论前必须将病例的所有诊疗环节和时间节点以及诊疗期间的事件客观地还原出来，并由质量管理人员负责制作会议讲稿供讨论。

5. 会议记录及归档 典型病例讨论会的会议记录是胸痛中心认证、再认证的重要依据，必须客观、真实记录会议讨论的详细内容，包括病例的诊疗过程、延误的环节、责任人的解释、参与讨论人员的意见及总监的总结等，其中总监的总结中必须有针对病例存在问题的分析和改进意见。这是促使胸痛中心持续质量改进的主要手段，必须认真准备、客观记录，各类会议资料（会议议程、会议记录、病例介绍PPT、签到表、会场照片等）也必须及时上传云平台，原始记录保存备查。

6. 胸痛中心典型病例讨论会的常见问题

（1）会议形式和内容错误：①将典型病例讨论会开成了复杂疑难病例讨论会或者介入技术的讨论会，这是很多胸痛中心早期容易犯的一个错误。一定要明确典型病例讨论是寻找急性胸痛诊疗延误原因的，不是解决复杂疑难诊断问题的。②形似而神不似，主要表现为提前准备了合适的病例，但会议本身只是走过场，没有进行实质性讨论，显而易见的错误或者根本问题都没有被发现，更没有制订改进措施。

（2）参会人员不符合要求：典型病例讨论会是要求所有参与胸痛中心常态运行的岗位人员都要参加的，但有些医院只是安排了与所选典型病例诊疗有关的责任人参加，或者核心科室仅有代表参加，并非全员参加，失去了大家共同吸取教训、共同接受培训的机会，这些医院经常会存在同一错误在不同人身上反复发生的现象。

（3）会议记录不符合要求：主要表现为会议记录的只是一个会议议程，没有讨论的细节，或者是记一个流水账，没有实质性的讨论内容，也没有针对问题寻找解决办法。

四、"三会"组织流程图

"三会"的组织流程基本相似，由于质量分析会和典型病例讨论会的时间频次要求是一致的，可以同时合并一起召开。中国人民解放军南部战区总医院制订了"两会"组织流程图（图4-15-1），可供参考。至于联合例会，基本组织流程相似，只是参会人员和内容有差别。

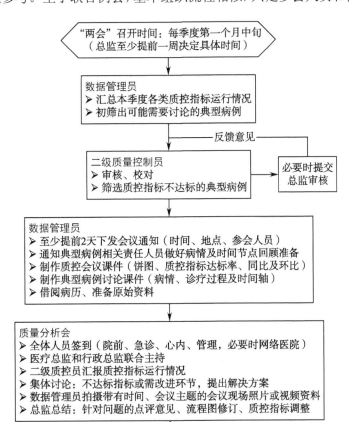

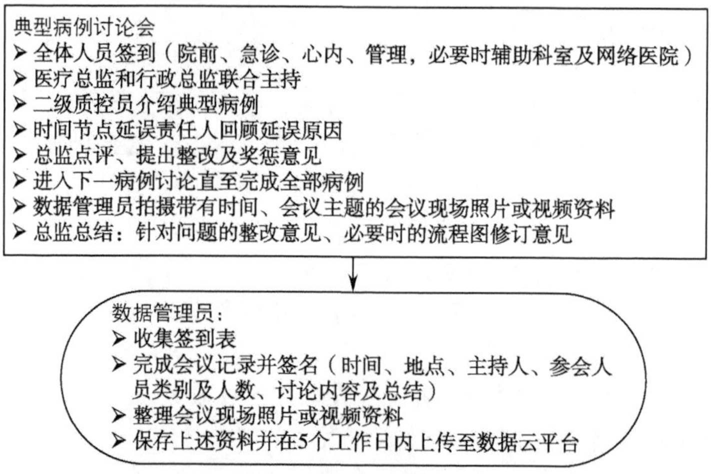

典型病例讨论会
➤ 全体人员签到（院前、急诊、心内、管理，必要时辅助科室及网络医院）
➤ 医疗总监和行政总监联合主持
➤ 二级质控员介绍典型病例
➤ 时间节点延误责任人回顾延误原因
➤ 总监点评、提出整改及奖惩意见
➤ 进入下一病例讨论直至完成全部病例
➤ 数据管理员拍摄带有时间、会议主题的会议现场照片或视频资料
➤ 总监总结：针对问题的整改意见、必要时的流程图修订意见

数据管理员：
➤ 收集签到表
➤ 完成会议记录并签名（时间、地点、主持人、参会人员类别及人数、讨论内容及总结）
➤ 整理会议现场照片或视频资料
➤ 保存上述资料并在5个工作日内上传至数据云平台

图 4-15-1　"两会"组织流程图

（张　琰）

第十六节　急诊科护士长在胸痛中心建设中的工作职责

　　急诊科护士长是胸痛中心护理团队的核心及各项护理工作开展的组织者、管理者，其护理技能水平、管理能力高低直接影响科室护理服务质量，进而对科室的整体护理服务质量、基层管理水平产生直接影响，护理管理同样是胸痛中心管理工作中的重要环节，而护士长是护理管理过程中的主要执行者，在日常护理管理工作中护士长的主要工作内容包括病房管理、团结护理人员、组织管理等多个方面，在管理过程中需要护士长具备科学的管理理念，通过科学、合理的管理模式围绕临床护理目的制订相关护理计划并予以实施，为患者提供科学、合理、有针对性的护理服务，改善临床护理质量与基层管理水平。其素质要求和相对应的岗位职责及内容如下。

一、素质要求

　　1. 基本素质　护士长必须具备良好的个人品质，要有事业心、责任感，有发展的眼光，能包容团队成员。

　　2. 专业素质　熟悉胸痛中心急诊科各功能分区的岗位职责，能独立处理胸痛中心涉及的问题，擅长管理、调配团队成员。

　　3. 心理素质　护士长应不断提升自身修养，用自己高尚的品德、渊博的知识、卓越的管理才能形成一种稳定的凝聚力、向心力，它是全科护士团结的核心和克服困难的支柱。良好的心理素质是护士长角色的重要组成部分。在繁忙的工作中，事情错综复杂，护士长应冷静分析，综合判断，最后作出正确的决策，决不能软弱、优柔寡断。由于护理管理及临床护理工作均是非常具体化的工作，对于工作中出现的问题如果能积极应对，使护理管理工作及临床工作均能得到更好的实施，所以护士长应具备稳定乐观的情绪，不以自己不良情绪影响他人。

　　4. 沟通技巧　富有管理艺术的护士长，通常会用简练的语言表达自己的意图；善于做群众的思想工作,能抓住护士和患者的心理,即使批评对方也能被接受;善于交往,能够与各种不同意见的人沟通思想;善于明察,辨明是非,具有敏捷的思维和准确的判断力,能及时发现问题,作出正确的决策。护士长对护士既要了解也要理解,要善于换位思考,了解他/她们的所思所想。另外,良好的语言修养、优美的语言表达、丰富的专业知识及良好的谈吐风度,将有利于进一步沟通。

二、工作职责

1. 在护理部主任的领导和科主任的业务指导下,负责所管科室的护理行政、业务管理以及病房内外的联系工作,配合胸痛中心医疗总监和行政总监做好日常医疗工作的管理及主要科室之间的协调工作。

2. 根据本科具体情况制订胸痛护理工作计划和科研计划,负责、检查护理工作,亲自参加并指导胸痛相关急危重症患者抢救的护理及复杂技术操作,并做好"传、帮、带"。

3. 合理排班,注意人力搭配,保证胸痛护理工作质量。

4. 督促护理人员严格执行各项规章制度和技术操作规程,检查危重患者的护理及各项制度的落实,对复杂的护理技术或新开展的护理业务,要亲自参加并具体指导。积极防范差错事故的发生,一旦发生应及时汇报并做出相应的处理。

5. 参与制订与胸痛中心"关键要素"有关的战略规划及财政预算。

6. 参与胸痛中心的工作流程、各种诊疗流程图、监控指标及目标值的制订和修订。

7. 定期进行数据分析和质量分析,及时发现数据库管理和胸痛中心运行中存在的问题,提出流程改进意见,并及时向总监汇报。

8. 在总监领导下具体落实各类培训及教育任务并负责收集和保存各类活动的原始资料。

9. 在总监领导下负责进行联合例会、质量分析会和典型病例讨论会的组织准备,并负责督促和检查会议记录及相关原始资料的留存、上传。

10. 负责督促数据管理员及时向中国胸痛中心认证数据管理云平台填报、提交各类基本信息和运行中产生的各类文件资料,及时与云平台管理员和认证办公室沟通协调,解决与云平台数据库及认证有关的各类问题。

11. 随同科主任及医师查房,参加科内疑难病例会诊、死亡病例讨论,加强医护配合。并组织领导护理查房、护士业务学习以及护生的临床教学,与多学科团队合作,沟通、协调并提供持续的个体化、专业化临床照护计划,创新照护模式,不断提高护士业务水平和临床带教质量。评价胸痛护理管理、教学、科研等方面的成绩和问题,做好护理工作月、季、年计划和工作总结。

12. 工作要有计划性,实行目标管理。护士长的工作责任大,涉及面广,往往是千头万绪难以梳理,而要将自己从繁杂的工作中解脱出来,做到忙而不乱,工作必须有计划、有目标。护士长管理成效的高低与如何管理个人时间有密切的关系。根据现代护理管理学的要求,护士长要提高时间的效率,首先要具有极强的时间观念,针对所有内容建立时间框架,在规定的时间框架内完成各项工作。抓好关键环节的时效性。护士长应该根据医院中心工作、护理部的安排要求及所属科室医疗护理工作的实际情况,制订出本科室的具体工作计划,做到年有计划、月有安排、周有重点,并在工作中做到切实有效的落实执行。在实施计划过程中要以严格的质量控制为根本，着眼于各要素质量，统筹全局，具体抓环节质量，重视终末质量。做到准确客观地评价分析，定期进行质量反馈，及时正确地整改，以提高工作效率、促进各项工作落实到位，达到了科室护理质量持续改进的目的。

13. 制订并落实病室护理人员培养计划，指导并定期评价护士工作情况，给予反馈并有记录。

14. 为胸痛患者制订相关健康教育知识要点，做好出院随访工作，及时沟通跟踪疾病进展。

三、细节管理

1. 细节管理是临床基层管理工作中提出的一种新型管理模式，通过对每一位护理人员护理工作进行监督管理，尽量做到临床护理工作无差错、病房护理服务无投诉、医护患关系和谐无距离、护理水平无缺陷，完美完成临床护理任务，整个管理过程中不仅涵盖所有护理工作者的工作细节，还尽可能满足患者的需求，为患者提供科学、合理的护理干预，降低风险事件的发生。

2. 关心每一位护理人员，掌握其优缺点，以便很好地挖掘其潜力，及时发现他们所存在的困难并帮助其解决，从细微处出发，引导其保持健康的心理状态面对护理工作。

3. 护士长协同胸痛护理专项小组制作胸痛患者临床路径表，细化并严格执行各时间节点要求，关注并及时发现临床工作中胸痛患者就诊流程存在的不合理护理环节，并加以改进和纠正。

4. 护士长向所有护理人员明确并细化护理内容，即胸痛患者入院后，护理人员要向其介绍疾病注意事项，告知相关技术操作，叮嘱其注意疾病进展情况，及时告知医师、护士，做好教育宣传工作。

5. 关注、细化临床基础护理工作，注意防寒保暖、体位舒适；术前准备操作时注意隐私方面的护理等。

6. 做好交接班管理，交接班时口头交代清楚，书写规范、清晰，做好床头交接，交接人员要掌握患者病情、饮食以及夜间睡眠等情况，熟练护理。护士长与护理人员查房时要尊重、重视每一位患者，与患者交流，倾听患者诉求并帮助其解决。做好工作的交接记录，完善护理流程。

7. 细化用药指导，细化发药、用药流程并严格核对，将所服药物按照服用要求送至患者并指导患者如何服用，监督患者用药情况。将药物说明书交给护理人员，要求护理人员严格按照说明书或遵医嘱指导患者用药，特别是高危药物。

（唐绍辉）

第十七节　心血管内科护士长在胸痛中心建设中的工作职责

心血管内科是胸痛中心建设的核心团队，心血管内科护士长是最核心的团队成员之一，在胸痛中心建设中具有重要的地位。限于篇幅和突出本书重点的原则，本节重点介绍心血管内科护士长在胸痛中心建设中的工作职责和内容，不包含病房管理的常规性内容。

一、主要职责

作为胸痛中心建设的核心科室,在具备急性心肌梗死完全救治能力的医院,心血管内科是整个胸痛中心的核心推动力,也是整个急救体系建设的规划者。即使在不具备急性心肌梗死完全救治能力的基层医院,心血管内科也是胸痛中心建设的重要组成部分。心血管内科护士长则是心血管内科的护理领导者,在胸痛中心建设中的职责和作用主要包括以下几个方面:

1. 参与胸痛中心的关键流程优化过程和流程管理。

2. 参与各类管理制度的制定和落实。

3. 负责心血管内科范围内的时钟统一、时间节点管理。

4. 参与组织并承担培训教育任务。

5. 参与"两会"讨论。

6. 负责 ACS 患者早期康复指导、随访计划的制订和落实。

二、主要工作内容

心血管内科护士长作为全科护理人员的领导者,在胸痛中心建设中的工作内容与医院的心血管内科规模、胸痛中心类型、再灌注治疗策略等密切相关。以下围绕着具备完全的急性心肌梗死救治能力、以直接 PCI 为主要再灌注治疗策略的标准版胸痛中心为参考,围绕着心血管内科护士长在胸痛中心建设中的职责介绍主要工作内容。

1. 参与胸痛中心的关键流程优化过程和流程管理　胸痛中心建设过程中要通过大量的流程优化才能改变原有的不合理流程,缩短救治时间。因此,流程优化是胸痛中心建设的主要工作,尤其是在胸痛中心建设的早期阶段。其中很多流程的执行人是护理团队,比如在住院患者发生病情变化的救治流程中,护士常常既是第一目击者,也是现场主要施救者,同时也是后续流程的核心执行人。因此,护士长必须参与关键流程的制订和修订过程,从护理角度提出改进意见,评估可行性。

对于经过讨论已经发布的流程图,护士长必须全面负责涉及心血管内科护理岗位的流程执行和管理,对于偏离流程的事件、延误的时间节点应及时发现,主动分析,查找原因,并提出解决方案。

与心血管内科护理岗位相关的流程图包括导管室激活流程、各类绕行急诊和绕行 CCU 流程、先救治后收费流程、知情同意流程、术后患者的转运流程、院内发生 ACS 的救治流程等。在这些流程图制订过程中,护士长必须从护理岗位角度出发,审视原有传统流程存在的问题、修订意见是否为当前条件下能够做到的最大限度的优化? 是否还能进一步改进? 修订后的流程是否可行? 阻碍流程执行的可能因素有哪些? 这些因素是否可以解决? 护士长应将这些问题带进日常工作之中进行思考,才能找到最佳答案,也才能为流程图制订和修订提供具有建设性的意见,以便医疗总监和行政总监决策时参考。

2. 参与各类管理制度的制定和落实　胸痛中心管理制度中绝大多数均与心血管内科护理岗位相关,比如数据库管理制度、时钟统一制度、质量分析会制度、典型病例讨论会制度、培训与教育制度、值班制度、奖惩制度等。因此,在制定这些制度时,心血管内科护士长必须积极参与讨论,评价可行性。一旦颁布实施,护士长必须全力配合科室主任及总监抓好落实。比如数据库管理制度要求建立前瞻性岗位化填报数据的机制是确保数据可靠的首要措施，心血管内科的导管室、CCU甚至普通病房护士都可能成为首诊人员，也必须理解岗位化实时填报原则的基本要求，护士长也要定期进行检查和讲评，才能逐渐养成全体护士在首次医疗时开始填报数据的习惯。"两会"既是对既往工作进行检查、检讨的过程，也是胸痛中心全体核心团队接受培训、从他人教训中提高的绝好机会，心血管内科护士长积极主动带领全体护士按时参加，并要积极参与讨论，才能逐步提高护理团队的整体水平。

3．负责心血管内科范围内的时钟统一和时间节点管理　时钟统一是胸痛中心的基础性工作，在心血管内科范围内，涉及导管室、CCU、心血管内科病房、医师和护士办公室、值班室等，凡是与急救相关的地点都需要进行时钟统一。护士长是心血管内科时钟统一的主要负责人，应将时钟统一列入护士长的常规工作日程之中，指定具体责任人，在基线调查基础上，确定心血管内科范围内的时钟统一频次、时钟统一的具体方案和时钟统一记录表。护士长应定期或者不定期检查督导时钟统一工作情况并进行讲评。除了落实全院统一的时钟统一方案外，对于心血管内科规模较大的医院，心血管内科亦可制订更加适合本科室实际情况的时钟统一落实措施，但必须保持全院时钟的高度统一。

4．参与组织并承担培训教育任务　培训与教育是胸痛中心建设的重要内容，也是最艰巨的工程，因为涵盖范围广、涉及单位及人员多、组织协调难度大，但又是必须进行的一项工作。因为我国胸痛中心建设是基于我国急性心肌梗死救治多环节存在延误的现实提出的针对性解决方案，其核心理念是建立区域协同救治体系，打破单位、部门、学科之间的壁垒，建立跨医疗机构的区域协同机制。胸痛中心的认证标准是从专业救治需要出发进行的总体设计，但实际工作中必须多单位、多部门、多学科共同合作才能实现。因此，对专业救治队伍的核心成员，需要经过培训教育使大家认识到改变过去不合理流程的必要性和紧迫性，理解并自觉执行区域协同救治体系建设基础上的各类流程和时间节点管理要求；对于非心血管和急诊专业的人员而言，也必须通过培训和教育使大家理解各自岗位需要如何配合或者承担急性胸痛相关疾病的诊疗任务；也只有通过培训与教育才能解决各单位、各部门和各学科之间的合作问题。因此，培训与教育是胸痛中心建设中非常繁重的一项工作，作为心血管内科护士长，是胸痛中心培训与教育的核心组织者之一，主要承担以下工作内容：

（1）负责全院胸痛中心护理培训的组织实施：包括核心科室护理团队的培训、非核心科室护理人员培训与辅导。心血管内科护士长应与急诊科护士长合作，在总监和护理部的指导下制订全院胸痛中心建设相关的护理培训计划，并通过护理部组织实施全院护士培训。

（2）负责患者教育的组织实施：包括住院患者的各类健康教育和门诊、社区的大众教育和急救培训，此类培训应该是定期循环举办而不是一次性培训，需要反复培训才能深入人心，才能改变我国当前胸痛患者因对急救认知度低而导致延误的情况。心血管内科护士长应在科主任领导下，主动承担此项培训的组织和协调工作。

（3）参与针对基层医院的培训教育：胸痛中心建立的区域协同救治体系建设中基层医院是重要的组成部分，针对基层医院的培训教育重点在于区域协同救治体系的共享信息平台及应急响应机制、各类协同工作流程、急性胸痛的早期识别、社区健康知识及急救知识培训等。心血管内科护士长应积极参与培训活动的组织协调，并承担基层医院护理团队培训及大众教育的部分任务。

5. 参与"两会"讨论　"两会"是促进胸痛中心持续改进的主要手段，各部门人员均要积极参与"两会"。在质量分会和典型病例讨论会上，护士长应针对与护理工作密切相关的流程和时间节点延误发表意见，并在总监的指导下逐步改进护理流程。

6. 负责 ACS 患者的早期康复指导、出院后的随访计划和随访管理　ACS 患者的早期康复和长期管理至关重要，早期康复通常是从住院期间开始，并要为患者制订长期康复计划，为心脏功能恢复和患者回归社会创造条件。而出院后的长期管理和随访计划是确保患者出院后能长期坚持规范治疗和二级预防的主要手段。心血管内科护士长应将上述两项重要工作纳入自己的职责范围，与负责康复计划和长期随访计划的医师团队密切合作，医护分工，各司其职，建立常态化工作机制，提高 ACS 患者的康复水平、降低再次发生 ACS 的"二进宫"率。

（黎蔚华　邓　豫）

第十八节　护理部主任在胸痛中心建设中的主要工作职责

《胸痛中心建设与管理指导原则（试行）》和《中国胸痛中心认证标准》及《中国基层胸痛中心认证标准》均将胸痛中心定义为院长工程，要求由院长或者分管医疗的副院长担任胸痛中心委员会主任委员。胸痛中心的大量流程是由护士执行的，护理岗位承担了胸痛中心建设的大量实际工作。同时，参与胸痛中心建设的护理岗位又是跨学科的，除了急诊科和心血管内科等核心科室外，几乎全院的绝大多数护理岗位均在不同层面参与胸痛中心的工作。因此，从医疗和行政管理层面看，胸痛中心是院长工作，但从护理角度看，做好胸痛中心建设也是护理部主任的职责。也有部分胸痛中心专门设置了护理总监一职，通常由护理部主任或者副主任担任，将会更加有利于进行相关协调和管理。不论是否设置护理总监，护理部主任在胸痛中心建设中都起着极其重要的作用，不可缺位。

护理部主任在胸痛中心建设中应着重抓好以下几个关键问题。

一、参与涉及跨学科的流程优化

胸痛中心通过制订大量的流程图指导一线工作人员执行急性胸痛的诊疗任务，其中多数流程图涉及多个学科，绝大多数医院在制订、修订这些流程图时没有护理人员参与，导致在执行中遇到很多难以实施的问题。因此，建议凡是在制订或者修订与护理相关的流程图尤其是跨学科的流程图时，应该由护理团队参与讨论，为便于科间协调，护理部最好指定熟悉护理工作流程的专人参与此项工作。

护理人员参与流程图制订和修订有利于更有效调动护理团队在执行流程图过程中的主观能动性，既可以提高护理人员对流程图的依从性，也可以让护理岗位人员积极主动发现在执行中遇到的问题，并主动寻找解决问题的办法。中国人民解放军南部战区总医院早期的流程图几乎都是总监们制订，通过对全体人员培训后执行，但现在修订的许多流程图都是由各岗位人员提出甚至直接修订后提交给总监审定的，其中护理岗位的流程图原则上都是以涉及该岗位的护士为主提出修订意见，至少需要参与讨论。护理部应该派出专人参与此项工作,既有利于解决好涉及科间协调问题,也有利于做好全院护理人员培训的组织工作。

二、以胸痛中心建设为抓手,建立全院的快速响应机制

住院患者或者是在医院就诊、检查的门诊患者或者陪护家属等人员突发心脑血管疾病、需要实施紧急抢救的事件时有发生,此类患者是医疗纠纷的高危人群。因此,做好院内突发疾病患者的救治是所有医院面临的一项重要任务。由于此类患者发生病情变化后,护士常常是第一目击者或者第一个到达现场的医护人员,护理人员的处理是否规范往往是决定患者预后的重要因素。因此,加强对护理团队的培训是所有医院应对此类事件的常规做法,但由于此类事件的发生率很低,即使经过严格的培训甚至考核合格后,由于长时间不用,等真正遇到突发事件时又是大脑一片空白,什么也不记得了。这种现象几乎在所有医院都很常见。

胸痛中心建设中强调所有医院必须建立快速响应团队(rapid reaction team,RRT),以解决院内发病的急救问题,与既往的RRT不同的是,胸痛中心明确了要有适宜本院实际情况的规范流程图,该流程图明确了遇到突发事件时,现场人员应该如何应对,包括如何呼叫RRT(包括了生命体征稳定的一般性急救和心搏骤停患者的紧急现场心肺复苏),在RRT团队到达之前护士应该做什么,RRT团队到达进行紧急心肺复苏后应该如何处理等,都有详细的指引。最关键的是要强调该流程图应该上墙或者放在随时可以查看的地方,而不仅仅是一份放在抽屉里的文件。要求所有科室、所有医疗场所都要有此流程图,以便一旦发生紧急情况时,在极度紧张的情况下,护士可以按图索骥,快速执行呼叫和抢救流程,防止因遗忘、紧张出乱。胸痛中心对院内发生意外情况的诊疗要求中,强调的是建立流程化管理和常态化机制,这对全院的护理管理都具有非常重要的借鉴价值,护理部完全可以将其作为护理管理的标准方法之一进行拓展,推而广之,利用流程化管理和常态化机制解决全院护理工作中的重点和难点问题。

三、护理部应主抓胸痛中心建设中的全院护理岗位培训

胸痛中心要求对医院进行全员培训,包括针对急诊科、心血管内科为主的核心科室、非核心医疗科室、行政管理部门和医疗辅助人员四个层次的培训,由于护理人员是执行胸痛中心流程的主要责任人,也必须全员接受培训。护理部应该与胸痛中心医疗总监和行政总监协商解决护理岗位培训的内容、方式、时间以及具体组织实施过程。护理培训内容应主要围绕着胸痛中心的各项管理制度、诊疗工作流程、胸痛优先机制及先救治后收费机制、急性胸痛的识别、常见心电图判断、基本急救技能、院内发生心搏骤停的抢救等展开,最好是将具有普适性的内容集中组织培训,专科性强的内容单独组织,可以取得更好的培训效果。比如院内发生心搏骤停和紧急病情变化时的处理流程具有普适应,所有科室都可能遇到,医、护、技都要参与现场抢救,因此,应该是组织全院性培训内容;时间节点管理的基本概念是普适性的,不仅是胸痛中心的要求,也是所有急救过程管理的要求,应该纳入全院培训,但其中关于急性胸痛疾病的具体诊疗细节要求,比如肌钙蛋白检测时间、心电图完成时间及诊断时间、导管室激活时间等时间节点管理内容,则是属于急诊科和心血管内科、导管室等核心科室的工作内容,应该放在核心科室的培训之中,不宜纳入全院培训内容。

在具体组织形式上，护理部可以只负责全院性护士培训的组织，核心科室的培训由相关科室协调组织。也可以将全部培训均纳入护理部进行组织和管理，应根据医院的规模、护理部的人力资源等情况决定。

四、参与持续质量改进工作，将胸痛中心的持续改进理念引入全院护理质量管理

胸痛中心定期召开的"两会"是目前为止最好的持续质量改进措施。可先从宏观面上讲评胸痛中心的总体运行情况，让全体核心团队成员都能知道自己努力工作的成效和仍然存在的问题，对于调动大家的积极性、充分发挥主观能动性具有重要的意义。在此基础上，典型病例讨论会则是以问题为导向，通过流程执行人对诊疗过程的回顾，主持人引导大家共同分析延误或者偏离流程的原因，可以达到相互借鉴、共同提高的效果。由于胸痛中心建设是全院护理工作的重要组成部分，护理部应该全程参与上述过程，一方面是为了进一步做好胸痛中心的护理管理，另一方面，可以将胸痛中心好的工作方法和思路引入全院护理管理，从医院层面推动护理管理的规范化水平。

对于设置了护理总监的医院，护理总监必须参加胸痛中心的"两会"；未设置护理总监的医院，护理部主任应亲自或者指派专人参加"两会"，积极参与讨论。

五、推动全院护士参与大众教育

大众教育是胸痛中心建设的重要内容，除了健康生活方式、心血管疾病危险因素管理和急性心肌梗死的早期识别等基础知识外，新修订的胸痛中心认证标准中已经将心肺复苏等急救技能纳入胸痛中心大众教育之中，并且要求在认证时必须提供医院开展大众教育的实证材料。护理团队应该在大众教育中承担责任主体，因为绝大多数医院的医师团队是难以独自承担繁重的大众教育任务的。同时，护理团队更耐心、更细致、更富有爱心和同情心等特点在大众教育中更容易获得信任。此外，通过大众教育也可以显著提高护理团队的整体素质，包括扩充知识面、提升专业水平、提高表达沟通能力等。因此，护理团队应该尽力多承担大众教育的任务。

并不是只有胸痛中心救治的心血管疾病需要进行大众教育，几乎所有的专科建设均要广泛开展大众教育，才能更加有效地做好疾病的治疗和预防工作。因此，护理部应该借助胸痛中心的大众教育模式，号召全院护理人员积极参与到所在科室的患者教育、社区大众教育、媒体大众教育以及社会大众教育等活动之中，也可以由护理部结合其他具有重要纪念意义的大型活动独立组织大众教育，比如利用"1120中国心梗救治日"进行心肺复苏等大众急救培训，国庆节等重大节假日前夕举办健康知识普及教育等。也可以筹划举办以大众教育为主要内容的各类竞赛活动，增强趣味性和参与热情。

六、推动在护理学会成立胸痛中心护理专业委员会

胸痛中心是一个跨学科的新兴整合医学模式，过去的各类学术组织和团体中并没有专门的胸痛中心分支机构。广东省率先于2012年成立了全国首个胸痛中心的专业学术组织——广东省胸痛中心协会，这是推动全国胸痛中心建设和发展的最早的学术平台。随着胸痛中心建设的蓬勃发展，目前全国已经有了中国胸痛中心联盟作为受国家卫生健康委医

政医管局委托推动全国胸痛中心建设的组织，也在中国医师协会成立了胸痛专业委员会，部分省份也在医学会或者医师协会成立了胸痛中心的分支机构。上述学术组织的成立对推动全国各地胸痛中心的健康发展具有重要的意义。但护理群体对胸痛中心相关的学术组织重视程度不太够，没有及时成立胸痛中心相关的分支机构。广东省护理学会于 2018 年率先成立了胸痛护理专业委员会，该专委会成立之后举办了多期胸痛中心护理岗位能力强化培训班，对各胸痛中心建设单位的护理人员的能力建设做出了很大的贡献，在护理学会等学术领域赢得了广泛赞誉。因此，建议各医院护理部主任应该利用自身在学会的影响力，积极协调，争取在各地护理学会成立胸痛中心护理专业委员会，以便更加有效地推动本地胸痛中心的健康发展。

（谢红珍　黎蔚华）

第十九节　护理团队如何助力胸痛中心认证

一、护理人员应如何看待胸痛中心认证

通过本章前几节的介绍，相信读者已经较全面地了解了护理岗位人员在胸痛中心建设中的地位、作用和工作职责。但护理团队应该如何看待胸痛中心认证呢？

首先，全体胸痛中心建设者都应该正确认识胸痛中心认证的目的和意义。从笔者长期从事胸痛中心认证工作的体会看，许多医院的团队未能解决好认识问题，导致包括护理人员在内的全体人员对认证工作采取了以应付过关为主的策略，比如突击造假、突击修改数据、制作临时标识牌、临时设置岗位、现场核查时重要岗位人员冒名顶替等，结果适得其反，给专家们留下了非常不好的印象，通常这种单位是很难通过认证的。实际上，中国胸痛中心认证过程本身既是对医院胸痛中心建设现状的一个检查、评估过程，更重要的是一个全面集体帮扶过程。因为不论是从认证材料的准备、资格预审、认证办公室形式审查、专家网评，还是预检、正式现场核查甚至暗访，都是帮助医院发现胸痛中心建设问题并提供改进意见的过程。比如在建设材料提交阶段，胸痛中心总部和认证办公室的专职人员通过形式审查和初审将不合格的材料问题反馈给医院，并给出解决问题的建议；预检环节设置的目的更是直接帮助医院寻找问题和不足、帮助医院提高建设水平；在现场核查阶段的工作流程中，专门设置了反馈环节，这个环节的重点是反馈问题，就是要求认证专家必须将医院胸痛中心建设中存在的问题明确指出并提供解决这些问题的办法。至于专家在现场提出的发现问题与最终是否通过认证并不存在直接的关系，因为认证工作委员会除了对存在的问题本身进行讨论外，更多的是看医院通过胸痛中心建设取得了哪些进步，是否提高了急救效率、改进了救治质量，几乎所有胸痛中心都会存在这样或者那样的问题，有问题很正常，但只要不存在影响急性胸痛急救的关键问题，都是可以通过认证的。专家现场提出问题主要是为了帮助医院进一步解决仍然存在的问题，持续提高急救能力和效率，这是胸痛中心持续改进理论的要求。因此，包括护理人员在内的胸痛中心建设团队必须首先要解决的是这个认识问题。

其次，作为护理团队，要充分认识到护理岗位人员在胸痛中心认证过程中的作用和地位。从胸痛中心建设的环节来看，胸痛急救的绝大多数工作比如院前急救及转运、首

份心电图的完成及诊断、溶栓、急诊介入治疗等都是由医护协同才能完成的，有些环节比如急诊分诊、肌钙蛋白检测等还是由护理人员独立完成的，绝大多数医院的数据管理员是由护理人员承担的，而后者是胸痛中心建设的核心。因此，护理人员是所有胸痛中心建设团队的主要组成部分。而胸痛中心认证也就是对胸痛中心建设情况的一次真实性检验，也包括了对参与胸痛中心建设的护理人员的考核和检验，因此，护理人员必须积极主动参与到胸痛中心认证、质量控制等工作之中，而不是仅仅作为一个旁观者或者被动参与者。

最后，护理人员可以在胸痛中心认证的过程中通过与专家或者胸痛中心认证办公室专职人员交流，提高自身建设胸痛中心的能力和水平。比如在线提交建设材料是对胸痛中心建设过程中产生的各类文件的一次整理和复习过程，不论是医师还是护士都可以重新审阅材料（文件制度、流程图、诊治方案、会议记录等），发现过去工作中存在的不足，而认证办公室和专家提出审查意见常常是最好的改进意见，应该逐一对照检查。当然也有个别情况下，专家或者办公室的审查意见可能与医院的实际情况不符，作为提供材料的人员就要仔细分析查找原因，是医院提供的材料存在问题把专家引导偏了？还是专家审查时不够仔细导致的误读误解？在这个过程中就可以加深护理人员对胸痛中心建设内容的理解和认识，也必然会提高胸痛中心的建设水平。

二、申请认证与材料评审阶段护理人员的工作内容

1. 护理部统一管理　胸痛中心是一个全院工程，只有院领导重视了，护理部主任参与其中，下面科室之间的协调与配合以及执行力才能达到事半功倍的效应。全国做得比较优秀的单位建设经验告诉我们，首先医院在建设胸痛中心之初的时候，可以指定一名护理总监，这个总监可以是护理部主任或副主任，也可以是大内科或者急诊科总护士长，主要负责队伍建设和管理、各类培训计划和方案、建章立制与质量监控，然后由这名负责人配备一名秘书（或者说是助理员），具体去协调多个学科的护理工作。护理总监对胸痛中心强化管理既是胸痛中心建设的重要力量，也是决定认证工作筹备质量的重要因素。

2. 胸痛中心委员会统一领导　全院胸痛中心认证筹备工作应在医院胸痛中心委员会的统一领导下展开，护理总监应定期与胸痛中心医疗总监和行政总监协调好在认证迎检过程中的分工及合作机制，不能出现医护分家、各行其是的局面。

3. 护理专项工作小组统一指挥　依据胸痛中心工作岗位分布成立相应的护理专项工作小组，原则上由急诊科和心血管内科、导管室护士长等分别负责各自科室的护理工作，分工合作，明确责任，统一协调指挥。

4. 认证申请　当胸痛中心正式成立并实际运行至少6个月，经自评主要条款和质控指标达到认证标准的基本要求后可以启动认证申请流程。单位要关注每年申报认证的时间节点，在中国胸痛中心认证平台发起认证申请。在此阶段申请单位要及时关注资格审查结果，是否获得此批次认证资格，是否进入正式的认证流程。

5. 材料准备　胸痛中心建设材料的准备原则上实行专人负责，应由各岗位实际工作人员承担，因为自己做的事自己最清楚，在此过程中也可以通过准备复核材料发现问题，才能促进能力的提高。准备材料时，各岗位人员应根据认证条款的要求，整理好相关材料，注明条款与文件名，在规定的时间内上传到胸痛中心认证网站，材料上传后自行阅览一遍，看看

材料是否倒置，是否清晰，是否呈现全部的内容，是否符合该条款的要求。

6. 材料审核 所有建设材料提交前必须有审核过程，防止出现上传给办公室审查的材料质量不过关，被初审否决。通常应该由相应岗位的上级专业人员审核，涉及护理岗位的，应由护士长、科室主任或者医疗总监等承担审核任务。

7. 意见反馈及修订 当收到办公室或者专家审查后的反馈意见时，医院应由胸痛中心委员会或者医疗/行政总监牵头逐条认真研究，商议改进方法。确定需要修订的材料应按照岗位责任制的分工确定修改责任人和审核责任人，并要限定各自完成的时间。对于存疑的问题，应及时向认证办公室咨询。

8. 纸质材料准备 网评材料合格后，根据认证的五大要素，做成书本形式的纸质证明材料，以便现场核查。

三、护理团队如何迎接胸痛中心现场核查

1. 强化常态化运行机制 建立常态化运行机制是迎接现场核查和暗访的最好准备，也就是说，胸痛中心迎检的关键在平时而不是临时抱佛脚。只有建立了良好的常态化工作机制，方能成竹在胸，应对自如。所以，胸痛中心认证一定要把功夫用在平时，一定要抓牢基础工作，抓好薄弱环节，做好全员培训，实现胸痛护理岗位规范化与流程化，并且每月通过数据分析发现存在的问题并及时改进，设立阶段性目标值，从而达到持续改进的目的。这样不管是在充分准备的情况下（预检与现场核查）还是在平时工作中（暗访）均能达到胸痛护理建设标准与要求。

2. 迎检准备 护理人员应积极参与迎检准备，主要内容包括但不限于以下方面：①提前检查各岗位的标识与指引是否清晰，是否存在不结实、不清晰等情况，必要时及时更新；②检查现行诊疗流程图是否为最新版本，是否需要更新；③检查各岗位人员对流程图的熟悉程度和在实际工作中的执行情况；④检查核对可供溯源的各类原始医疗文件是否准备齐全；⑤检查胸痛中心建设材料汇编、各类会议原始记录、培训记录等资料是否完整；⑥与协调员一起协商准备现场核查各环节的迎检流程预案，包括确定各环节和各岗位的陪同人员；⑦协助协调员提前做好现场核查汇报和数据库核查的场地、电脑、投影仪或LED屏、遥控及激光笔，专家及参加现场核查的本院、本地领导与相关人员座位牌等准备。

3. 现场核查期间应注意的问题 ①尽可能在现场核查前进行各类模拟演练，自行组织暗访，以便发现存在的问题，也可以减少正式核查过程中面对专家时的紧张情绪；②在现场核查的过程中，尽量安排一些经验丰富、心理素质好、能够展现胸痛中心常态化运行状态的护理人员值班，以减少因紧张导致的现场回答问题不流畅、不正确等问题导致专家对胸痛中心的客观评价；③专家现场访谈时间到护理岗位时应由相应的岗位人员回答提问，实事求是地回答问题，不要由其他人员代为回答，其他人员的提示、暗示或者越俎代庖可能会给核查专家留下不良印象，专家容易产生只有少数人在参与胸痛中心工作的印象；④态度谦逊非常重要，回答问题要实事求是，虚心与专家讨论问题。

4. 礼仪与迎检 护理人员形象礼仪是医院文化建设的重要组成部分，当天护理岗位人员要按规范统一着装，佩戴胸卡，仪表端庄，精神饱满；工作环境要保持干净整洁、井井有条；接待人员要周到热情，言行得体，要用普通话进行沟通，做到超前、周到、细致服务。一个成熟的护理团队是完成胸痛中心认证工作的必备条件，护理工作贯穿在胸痛中心运作的

点点滴滴,急救过程中的细节往往决定了患者的预后,在认证的现场核查和暗访环节,很多有经验的专家常常会通过医护人员在诊疗、交流活动中的细节来评价胸痛中心团队的素质和素养,也就是细节体现养成。因此,在接待和陪同专家进行核查全程中尤其要关注细节的问题,只有把点滴之事做好才能完成胸痛中心建设的大事。

（夏　斌）